La
Médecine Pratique

LA
MÉDECINE PRATIQUE

NOTIONS
d'Anatomie et de Physiologie

HISTOLOGIE ÉLÉMENTAIRE
FONCTIONS; APPAREILS; ORGANES
FONCTIONS DE NUTRITION
FONCTIONS DE RELATION
FONCTIONS DE REPRODUCTION

Dictionnaire Alphabétique

des

Principales Maladies avec leur Traitement.

HYGIÈNE — THÉRAPEUTIQUE
Nombreuses formules

PAR

A. de la ROCQUE

89 Figures et planches dans le texte
avec légendes explicatives

PARIS
NODOT, ÉDITEUR
10, RUE MONSIEUR-LE-PRINCE, 10

AVANT-PROPOS

S'il est des sciences qu'il ne soit permis à personne d'ignorer, c'est, à coup sûr, celles qui ont trait à notre propre corps, à sa constitution, à son organisation et aux causes susceptibles d'en améliorer ou d'en altérer le fonctionnement. Or, c'est peut-être justement celles-là qui sont les plus délaissées par la grande majorité du public, même lettré.

Depuis les temps les plus reculés, les hommes se sont préoccupés cependant d'expliquer les divers phénomènes qui constituent la vie, mais les siècles ont succédé aux siècles, les systèmes aux systèmes, les théories aux théories, avant qu'une explication rationnelle basée sur l'observation, l'expérience, la logique et la vraie science ait permis de constituer à l'anatomie, à la physiologie, à l'hygiène et à la médecine en général une base à peu près exacte.

Dans le modeste ouvrage que nous offrons aujourd'hui aux lecteurs soucieux de s'instruire, nous ne pourrons évidemment qu'effleurer un sujet si vaste. Ainsi, par exemple, ne ferons-nous qu'exposer, très sommairement, les notions d'anatomie et de physiologie qu'il est absolument indispensable de connaître pour s'assimiler le reste de l'ouvrage. De la pathologie, nous ne retiendrons que les points sinon les plus importants, du moins, les plus communs et enfin, de la thérapeutique, nous n'indiquerons que ce que le malade ou son entourage peuvent tenter eux-mêmes. L'hygiène et surtout l'hygiène préventive, par contre, recevront le plus de développement possible.

En un mot, ce Dictionnaire de Médecine, malgré son titre un peu ambitieux, ne s'applique point aux médecins ni même aux étudiants, qui, dans les volumineux traités à eux destinés, trouveront plus ample pâture ; il n'a été conçu que dans le but de venir en aide au gros public, afin de lui faire apprendre sous une forme attrayante le minimum de ce qu'il ne lui est plus, à l'époque actuelle, permis d'ignorer, touchant sa santé et la raison d'être-même de son existence.

Connais-toi toi-même, dit un adage aussi vieux que l'humanité. Après nous avoir lu, tout le monde sera à même de comprendre le fonctionnement de cette admirable machine qu'est le corps humain et si quelque rouage vient à se fausser, quelque organe à s'encrasser, le malade saura qu'il est temps de recourir à l'homme de l'art.

Notre tâche nous semblera avoir été mieux remplie encore si, grâce à nos conseils, à nos avis basés sur l'expérience, nous avons pu éviter à nos lecteurs, la peine et la douleur qui accompagnent toujours le moindre dérangement dans l'ensemble de l'appareil si délicat, auquel nous devons de passer sur terre des moments plus ou moins agréables, suivant que chacune des pièces qui le composent fonctionne plus ou moins normalement.

Malgré toute la discrétion avec laquelle nous avons traité certains sujets, nous croyons cependant devoir ajouter que notre Dictionnaire de Médecine ne doit point s'égarer sur la table familiale, sous peine de provoquer des curiosités précoces qu'il est superflu de susciter.

———

PREMIÈRE PARTIE

LIVRE I

Notions d'Anatomie et de Physiologie générales

CHAPITRE PREMIER

DES PHÉNOMÈNES QUI CARACTÉRISENT LA VIE

DISTINCTION ENTRE LES CORPS BRUTS ET LES ÊTRES VIVANTS

Si l'on considère d'une part un minéral (pierre, cristal), et un végétal ou un animal, d'autre part, on constate dans leur structure et dans leur composition respectives des différences capitales.

Les *minéraux, corps bruts,* ont tendance à conserver indéfiniment leur forme, leurs dimensions, leur structure et leur composition chimique. Ils sont susceptibles d'accroissement, cependant, tels les grains de sable qui, en s'agglutinant, forment la pierre, tels les cristaux de sulfate de cuivre qui, plongés dans une solution saturnée de ce sel, augmentent de volume par superposition de nouvelles couches empruntées au milieu où ils se trouvent momentanément placés.

Les végétaux et les animaux, au contraire, emploient pour s'accroître un procédé tout différent. Ce sont, en effet, des *êtres vivants*, possédant une structure *cellulaire* que n'ont pas les corps bruts. Par opposition à ces derniers, les *végétaux* et les *animaux* sont dits *êtres organisés*.

Les êtres organisés, animaux ou végétaux, ont une origine commune et ne sont que la résultante des évolutions différentes d'une CELLULE, *élément fondamental de tout être vivant.*

Une cellule comprend intérieurement une masse microscopique, essentielle, *vivante*, de nature albuminoïde : le *protoplasme*.

Le protoplasme tient en suspension une partie plus dense, le *noyau*. Enfin, une *membrane* enveloppe ordinairement le protoplasme et le protège contre les influences extérieures du milieu.

La cellule, en effet, ne s'accroît pas par agglutination extérieure, mais par pénétration, par *osmose*. Elle emprunte continuellement au milieu extérieur les substances qui lui sont nécessaires. Cette absorption se fait à travers la membrane pour parvenir jusqu'au protoplasme.

Chacune des cellules constituent un animal ou un végétal, se comporte de la même façon, assurant ici à l'être tout entier un accroissement régulier et identique.

Le protoplasme végétal ne diffère du protoplasme animal que parce qu'il renferme des grains d'amidon et presque toujours la matière verte appelée chlorophylle ; enfin la membrane azotée qui enveloppe le protoplasme végétal se revêt peu à peu d'une membrane externe composée en partie de cellulose.

Il paraît, à première vue, très simple, de différencier les végétaux des animaux ; la ligne de démarcation qui sépare, en apparence, ces deux grands règnes de la nature, semble si nette et si tranchée qu'elle fut longtemps envisagée par les savants les plus éminents comme une évidence qu'on ne discute pas, parce qu'elle s'impose.

Si l'on ne considère, en effet, que les *végétaux supérieurs* et les *animaux supérieurs*, on constate que si les uns et les autres ont deux sortes de fonctions analogues, communes à tous les êtres vivants, à savoir : les fonctions de *nutrition* qui conservent l'individu et les fonctions de *reproduction* qui conservent l'espèce, il existe un troisième groupe : les fonctions de *relation* (sensibilité et motilité) qui semblent manquer totalement aux végétaux et être, au contraire, l'apanage exclusif des animaux.

La plante, insensible en apparence, attachée au sol où elle a pris naissance et où elle mourra, n'offre, à l'observateur superficiel, aucun point de ressemblance avec l'animal impressionnable, libre de se déplacer dans l'espace et de chercher sa nourriture au gré de ses besoins et de ses désirs.

D'autre part, les végétaux supérieurs possèdent une matière colorante verte : la *chlorophylle*, qu'on ne rencontre pas chez les animaux. Les plantes, en effet, ont la propriété, grâce à la chlorophylle, de s'emparer de l'acide carbonique de l'air, de le décomposer dans leurs tissus et, en fixant le carbone, de dégager de l'oxygène.

Ces différences sont cependant tout apparentes, comme nous le disions plus haut.

En réalité, l'absence de sensibilité et de mouvement chez les plantes est loin d'être absolue : la *sensitive* ferme ses feuilles quand on l'excite, la *dionée attrape-mouches*, le *drosera*, le *nepenthes*, non seulement capturent les insectes qui s'aventurent sur leurs feuilles, mais sécrètent même, comme les animaux, des sucs digestifs capables de dissoudre et de rendre assimilables les matières animales dont ces plantes se nourrissent en partie.

Enfin, les organes mâles d'un certain nombre de Fougères et de Mousses sont animés, dans l'eau, de mouvements très actifs. La lumière, la chaleur, l'humidité provoquent chez toutes les plantes des mouvements nettement accusés, mais que leur lenteur ne permet pas à nous sens de percevoir distinctement.

La différence, basée sur la présence de la chlorophylle, n'est pas plus probante ; certains végétaux inférieurs, tels que les champignons, n'ont pas de chlorophylle, tandis que des animaux de leur côté en sont pourvus : tels l'*hydre verte*, le *stentor*, etc.

L'emploi du microscope a fait découvrir une quantité prodigieuse d'êtres organisés infiniment petits, les bactéries, par exemple, parmi lesquels un certain nombre ont pu être rangés soit dans le règne animal, soit dans le règne végétal, mais dont beaucoup restent encore sans être classés, tant l'embarras devient grand lorsqu'il s'agit de déterminer leur véritable caractère et de leur assigner une place définitive.

En résumé, il est impossible de tracer une limite précise aux deux règnes. Le célèbre philosophe et naturaliste allemand Haeckel a proposé de réunir, sous le nom de *protistes*, les animaux et les végétaux inférieurs, de façon à en former un règne intermédiaire.

CHAPITRE II

DE L'ORGANISATION DES ÊTRES VIVANTS PLURICELLULAIRES

Tout être vivant emprunte et restitue constamment au milieu qui l'entoure; il lui emprunte des substances nutritives qu'il s'assimile et lui restitue des déchets.

Les substances absorbées sont : l'*oxygène*, par la *respiration* ; les *aliments*, par la *digestion* ou *assimilation*.

Les substances rejetées sont : le *gaz carbonique* et *l'eau*, par la respiration et la transpiration ; les *excréments* solides et liquides (déjections, excrétions).

Tout être vivant procède d'un être auquel il ressemble ; il a une existence limitée pendant laquelle s'accomplit son *évolution*.

Le point de départ de l'organisme vivant constitue la *naissance* ; sa désorganisation, sa décomposition, l'arrêt de son activité s'appelle la *mort* ; l'intervalle compris entre ces deux points extrêmes, c'est la *vie*.

Le propre de toute cellule vivante est de se reproduire par *segmentation* dès qu'elle atteint son maximum de développement.

Dans les organismes tout à fait inférieurs, tels que les bactéries, la segmentation donne naissance à autant de cellules semblables à la première et indépendantes. Ces êtres sont dits *unicellulaires*.

Chez tous les êtres vivants où, au contraire, la cellule initiale provient d'un *œuf*, émanant de deux êtres de sexe différent, la segmentation cellulaire s'opère d'une autre façon.

Des groupes de cellules se forment, dont chacun est caractérisé par des propriétés différentes, c'est ce qui constitue la *différenciation cellulaire*, base de la division du travail physiologique qui assure, par son bon fonctionnement, le jeu de chaque organe et l'harmonie complète de toutes les fonctions de l'être parfait, qui est dit alors *pluricellulaire*.

Nous verrons plus loin, au chapitre des *Fonctions de reproduction*, comment se comporte la cellule dans l'organisme humain.

LIVRE II

Anatomie et Physiologie animales

CHAPITRE PREMIER

NOTIONS D'HISTOLOGIE

Par histologie, on entend la description des *tissus organiques*, cellules différenciées, groupés chez les animaux pluricellulaires, en vue de fonctions diverses.

Les tissus peuvent être divisés en quatre groupes distincts :

1° Ceux dont les cellules, *libres*, flottent dans une substance liquide, unissante et très abondante : tels sont le *sang rouge* et le *sang blanc* ou *lymphe* ;

2° Ceux dont les cellules sont *soudées* les unes aux autres par une substance unissante, peu abondante : tels sont les *tissus épithéliaux* ou *épithéliums* ;

3° Ceux dont la substance intercellulaire solide est très abondante : tel est le tissu *conjonctif*. Le tissu conjonctif se subdivise lui-même en *tissu conjonctif proprement dit, tissu muqueux, tissu tendineux, tissu adipeux,* en *tissu cartilagineux* et en *tissu osseux* ;

4° Ceux dont les cellules se sont profondément modifiées, pour s'adapter au travail qu'elles ont à fournir : tels sont le *tissu musculaire* ; et,

5° Le *tissu nerveux*.

1° Sang

Le sang, en raison de son rôle fondamental dans la nutrition de l'organisme, mérite une étude spéciale, sur laquelle nous nous étendrons davantage au chapitre de la *Circulation*.

2° Epithéliums

Les tissus épithéliaux ou épithéliums constituent dans l'organisme la couche superficielle protectrice, qui revêt toutes les surfaces libres et toutes les cavités du corps. Les épithéliums de revêtement sont dits *protecteurs*, les épithéliums glandulaires sont dits *sécréteurs*.

On les différencie suivant la forme et la disposition des cellules qui les composent.

C'est ainsi qu'on distingue :

1° L'*épithélium simple*, formé d'une seule couche cellulaire (épithélium pulmonaire, épithélium de l'estomac) ;

2° L'*épithélium stratifié*, formé de plusieurs couches cellulaires superposées (épithéliums de la bouche, du pharynx, épiderme).

L'épithélium est dit :

1° *Cylindrique*, quand la couche superficielle est formée de cellules allongées, aplaties sur les côtés et accolées les unes contre les autres (épithéliums stomacal et intestinal) ;

2° *Vibratile*, quand les cellules superficielles sont surmontées de cils vibratiles ou prolongements du

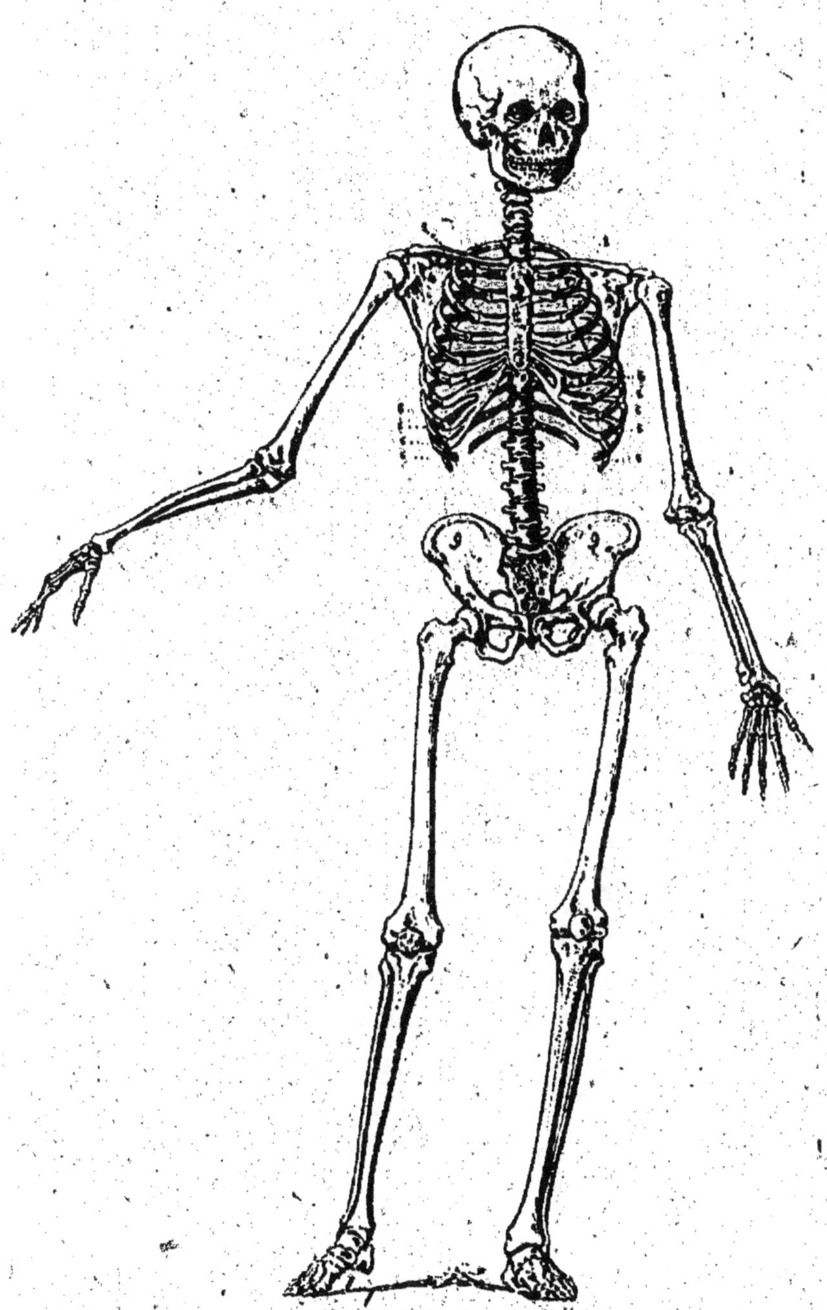

Fig. 1

SQUELETTE D'HOMME. — OS DU TRONC

1. 1. Clavicules; 2. Sternum; 3. Cartilage xyphoïde; 4. 4. Omoplates;
5... 5. Côtes sternales; 6... 6. Fausses côtes ou côtes abdominales; 7. Cartilage
terminant les côtes; 8. Sacrum; 9. 9. Os iliaques.

protoplasme (épithéliums des fosses nasales, de la trachée, des bronches) ;

3° *Pavimenteux*, quand les cellules de la couche superficielle sont très aplaties (épithélium de la bouche, du pharynx).

3° *Tissu conjonctif*

Tissu conjonctif proprement dit. — Formé de cellules conjonctives plates, fondamentales, prenant par la suite la forme étoilée et reliées entre elles par un liquide intercellulaire (*tissu muqueux*).

Le tissu muqueux, à son tour, se différencie en faisceaux connectifs, parallèles (*tissu tendineux*), entrecroisés de façon différente (*tissu conjonctif lâche*).

Le tissu conjonctif enveloppe tous les organes, les soutient, les relie entre eux et les maintient en place; il constitue le derme de la peau, les tendons et ligaments des muscles, les aponévroses, et forme sous certains épithéliums un tissu de renforcement (parois du tube digestif). Son rôle nutritif consiste à former un vaste réservoir lymphatique où baignent tous les organes.

Dans le réseau à mailles serrées et entrecroisées que forme le tissu conjonctif, se trouvent des globules du sang, des gouttelettes de graisse, des sels, etc.

Quand les gouttelettes graisseuses sont très abondantes et volumineuses, elles refoulent le protoplasme et le noyau des cellules conjonctives et forment ainsi le tissu *adipeux*, tissu de réserve et aussi de protection pour les organes internes, tels le cœur et le rein, qui en sont ordinairement entourés de toutes parts.

Tissu cartilagineux. — Formé de cellules indépendantes incluses par 2, 4 ou 8 dans une capsule cartilagineuse sécrétée par elles-mêmes et baignant dans une matière intercellulaire, tantôt transparente et homogène, tantôt traversée par un réseau de fibres élastiques, tantôt infiltrée de sels calcaires, le tissu cartilagineux constitue les parties non calcifiées du squelette, reliant les os entre eux (cartilages inter-costaux, cartilages du nez), ou formant les surfaces d'articulation des os.

Le tissu conjonctif avec toutes ses variétés (séreuse, fibreuse, élastique, cartilagineuse) participe à l'union des os et à leur articulation.

On divise les articulations ou connexion des os en trois sortes :

1° Les *articulations fixes* (sutures) : les *os du crâne* qui, dentelés sur leurs bords, s'engrènent très solide-ment. Leur soudure définitive n'a lieu que très tard, au seuil de la vieillesse ; jusque-là ils sont séparés par une quantité minime de tissu fibreux.

2° Les *articulations demi-fixes* (symphyses) : telles sont les *articulations intervertébrales*, la *symphyse pubienne*, qui, par l'élasticité relative des tissus con-jonctifs, cartilagineux, qui unissent les vertèbres dans la colonne vertébrale, les pubis dans le bassin, assurent à ces parties du squelette une mobilité rela-tive, permettant de résister aux chutes, aux tiraille-ments et aux divers mouvements de flexion du corps.

3° Les *articulations mobiles*, les plus nombreuses : genou, poignet, coude, phalanges.

Les surfaces d'articulation sont, en général, tapis-sées de *cartilages*, plus épais au centre qu'à la péri-phérie ; souvent des *ligaments* joignent les os l'un à l'autre. Un manchon fibreux ou capsule, entoure l'articulation et la protège ; à l'intérieur de ce man-chon existe une séreuse, dite *membrane synoviale*, qui sécrète la *synovie*, liquide filant, analogue à du blanc d'œuf, chargé de lubrifier les surfaces articulaires. Le vide existe, d'ailleurs, dans tout l'espace limité par les synoviales et les os ne sont maintenus en contact que par la pression atmosphérique.

Les articulations principales, celle du fémur avec l'os iliaque, celle du genou et celle du coude, sont très solidement maintenues par de nombreux ligaments s'insérant sur les diverses apophyses des os correspondants.

Tissu osseux. — Il constitue à lui seul le squelette entier. Nous aurons occasion d'en parler plus longuement en faisant l'étude des *fonctions de relation.*

4° *Tissu musculaire*

Les cellules du tissu musculaire d'abord polyédriques, puis sphériques ou ovoïdes, s'allongent en forme de fuseau et prennent l'aspect de *fibres.*

Les fibres musculaires *lisses* correspondent aux *muscles lisses* ou *muscles* de la *vie organique,* à contraction *involontaire* et *lente* (intestins, artères).

Les fibres lisses d'un muscle de l'intestin sont des cellules fusiformes, nues, pourvues d'un protoplasme granuleux et d'un noyau central allongé. Dans le réseau protoplasmique se distinguent des *fibrilles,* contractiles, homogènes, disposées en stries *longitudinales.*

Nous verrons, en étudiant le *système musculaire,* la différence de structure des muscles à fibres *striées,* muscles à *contraction volontaire* (membres, thorax) et à *contraction involontaire et brusque* (muscle cardiaque) qui forment les *muscles* de la *vie animale.*

5° *Tissu nerveux*

Ce tissu, que nous étudierons plus longuement, régit les fonctions des organes. Il est constitué par des cellules nerveuses appelées *neurones.*

CHAPITRE II

FONCTIONS, APPAREILS, ORGANES

L'organisme animal, au cours de son évolution, accomplit trois sortes de fonctions, correspondant à la nécessité de conservation et de continuation de l'individu et de l'espèce.

A chaque fonction, correspond chez les animaux supérieurs, les seuls dont nous nous occupions ici, un appareil spécial, plus ou moins complexe, que nous étudierons sommairement dans les chapitres suivants.

Les deux premières de ces fonctions, qui correspondent à la conservation de l'individu, sont :

Les *fonctions de nutrition* (digestion, respiration, circulation, assimilation et sécrétion) ;

Les *fonctions de relation* (locomotion et sensibilité, phonation, innervation).

La troisième des fonctions qui comporte le besoin de continuer l'espèce et d'en assurer la perpétuation est constituée par l'ensemble des *fonctions de reproduction*, dont les organes, analogues chez les deux sexes, sont cependant différents et concourent chacun pour une part, à la constitution de l'embryon.

Le corps de l'homme, dont nous allons maintenant aborder l'étude, présente trois parties essentielles : la tête, le tronc et les membres. Le squelette et les muscles forment la charpente de ces trois régions.

Dans *la tête* sont logés les organes qui président à l'harmonie des fonctions de l'individu et à ses relations avec le monde extérieur. C'est ainsi qu'on y trouve : 1° les centres nerveux principaux (cerveau, cervelet, bulbe) dont l'ensemble constitue l'*encéphale* ; 2° les organes des sens (vue, ouïe, odorat, goût) et la première partie du tube digestif (bouche et pharynx).

Le tronc, qui contient les appareils de nutrition et de reproduction, comprend : 1° la moelle épinière, centre nerveux logé dans le canal rachidien de la colonne vertébrale ; 2° une cavité générale, divisée en deux par le muscle diaphragme et abritant les différents viscères. La partie supérieure de cette cavité (*cavité thoracique*) renferme le cœur, les poumons, la trachée-artère et l'œsophage. La partie inférieure (*cavité abdominale*) renferme la dernière partie de l'appareil digestif (estomac, intestin, foie, pancréas), la rate, l'appareil urinaire (reins, vessie). Chez l'homme, les organes de reproduction sont en partie externes (urètre, testicules) et internes (prostate). Chez la femme, tous les organes de la reproduction sont logés dans la cavité abdominale (utérus et annexes).

Les membres, qui sont surtout des organes de locomotion et de relation, sont formés en majeure partie par des os et des muscles très développés. Nous les étudierons plus spécialement aux chapitres du *Système osseux* et du *Système musculaire*.

LIVRE III

Fonctions de nutrition

CHAPITRE PREMIER

DE LA DIGESTION

Nous avons vu précédemment que l'être vivant emprunte constamment au milieu extérieur les substances nutritives dont il a besoin pour assurer son existence et résister aux causes de déperdition continue de force, de chaleur et d'usure qui constituent l'activité de son organisme, au cours de son évolution.

Nous allons examiner dans ce chapitre le rôle que joue l'alimentation dans le fonctionnement de la machine humaine.

Pendant notre jeune âge, nous grandissons, nous augmentons de taille et de poids ; nos organes se transforment et acquièrent un certain développement qu'ils conservent ensuite pendant la période qui va de l'âge adulte à la vieillesse. A ce moment, ils régressent insensiblement, puis s'affaiblissent et s'affaissent jusqu'à la terminaison fatale, à la mort.

Il faut donc régler notre alimentation sur les besoins correspondant à notre âge d'abord, à notre dépense de forces, ensuite. Tout excès en moins amène l'amaigrissement et la mort par *inanition*. Tout excès en plus produit l'*adipose*, la pléthore et la congestion.

On peut donc résumer comme suit les rations alimentaires :

Ration d'accroissement, pendant le jeune âge ;

Ration d'entretien, ration de travail, à l'âge adulte, variable selon le travail fourni.

Aucun aliment ne possède seul une composition répondant aux exigences de la ration alimentaire de l'homme ; sauf le *lait* et les *œufs* qui, aliments complets, peuvent suffire aux besoins d'un enfant et même d'un adulte, mais alors comme ration d'entretien seulement.

Dans la seconde partie de cet ouvrage, aux mots *Alimentation* et *Régime*, ces questions sont étudiées plus longuement.

L'homme est *omnivore*, il lui faut donc une alimentation mixte comprenant des matières azotées, des hydrates de carbone et des graisses.

À titre d'indication, voici les bases de la *ration d'entretien* adoptée dans l'armée française :

Pain...	1.000	grammes
Viande non désossée........................	300	—
Légumes frais...............................	100	—
— secs...............................	30	—

équivalant à :

Matières azotées............................	120	grammes
Hydrates de carbone........................	430	—
Graisses....................................	55	—

L'appareil digestif, chez l'homme, se compose :

1° De la *Bouche* ;

2° Du *Pharynx* ;

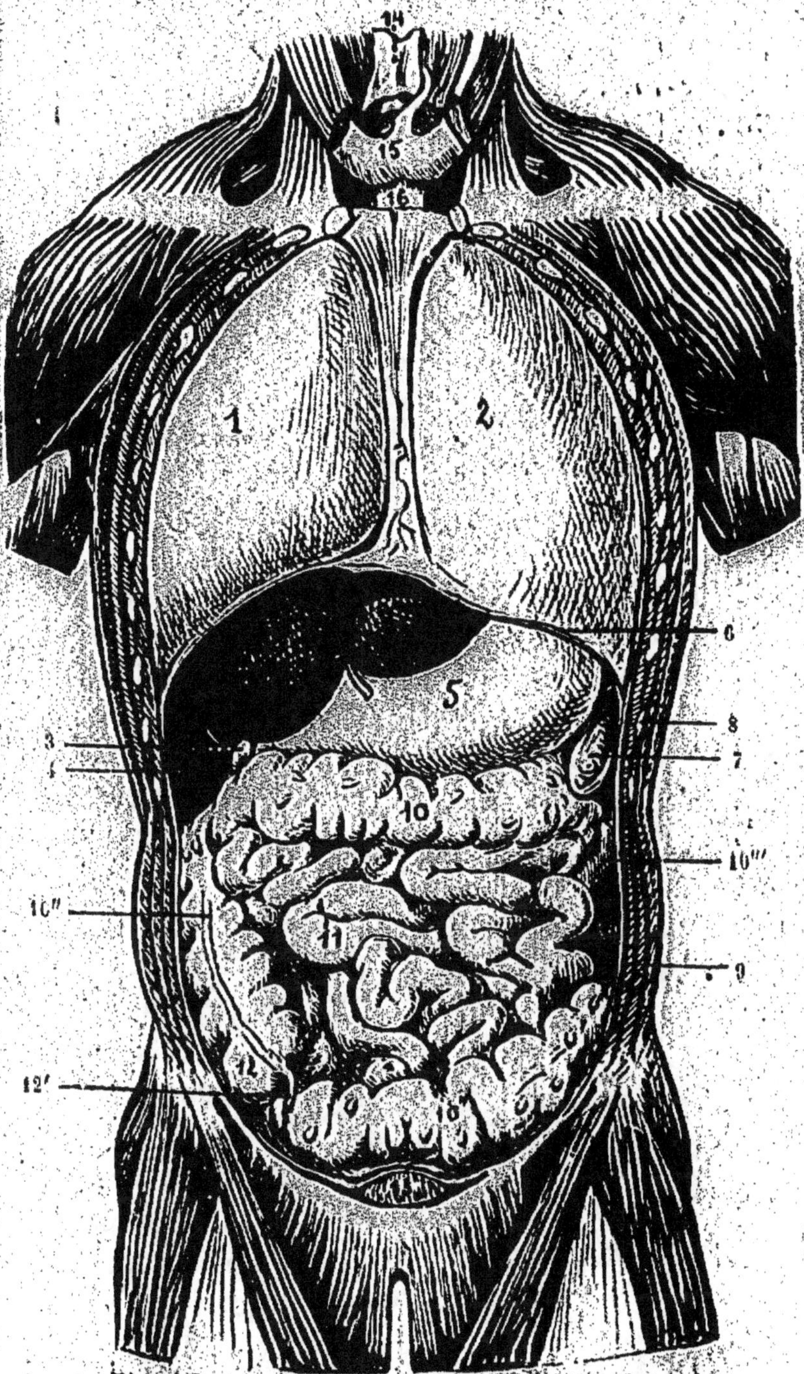

Fig. 2. — CAVITÉ THORACO-ABDOMINALE OUVERTE

1. Poumon droit; 2. Poumon gauche; 3. Foie; 4. Vésicule biliaire; 5. Estomac; 6. Diaphragme; 7. Rate; 8. Coupe des côtes et de la paroi thoracique; 9. Coupe de la paroi abdominale; 10. Côlon transverse; 10' Côlon ascendant; 10". Côlon pelvien; 10'''. Côlon descendant; 11. Intestin grêle; 12. Cœcum; 12'. Appendice; 13. Prostate; 14. Larynx; 15. Corps thyroïde; 16. Trachée.

3° De l'*OEsophage* ;
4° De l'*Estomac* ;
5° De l'*Intestin grêle* ;
6° Du *Gros intestin* ;
7° De l'*Anus*,

Les organes annexes qui concourent à l'insalivation, à la transformation et à l'absorption des aliments, sont :

1° Les *Glandes salivaires* ;
2° Les *Glandes gastriques* ;
3° Les *Glandes intestinales* ;
4° Le *Pancréas* ;
5° Le *Foie*.

Sous l'influence des sucs digestifs, les aliments organiques subissent, tant dans l'estomac que dans l'intestin, des modifications chimiques ayant pour but de les hydrater, de les rendre solubles, dialysables à travers la paroi de l'intestin et absorbables par le sang.

BOUCHE. — La bouche est une cavité limitée en avant par les lèvres, en haut par la voûte du palais ou voûte palatine, sur les côtés par les joues, en arrière par la voie du palais communiquant avec le pharynx ou arrière-bouche, dont la sépare imparfaitement la luette.

La bouche contient

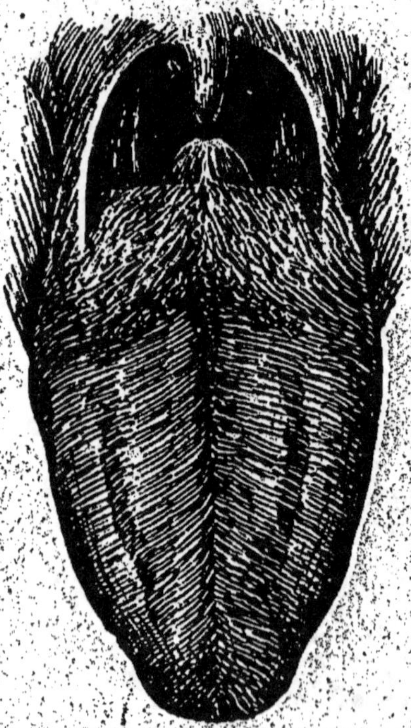

Fig. 3
LANGUE ET VOILE DU PALAIS
vus de face.

un organe important, la langue, qui sert à la trituration des aliments et est indispensable à la phonation, au langage articulé.

Pour prendre les aliments liquides, nous nous bornons à les aspirer ; nous saisissons, par contre, les aliments solides avec les lèvres et les dents.

La mastication des aliments solides est assurée par la mobilité du maxillaire inférieur, qui, en se relevant, les écrase entre les dents dont il est pourvu et celles du maxillaire supérieur. Les mouvements de bas en haut, de haut en bas, et les mouvements latéraux du maxillaire inférieur sont assurés par toute une série de muscles : abaisseurs (*muscle digastrique*) ; releveurs (*muscle temporal et muscle masséter*) ; latéraux (*muscles ptérygoïdiens*).

Grâce à ces mouvements que complète l'action de la langue, les aliments sont portés à plusieurs reprises sous les dents, qui les broient, les écrasent. L'influence de la salive, sécrétée par les glandes spéciales et du mucus sécrété par les glandes logées dans l'épaisseur de la muqueuse buccale, facilite le glissement du bol alimentaire.

Dents. — Les dents, dont nous venons de voir le rôle prépondérant dans la mastication des aliments solides, se divisent en trois groupes, suivant leur forme et le rôle qu'elles sont appelées à jouer.

1° Les *incisives*, qui sont au nombre de huit, quatre à chaque

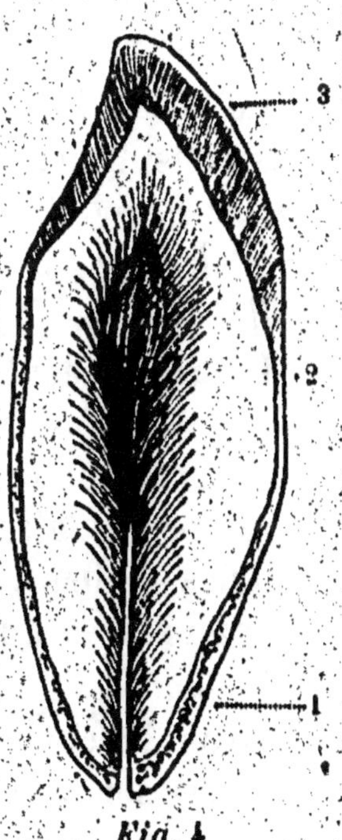

Fig. 4

COUPE D'UNE DENT
(*incisive*)
1. Racine; 2. Collet;
3. Couronne

mâchoire ; leur rôle consiste à *couper* les aliments ; elles ont la couronne tranchante et une petite racine;

2° Les *canines*, qui encadrent les incisives et servent à *déchirer*, comme les crocs du chien ; elles sont au nombre de quatre ; leur couronne est conique et leur racine longue ;

3° Les *molaires*, placées sur les côtés de chacune des mâchoires, servent à écraser, à broyer les aliments comme le ferait une *meule*. Elles sont au nombre de vingt, dont huit prémolaires et douze grosses molaires. Quelques-unes de ces dernières peuvent manquer ou du moins ne pas évoluer complètement (dents de sagesse). Les prémolaires ont une couronne assez restreinte et une seule racine, tandis que les grosses molaires ont la couronne plus développée et la racine ramifiée en trois ou quatre branches.

La figure 4, ci-contre, montre quelles sont les parties constitutives d'une dent.

La *racine* est la partie implantée dans l'alvéole ; la *couronne* est la partie extérieure à la gencive ; le *collet* sépare ces deux régions.

Intérieurement, on remarque une partie dominante, l'*ivoire* ou *dentine*, au centre de laquelle est évidée une cavité que remplit imparfaitement la *pulpe* ; dans la pulpe dentaire, tissu conjonctif mou et délicat, à cellules étoilées, cheminent de nombreux vaisseaux sanguins et terminaisons nerveuses du nerf dentaire.

L'*émail* est un revêtement très dur, de 1 millimètre environ d'épaisseur, composé d'une couche de prismes serrés les uns contre les autres; il protège l'ivoire sur toute l'étendue de la couronne.

Une *cuticule* excessivement mince recouvre l'émail.

Le *cément* enveloppe la racine et la base de l'émail. Il a la structure de la substance osseuse et est relié à la paroi de l'alvéole par du tissu conjonctif fibreux (périoste).

PHARYNX. — Le pharynx ou arrière-bouche est un carrefour où aboutissent la bouche et les fosses nasales postérieures, en haut ; le larynx et l'œsophage en bas.

C'est dans cette région que s'accomplit la *déglutition*, c'est-à-le passage des aliments de la bouche dans l'œsophage.

ŒSOPHAGE. — L'œsophage est un conduit fibro-musculaire, d'une longueur de 20 à 35 centimètres, tapissé d'une membrane muqueuse interne pourvue de glandes sécrétrices. Il descend à travers la cage thoracique, derrière la trachée et le cœur, franchit le diaphragme et débouche dans l'estomac par un orifice appelé *cardia*.

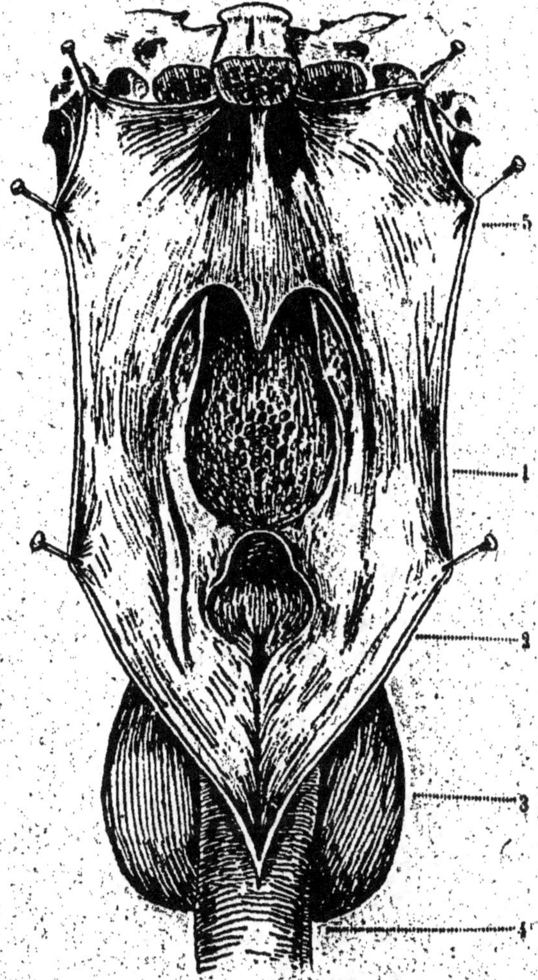

Fig. 5

PHARYNX OUVERT, vu par sa face postérieure (Bonnamy).

1. Pharynx ; 2. Larynx ; 3. Trachée ; 4. Glande thyroïde ; 5. Voile du palais (au-dessous et au milieu, la luette et l'isthme du gosier).

Estomac. — L'estomac constitue une poche oblongue, présentant une grande et une petite courbures qui s'étendent du *cardia* (orifice de l'œsophage) au *pylore* (orifice de l'intestin).

L'estomac occupe la partie supérieure de la cavité abdominale, en avant du pancréas et au-dessus du gros intestin.

L'estomac possède une *muqueuse* interne, tapissée de glandes dont nous étudierons plus loin le fonctionnement.

Une membrane *musculeuse* et une membrane *séreuse* externe complètent l'épaisseur de cet organe. La paroi du pylore est formée par un muscle sphincter, qui, en s'ouvrant, laisse passer les produits de la digestion, de l'estomac dans l'intestin et s'oppose à tout mouvement en sens contraire, ce qui fait qu'on lui a donné le nom de *barrière des apothicaires*.

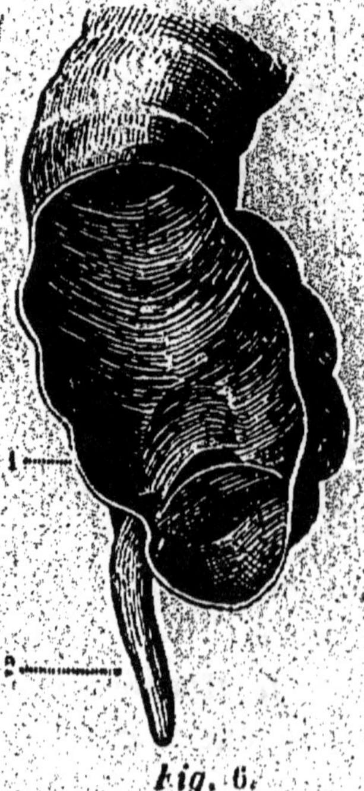

Fig. 6.
CŒCUM OUVERT
1. Cœcum ; 2. Appendice.

Intestin grêle. — L'intestin grêle, dont le diamètre moyen est de 3 centimètres et la longueur de 8 mètres environ, comprend trois régions : le *duodénum* (long de 12 à 15 centimètres), qui fait suite à l'estomac ; le *jéjunum*, de couleur rosée, et l'*iléon*, de teinte verdâtre, qui s'abouche avec l'extrémité du gros intestin ou *cœcum* par la valvule iléo-cœcale.

Gros intestin. — Comme le précédent, le gros intestin comprend aussi trois régions : le *cœcum*, pourvu de l'*appendice vermiculaire* (voir *fig.* 6, ci-contre) ; le *côlon* et le *rectum*, qui se termine par l'*anus*.

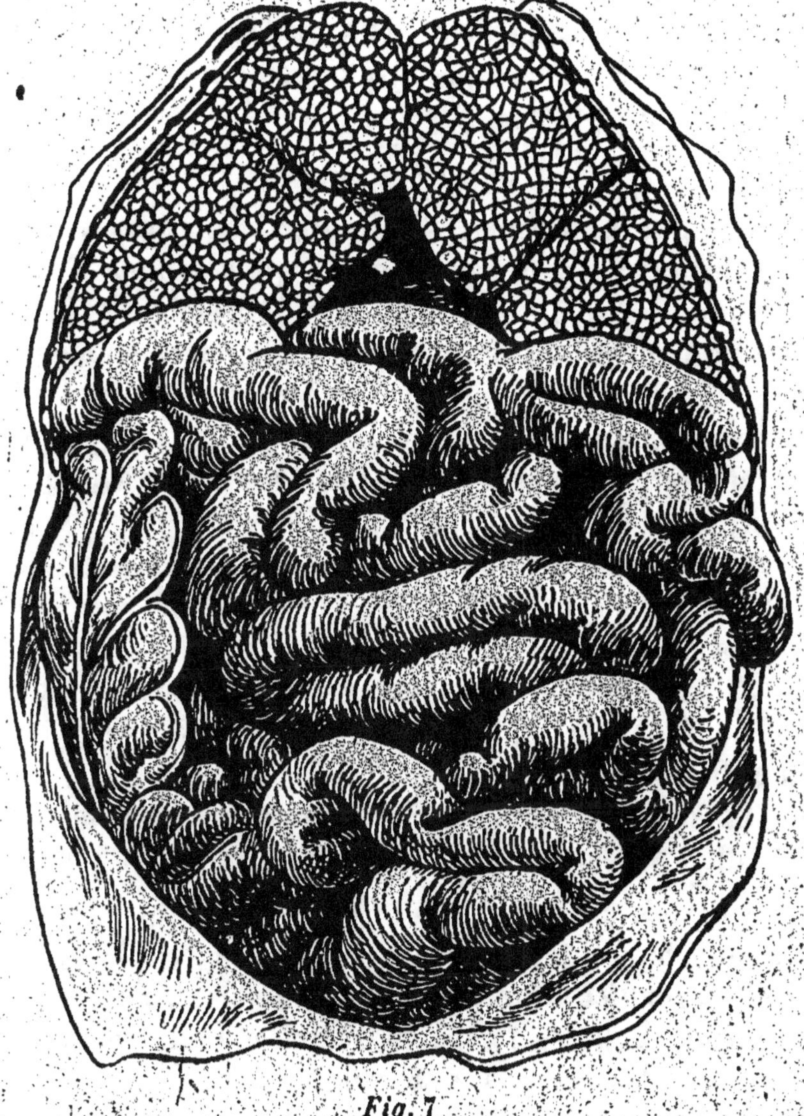

Fig. 7

INTÉRIEUR DE LA CAVITÉ ABDOMINALE

(Le foie et l'estomac ont été détachés et l'épiploon enlevé pour montrer les circonvolutions intestinales.)

Le gros intestin mesure en moyenne 1^m,50 de longueur, sur un diamètre de 10 centimètres.

L'intestin en entier est enveloppé par une vaste

membrane séreuse, le *péritoine*, qui le soutient et lui permet les *mouvements vermiculaires* nécessaires à la digestion et à l'expulsion des aliments.

C'est le prolongement d'un des feuillets du péritoine, le *mésentère*, qui enveloppe et soutient l'intestin grêle à sa place.

ORGANES ANNEXES

GLANDES SALIVAIRES. — Ce sont des glandes dont les éléments, groupés d'une façon analogue à une grappe de raisin, leur ont valu le nom de glandes en grappe. On en compte trois paires chez l'homme :

1° Les *glandes parotides*, placées en avant de l'oreille et en dehors du muscle masséter ; leur canal excréteur, qui s'ouvre au niveau de la deuxième molaire supérieure, a reçu le nom de *canal de Sténon* ;

2° Les *glandes sous-maxillaires*, qui versent leur contenu dans la bouche, de chaque côté du frein de la langue, par le *canal de Warton* ;

3° Les *glandes sublinguales*, placées sous la langue et pourvues de nombreux canaux excréteurs (*canaux de Rivinus*).

La salive hydrate les matières *amylacées* (amidon, fécule), et les transforme en *maltose*.

GLANDES GASTRIQUES. — Ces glandes qui tapissent l'estomac, renferment trois sortes de cellules : des *cellules caliciformes*, disposées dans le canal excréteur; des *cellules à pepsine*, secrétant un liquide clair, et enfin des *cellules à sécrétion acide*.

Le suc gastrique, liquide clair, jaunâtre, légèrement filant et fortement acide, résulte de la sécrétion des glandes gastriques décrites ci-dessus. Il agit sur les matières *albuminoïdes* (viandes), qu'il transforme en *propeptones* assimilables.

Enfin, le suc gastrique caséifie le lait, grâce au

labferment, abondant surtout dans l'estomac des enfants et des jeunes mammifères.

GLANDES INTESTINALES. — Ces glandes, réparties
dans tout l'intestin (*glandes en tube*) et dans le duodénum (*glandes en grappe*), sécrètent le suc intestinal ou *suc entérique*.

Le suc entérique achève la transformation des matières amylacées, déjà converties en maltose par les
glandes salivaires et le suc pancréatique.

PANCRÉAS. — Glande en grappe ayant une grande
analogie de forme et de constitution avec les glandes
salivaires et sécrétant le *suc pancréatique*.

Le pancréas est situé derrière l'estomac et son
canal excréteur principal (canal de Wirsung), débouche dans le duodénum, à l'ampoule de Vater. Un
autre canal s'ouvre un peu plus haut, dans l'intestin.

L'action du suc pancréatique s'exerce sur les matières amylacées non attaquées par la salive ; sur les
albuminoïdes et enfin sur les corps gras neutres qu'il
émulsionne et saponifie.

FOIE. — Le foie, organe très volumineux, d'une
coloration rouge brun, est placé à droite et en haut
de la cavité abdominale, sous le diaphragme, contre
lequel le péritoine le maintient étroitement appliqué.

Le foie est divisé en quatre lobes, deux principaux
et deux intermédiaires, divisés à leur tour en lobules
et en lobulins, communiquant entre eux et formant
un ensemble de cellules glandulaires dont le rôle est
de former la *bile*, avec les éléments empruntés au
sang.

Les cellules hépatiques, en effet, sont logées dans
les mailles d'un réseau sanguin très serré, entourées
par lui de toutes parts et baignées par le sang, peut-
on dire.

Le sang, recueilli par les ramifications de la veine porte sur l'intestin, est conduit au foie et réparti dans tout l'organe. La veine sus-hépatique, elle, procède en sens contraire, recueille le sang du foie et le conduit dans la veine cave inférieure.

Les canaux biliaires qui recueillent la bile au fur et à mesure de sa production, sont très nombreux et très ramifiés. Les canaux hépatiques, récepteurs, conduisent la bile dans la vésicule biliaire, réservoir de la bile, par le canal cystique.

Pendant la digestion, la bile s'écoule simultanément, par le canal cholédoque, du foie et de la vésicule biliaire dans l'intestin, à l'ampoule de Vater, point où s'ouvre également le canal excréteur du pancréas.

Le rôle de la bile est assez complexe :

Elle contribue à l'émulsion des graisses et à leur absorption par la muqueuse intestinale dont elle provoque les contractions épithéliales.

La bile s'oppose à la putréfaction des matières contenues dans l'intestin ; enfin, elle hâte la dissolution et le renouvellement des cellules épithéliales tapissant les villosités intestinales.

Absorption et assimilation. — Nous avons vu successivement les aliments subir une série de transformations chimiques qui en assurent l'assimilation.

Le *chyle* est le nom de cette dissolution aqueuse de glucose, de peptones, de sels minéraux et des matières grasses émulsionnées.

Par un phénomène d'osmose qui se produit à travers la paroi de l'intestin, les vaisseaux chylifères et les vaisseaux sanguins s'emparent de la presque totalité du chyle.

CHAPITRE II

DE LA CIRCULATION

On donne le nom de circulation à la fonction par laquelle les cellules de l'organisme vivant sont mises en rapport constant avec un milieu propre à les réparer, à les renouveler et à en enlever les déchets.

Ce *milieu intérieur* du corps est le *sang*, aux dépens duquel les cellules vivantes s'approvisionnent sans cesse, qui reçoit constamment l'*oxygène* de l'air, provenant de l'appareil respiratoire (*revivification*) et de temps à autre des matières nutritives provenant de l'appareil digestif (*digestion, chylification, assimilation*).

Le sang est donc l'intermédiaire obligé entre les cellules vivantes et le milieu ambiant (atmosphère) dans lequel nous évoluons. Il comprend, chez l'homme et les vertébrés, deux liquides différents :

Le *sang rouge* ou *hématifère* ;

Le *sang blanc* ou *lymphe*.

L'appareil circulatoire comprend trois parties distinctes :

1° L'appareil de dissémination du sang, servant à la nutrition des organes (artères, veines, capillaires) ;

2° L'appareil de revivification du sang (appareil respiratoire) ;

3° L'appareil de propulsion du sang (cœur).

Sang

Sang rouge ou hématique. — Le sang rouge, dont la couleur varie avec le degré d'oxydation de l'hémoglobine qu'il contient, comprend un liquide incolore (*plasma*), tenant en suspension trois sortes de globules :

Les *globules rouges* ou *hématies* ;

Les *globules blancs* ou *leucocytes* ;

Et les *hématoblastes*, d'un rouge pâle, *hématies* en voie de formation. Leur proportion dans un *millimètre cube* de sang humain est d'environ : 5 millions de globules rouges, 250,000 hématoblastes, et 6,000 globules blancs.

Les *globules rouges* sont de petits disques circulaires, sans noyau et concaves sur les deux faces ; ils sont d'un rouge orangé, grâce à l'*hémoglobine*, pigment spécial qui sature leur tissu. Les hématies sont facilement déformables ; grâce à leur élasticité et à leur petitesse, ils peuvent passer dans les capillaires du diamètre le plus réduit.

L'hémoglobine a la propriété d'absorber et de fixer l'oxygène de l'air en formant un composé, l'*oxyhémoglobine*, qui donne au sang artériel sa couleur rouge vermeil.

D'autre part, l'hémoglobine a, pour l'oxyde de carbone, une affinité plus grande encore que pour l'oxygène. En sorte que les plus petites quantités de ce gaz chassent l'oxygène de l'hémoglobine et prennent sa place, ce qui explique la rapide asphyxie des globules dans l'atmosphère contenant à peine un et demi pour cent d'oxyde de carbone.

La bile est aussi grande destructrice des globules, d'où l'anémie consécutive à l'ictère.

Les *globules blancs*, les moins nombreux, ont des

dimensions plus grandes que les globules rouges, ils sont pourvus d'un noyau et ont la faculté de se déformer et d'émettre des prolongements amiboïdes ; on leur donne le nom de phagocytes, parce qu'ils paraissent avoir pour fonction de saisir, d'envelopper et de digérer toutes les substances, corpuscules, microbes, cellules usées, etc., qui se rencontrent dans les vaisseaux. Cette destruction des organismes nuisibles par les phagocytes a reçu le nom de *phagocytose*. C'est un des plus actifs moyens de défense de l'organisme contre l'infection microbienne.

Sang blanc ou lymphe. — Le sang blanc est un liquide très semblable au sang rouge, sauf que le plasma qui le compose ne tient en dissolution que des globules blancs ou leucocytes, et pas de globules rouges.

La lymphe est un produit de l'activité des organes et sert de véhicule aux produits provenant des échanges organiques; elle s'enrichit, pendant la digestion des matières dialysables contenues dans le *chyle* (voir *Digestion*.)

Appareil circulatoire

Aux deux sortes de sang, le sang rouge et le sang blanc, correspondent deux appareils circulatoires différents : le système circulatoire proprement dit d'une part, et le système lymphatique d'autre part, simple collecteur de la lymphe.

Système circulatoire proprement dit. — C'est un appareil clos, un circuit fermé, dont le mécanisme est assez simple, d'ailleurs.

Le sang *artériel* est chassé du cœur vers les organes, qu'il est chargé de nourrir, le système artériel ou aortique, composé de l'artère aorte, à la sortie du cœur, se divise en ramifications de plus en plus petites jusqu'à devenir *capillaires*.

De rouge vermeil qu'il était, le sang s'appauvrit en oxygène, se charge de gaz carbonique et prend la couleur rouge foncé du sang *veineux*. C'est alors qu'il est ramené au cœur par le système veineux.

C'est la *grande circulation*. La *petite circulation* ou *circulation pulmonaire* est constituée par le trajet entre le cœur d'une part et les poumons d'autre part, par l'intermédiaire des veines et artères pulmonaires. Nous verrons plus loin au chapitre de la *Respiration* le rôle des poumons.

Cœur. — Le cœur est un muscle creux de la grosseur du poing, du poids de 255 grammes environ, de 15 à 30 ans; jusqu'à 60 ans il augmente et peut dépasser 300 grammes ; il est situé dans la cavité thoracique, entre les deux poumons, sa pointe repose en avant et à gauche sur le diaphragme. En arrière, l'artère aorte et l'œsophage le séparent de la colonne vertébrale. (Voir fig. 8, ci-contre.)

En réalité, le cœur est formé de deux cœurs distincts, le cœur droit et le cœur gauche ; chacun d'eux comprend deux cavités : un ventricule et une oreillette, en rapport par un orifice auriculo-ventriculaire.

La paroi des oreillettes est molle, flasque et mince; celle des ventricules est rigide et épaisse.

Les cavités du cœur sont en communication directe avec les vaisseaux qui y amènent le sang ou qui le remportent dans la circulation.

Du ventricule gauche part l'artère aorte qui se recourbe en crosse dès sa sortie de l'organe. C'est l'aorte qui, distribue seule le sang artériel à toutes les parties du corps, au moyen de ses innombrables subdivisions.

A l'oreillette gauche se rendent quatre veines pulmonaires, deux provenant du poumon droit, deux du
poumon gauche et ramenant au cœur gauche le sang
hématosé dans les poumons.

Du ventricule droit part l'artère pulmónaire qui se

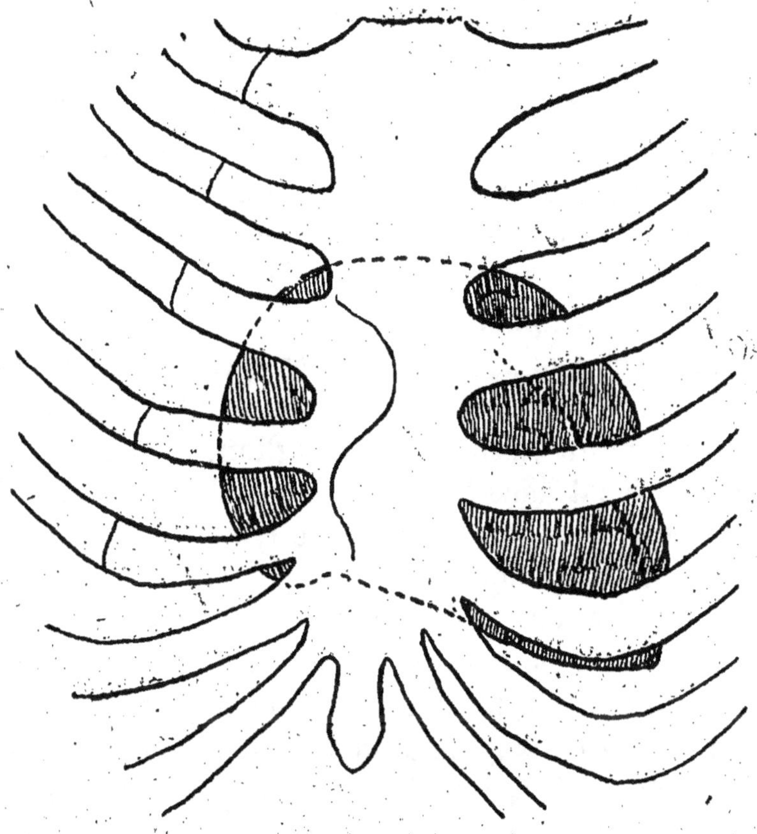

Fig. 8

EMPLACEMENT DU CŒUR DANS LA CAVITÉ THORACIQUE

divise en deux branches, dont chacune se rend au
poumon correspondant. Elle conduit du sang noir
aux poumons pour qu'il s'y revivifie.

A l'oreillette droite aboutissent la veine cave inférieure, la veine cave supérieure et la grande veine
coronaire du cœur. Ces veines qui viennent au cœur
droit ramener le sang noir après son passage dans

tous les organes, constituent les derniers aboutissants de l'arbre veineux, par opposition à l'arbre artériel ou aortique.

Le cœur est *contractile* et *élastique* ; par sa contraction il chasse le sang contenu dans ses cavités et il reprend sa forme première après chaque contraction (65 à 70 par minute, chez l'adulte).

Le cœur est dit en *systole* quand ses fibres sont contractées ; en *diastole* quand elles sont relâchées.

SYSTÈME LYMPHATIQUE. — On donne ce nom à l'ensemble des organes qui concourent à la circulation de la *lymphe* et du *chyle*, à savoir les vaisseaux et les ganglions lymphatiques.

Les vaisseaux lymphatiques prennent naissance dans l'extrémité des tissus, constituent des troncs qui traversent un ou plusieurs ganglions lympathiques et se terminent dans les veines sous-clavières, par l'intermédiaire de la grande veine lymphatique à droite, du canal thoracique à gauche ; c'est le seul point de communication des systèmes veineux et lymphatique. Nulle part ailleurs, même dans leurs réseaux d'origine, ces systèmes ne communiquent entre eux.

Les vaisseaux lymphatiques sont rarement sinueux, ils restent, dans tout leur trajet, parallèles et rectilignes et présentent un aspect noueux, variqueux, dû aux nombreuses valvules qu'ils contiennent et au niveau desquelles se forment des dilatations.

Les troncs lymphatiques convergent tous vers la grande veine lymphatique ou le canal thoracique, mais aucun n'y arrive avant d'avoir traversé au moins un ganglion.

Dans le cerveau, la rate, le mésentère, les vaisseaux lymphatiques forment une sorte de canal ou de gaine autour des capillaires sanguins. Ceux-ci flot-

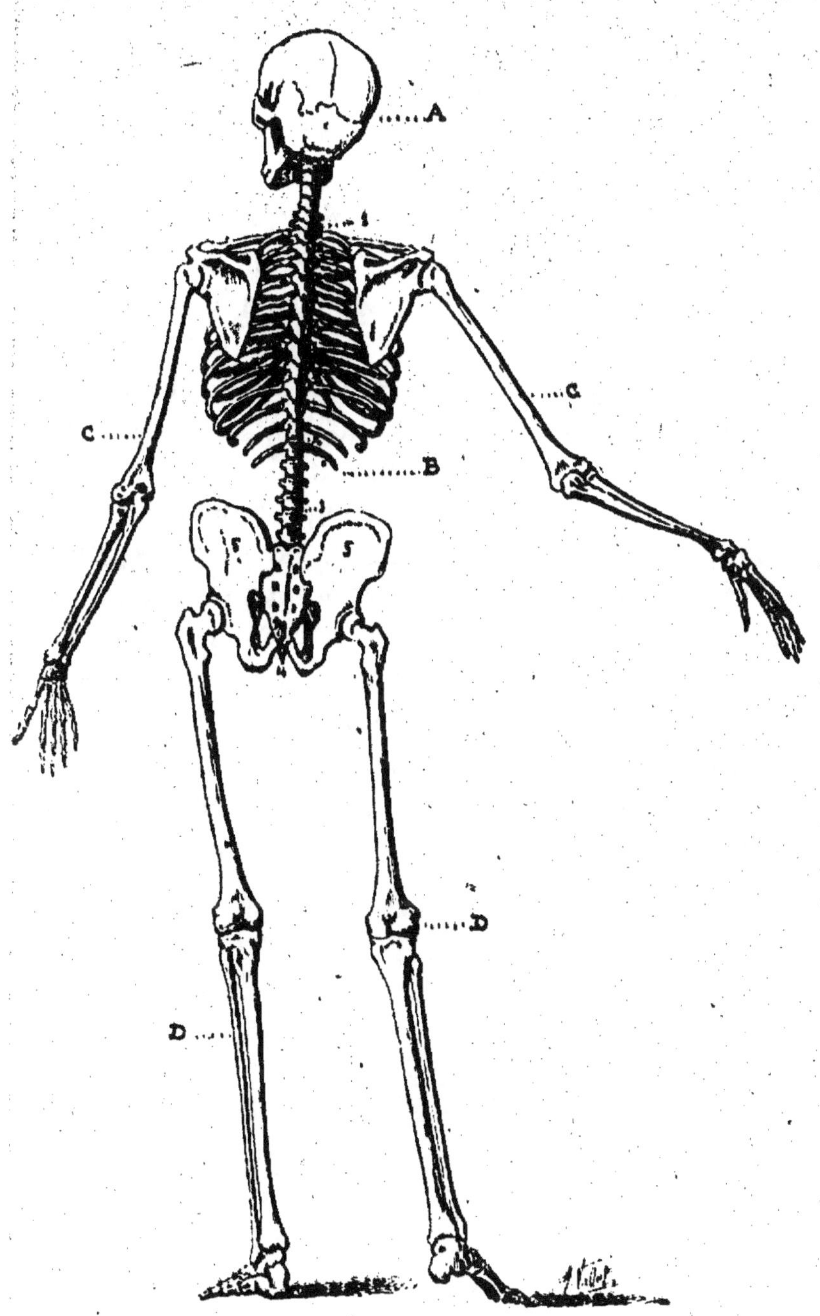

Fig. 0

SQUELETTE D'HOMME, face dorsale ou postérieure.

A. Tête; B. Tronc; C. C. Membres supérieurs; D. D. Membres inférieurs.
1. Les 7 vertèbres cervicales; 2. Les 12 dorsales; 3. Les 5 lombaires;
4. Coccyx, terminant le sacrum; 5. 5. Os iliaques.

tent dans le liquide lymphatique et sont limités par une membrane transparente.

Les ganglions lymphatiques sont de forme globuleuse, de la grosseur d'une olive et de coloration rose pâle. Ils abritent de nombreux globules blancs, lymphocytes, leucocytes, phagocytes, dont se charge la lymphe et qui par elle sont versés dans le torrent circulatoire.

Le rôle des ganglions est en outre un rôle de protection, leurs phagocytes arrêtent au passage microbes et bactéries et les digèrent.

La rate, cette glande d'un rouge violacé, dont on a longtemps ignoré la fonction, ne serait, d'après M. Duval, « qu'une sorte de vaste ganglion lymphatique, interposé à la circulation sanguine » et chargé de la multiplication et de l'évolution des lymphocytes.

L'appareil lymphatique n'est pas, d'ailleurs, un système clos comme l'appareil circulatoire, il n'est qu'une annexe de l'appareil veineux et l'intermédiaire indispensable à la nutrition de nos organes.

CHAPITRE III

DE LA RESPIRATION ET DE LA CHALEUR ANIMALE

Nous avons vu, au chapitre de la *Digestion*, comment l'être vivant s'appropriait les aliments sólides et liquides et comment, après transformation, ces aliments passaient dans le sang et étaient assimilés.

Il nous reste à examiner la fonction respiratoire, par laquelle s'accomplissent, de façon continue, les échanges gazeux entre le corps humain et le milieu extérieur, c'est-à-dire l'atmosphère qui nous environne.

Ces échanges peuvent se déterminer ainsi : absorption d'oxygène, émission correspondante de gaz carbonique et de vapeur d'eau. Ils ont lieu sous forme osmotique, c'est-à-dire qu'ils se font à travers la membrane pulmonaire, après dissolution de l'oxygène et du gaz carbonique dans l'épaisseur même de cette membrane.

L'intensité de la respiration dépend donc :

1° De la minceur et de l'humidité de la membrane respiratoire ;

2° De l'étendue de cette membrane ;

3° De la rapidité du renouvellement du milieu ambiant à sa surface externe ;

4° De la rapidité du renouvellement du sang à sa

surface interne, c'est-à-dire de la force de l'appareil propulseur (cœur).

L'ensemble de l'appareil respiratoire de l'homme comprend :

1° Les cavités du nez et de la bouche ;

2° Le pharynx ou arrière-bouche ;

3° Le larynx ;

4° La trachée-artère ;

5° Les bronches et bronchioles, dont l'ensemble constitue les *poumons*.

Les cavités des fosses nasales seront décrites plus loin au chapitre des *Sens*; la bouche et le pharynx ont été décrits au chapitre de la *Digestion*; le *larynx*, organe de la phonation, sera étudié à la suite du chapitre des *Sens*, dont il constitue une annexe ; il ne nous reste donc à parler que de la trachée-artère, des bronches et des poumons.

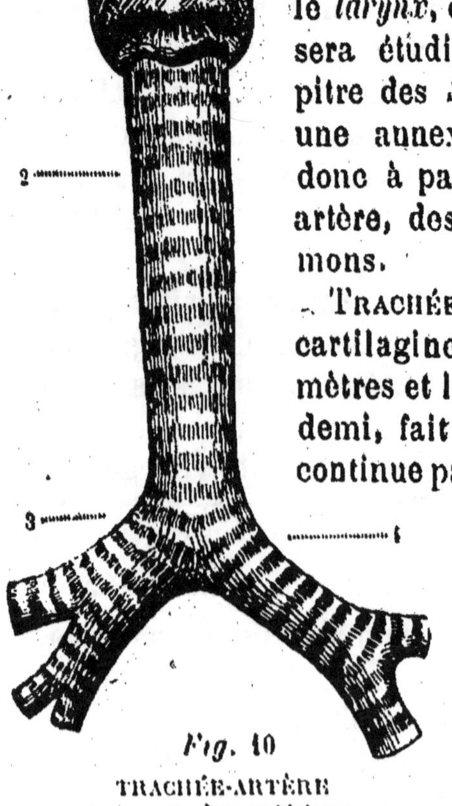

TRACHÉE-ARTÈRE. — Ce tube cartilagineux, long de 12 centimètres et large de 2 centimètres et demi, fait suite au larynx, qu'il continue par l'extrémité inférieure.

On compte environ 18 cerceaux cartilagineux sur la longueur de la trachée seule; ils offrent une forme demi-circulaire en avant et aplatie en arrière.

La trachée, improprement nommée tra-

Fig. 10

TRACHÉE-ARTÈRE
vue par sa face antérieure.
1. Larynx; 2. Trachée; 3. Bronche droite;
4. Bronche gauche

chée-artère, puisqu'elle n'offre, ni dans ses tissus, ni dans ses fonctions, aucune analogie avec le système artériel, descend le long du cou, en avant de l'œsophage, pénètre dans la cage thoracique et s'y bifurque après un trajet très court, donnant naissance aux deux troncs principaux qui se subdivisent et se ramifient à leur tour, pour former l'*arbre bronchique*.

Cet arbre, dont toutes les branches sont creuses, a ses ramifications ultimes terminées dans des cavités closes infiniment petites, appelées *alvéoles pulmonaires*. Ces alvéoles sont elles-mêmes divisées, par des cloisons incomplètes, en vésicules pulmonaires. Pour donner une idée de la ténuité et de la complexité de l'appareil bronchique, rappelons qu'on évalue à 1,800 millions le nombre des vésicules qui le terminent. (Mathias Duval.)

En raison de l'extrême division de l'arbre pulmonaire, le développement en surface de toutes les cavités avec lesquelles l'air entre en contact a été évalué à 200 mètres carrés.

Le sang veineux, chassé du cœur droit et amené par l'artère pulmonaire, ne vient au contact de l'air qu'à travers la paroi excessivement mince des vésicules pulmonaires. C'est à travers cette membrane et par un phénomène d'osmose que se font les échanges gazeux de l'*hématose* : absorption de l'oxygène de l'air et évacuation de gaz carbonique et de vapeur d'eau.

La nappe sanguine qui baigne et recouvre les vésicules est de 2 litres environ et elle se répand sur une surface évaluée à 150 mètres carrés.

L'homme possède deux poumons : le poumon droit se subdivise en trois lobes, c'est le plus important ; le poumon gauche, plus petit à cause de l'inclinaison du cœur de ce côté, n'a que deux lobes.

Chacun de ces lobes se divise en lobules d'un centimètre carré de surface, à peu près, subdivisés à leur tour en lobules plus petits, en alvéoles et en vésicules.

Les poumons sont enveloppés chacun d'une mem-

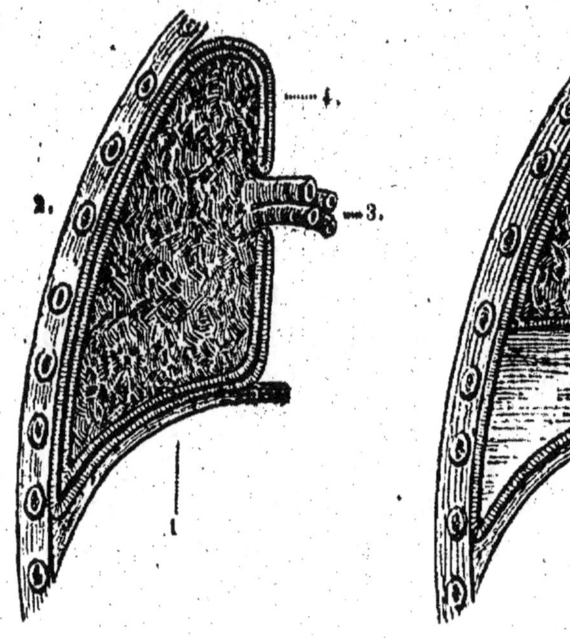

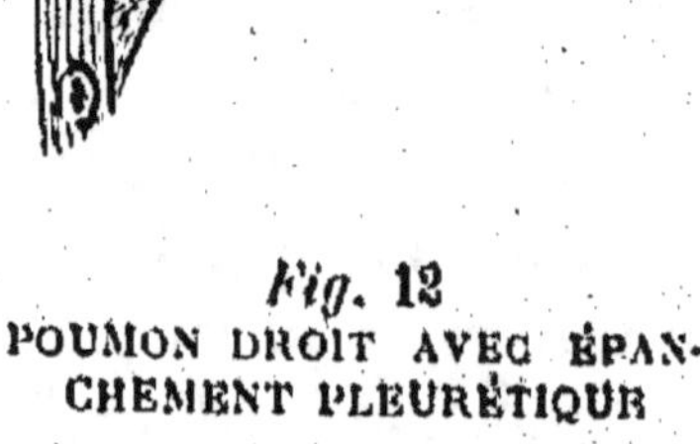

Fig. 11

POUMON DROIT NORMAL

1. Diaphragme; 2 Thorax; 3. Pédicule; 4. Feuillet externe de la plèvre ou feuillet pariétal. Le feuillet interne est le feuillet viscéral.

Fig. 12

POUMON DROIT AVEC ÉPANCHEMENT PLEURÉTIQUE

Le corps de l'organe est refoulé en haut par le liquide épanché, (pleurésie) accumulé entre les deux feuillets de la plèvre.

brane séreuse appelée *plèvre*, composée de deux feuillets entre lesquels se trouve de la *sérosité*, propre à faciliter leur glissement l'un sur l'autre, dans les mouvements d'*inspiration* et d'*expiration*, qui constituent l'ensemble de la *respiration*.

Quand, sous une influence morbide, la sérosité pleurale s'accroît outre mesure et s'amasse entre les deux feuillets de la plèvre, le corps du poumon est comprimé, refoulé en haut et rendu impropre à l'hématose. On donne à cette affection et à l'épanchement qui en est la suite, le nom de pleurésie. Une pleurésie double, selon la quantité du liquide épanché, est incompatible avec la vie si l'on n'opère au plus tôt une ponction salutaire. (Voir fig. 12, ci-contre.) Nous en parlons plus longuement, dans la seconde partie de cet ouvrage, au mot *Pleurésie*.

La capacité respiratoire des poumons est de 3 litres environ et la quantité d'air qui y circule en 24 heures est de 10 mètres cubes. Ces 10,000 litres d'air servent à vivifier 20,000 litres de sang veineux qui y passent dans le même temps.

Cependant, malgré son développement considérable, la surface pulmonaire ne suffirait pas à elle seule à assurer l'hématisation du sang, si elle n'avait dans la surface cutanée un auxiliaire précieux.

Une expérience classique consiste à enduire de vernis le corps d'un animal. Tout en respectant l'intégrité de son appareil pulmonaire, on n'en condamne pas moins la pauvre bête à l'asphyxie brève.

En réalité, tous les tissus vivants respirent, toute cellule libre ou associée respire ou, si l'on préfère, établit avec les organes voisins ou avec le milieu extérieur des échanges gazeux qui constituent l'acte respiratoire. Le siège de la respiration est, en réalité, dans l'organisme tout entier.

Ceci nous amène, tout naturellement, à parler de la chaleur animale.

L'homme est, en effet, rangé parmi les animaux à température constante, c'est-à-dire que le milieu intérieur, constitué par le sang, est toujours à la même température, quelles que soient les variations du milieu ambiant.

La température de notre sang étant de 37°5 environ, nous devons pour réagir, tant contre le *froid* que contre la *chaleur*, rétablir l'équilibre. Les animaux supérieurs y réussissent par le moyen de leur revêtement pileux (animaux à fourrure) ou de l'accumulation de graisse sous la peau, quand celle-ci est nue (otarie, baleine). L'homme est obligé de recourir aux vêtements, dont il modifie l'épaisseur et la texture suivant le milieu où il habite.

D'autre part, l'activité des combustions internes, qui se font au moyen de l'absorption de l'oxygène et aux dépens des réserves alimentaires (graisses, aliments hydro-carbonés) et sous l'influence d'une activité musculaire ou respiratoire plus grande, entretiennent la chaleur animale et nous permettent de nous défendre contre le froid.

Nous sommes beaucoup moins bien armés contre la chaleur : le repos, l'abri, la sécrétion sudorale sont nos seuls moyens de défense. Les vêtements épais, mauvais conducteurs de la chaleur, servent également contre le froid et contre la chaleur, en contribuant à conserver la température du milieu interne.

Le système nerveux joue un grand rôle dans cet équilibration de la température.

L'abaissement de la température du sang ou son élévation de quelques degrés (4 à 5), sont incompatibles avec la vie. C'est pourquoi, aujourd'hui, on emploie avec succès la balnéation froide dans les grandes fièvres (typhoïde).

CHAPITRE IV

DES SÉCRÉTIONS

Du fait de l'assimilation continue à laquelle se livrent les cellules diverses qui composent nos organes, et ce au détriment du milieu extérieur, travail variable suivant la composition et la quantité des matériaux ingérés, il résulte forcément une production plus ou moins intense de déchets, d'une part, et la formation de réserves, d'autre part.

Pour nous faire mieux comprendre, nous citerons par exemple l'accumulation de graisse dans les organes en vue de combustions futures, la production de toxines ou résidus de combustions imparfaites après un travail musculaire plus ou moins actif.

C'est le rôle d'innombrables organes de chasser d'une part les produits usés, inutiles, inertes ou nuisibles, et d'autre part d'accumuler les produits utiles en vue d'une consommation ultérieure.

Nous n'entrerons pas dans de trop grands détails sur le système glandulaire, si complexe, ce serait dépasser les limites du cadre que nous nous sommes tracé.

Nous nous bornerons à étudier sommairement les principaux organes sécréteurs et le rôle qu'ils remplissent dans l'économie.

Nous avons déjà vu, au chapitre de la *Digestion*, le rôle rempli par les glandes salivaires, stomacales et intestinales, et aussi par les glandes annexes : pancréas et foie. Nous n'y reviendrons pas, sauf pour ce dernier qui a en outre un rôle bien défini.

Nous étudierons donc :

1° Le foie ;

2° La rate ;

3° Le corps thyroïde ;

4° Le thymus ;

5° Les amygdales ;

6° Les reins et les capsules surrénales ;

7° Les glandes de la peau : glandes sébacées, glandes sudoripares.

1° Foie. — Le foie, outre la sécrétion de la bile, dont nous nous sommes occupé au chapitre de la *Digestion*, remplit des rôles très divers.

Il est le régulateur de l'alimentation des cellules ; pour cela, il transforme certaines substances et emmagasine le produit de son travail, de façon à ne fournir au sang que ce qui lui est nécessaire et au fur et à mesure de ses besoins.

Les réserves nutritives que fabrique le foie sont de plusieurs sortes (glycogène, graisses, matières azotées).

C'est à Magendie et à Claude Bernard, deux illustres physiologistes français, que l'on doit de connaître les fonctions glycogéniques et saccharifiantes du foie.

Magendie ayant découvert la présence du sucre dans le sang, Claude Bernard démontra que ce sucre ne provenait pas de l'alimentation, car on l'y trouve encore après que l'on a supprimé du régime alimentaire le sucre lui-même ou les matières amylacées capables d'en produire. Il remarqua que, pendant les digestions, le sang de la veine porte était plus riche en sucre que celui des veines sus-hépatiques, et que l'inverse avait lieu dans l'intervalle de deux digestions consécutives.

De cette observation, il conclut que le foie arrêtait au passage le sucre amené par la veine porte pendant la digestion et le restituait ensuite au sang, dès que celui-ci en était appauvri par la consommation des organes irrigués.

Les fonctions glycogénique et saccharifiante du foie sont donc continues et indépendantes de l'alimentation, mais d'une part la quantité de glycogène diminue quand la production du sucre augmente ; d'autre part la fonction glycogénique du foie ne peut s'accomplir que si cet organe est fourni de sang oxygéné par l'artère hépatique.

La seconde fonction du foie est de produire et d'emmagasiner de la graisse ; sa troisième fonction est de mettre en réserve les matières azotées. A ce point de vue, l'augmentation de volume du foie sous l'influence d'une nourriture très abondante est indéniable.

Les producteurs de foies gras connaissent bien cette propriété du foie, et les animaux qu'ils gavent en font la triste expérience.

La graisse, dans l'organisme, n'est autre qu'une réserve de combustible, une source de chaleur et d'activité comme le sucre, et à ce titre on peut dire du foie qu'il est le grenier d'abondance du corps.

C'est aussi un destructeur des vieux globules rouges du sang, dont la bile fait une grande consommation. Il neutralise aussi en grande partie les poisons fabriqués par l'organisme ou introduits du dehors.

2° RATE. — L'influence de la rate sur la formation des globules du sang a été exposée dans un chapitre précédent, nous n'y reviendrons pas. Sa suppression n'est pas incompatible avec la vie.

3° Corps thyroïde. — Glande à sécrétion interne, dont le mécanisme est assez mal connu. Son siège est sur la partie antérieure et inférieure du larynx et sur les premiers anneaux de la trachée.

L'oblitération ou simplement l'arrêt de développement du corps thyroïde dans le jeune âge a, sur l'économie tout entière, les plus fâcheuses répercussions : l'intelligence ne se développe pas, non plus les organes génitaux ; les formes du corps restent infantiles et la cachexie survient promptement.

Toutes les fois que, chez l'adulte, on est obligé d'avoir recours à l'ablation du corps thyroïde, par exemple dans le cas de cancer, on est obligé de pratiquer ensuite une greffe de cellules thyroïdiennes ou de faire suivre au malade un traitement par les préparations thyroïdiennes.

4° Thymus. — Le thymus est une glande à sécrétion interne, comme la glande thyroïde, qu'il avoisine d'ailleurs, dans le jeune âge ; il s'atrophie progressivement et disparaît presque complètement vers l'âge adulte.

Son extirpation chez les jeunes animaux amène de grands troubles dans la nutrition et le développement. Son rôle dans l'économie est très peu connu.

5° Amygdales. — Ces glandes, paires, ovoïdes, rougeâtres, d'une longueur de 12 à 18 millimètres, sont situées chacune entre les piliers du voile du palais, à un centimètre en dehors de la carotide interne.

Elles sécrètent un mucus transparent et visqueux, destiné à lubrifier l'isthme du gosier.

Leur rôle réel serait plutôt, paraît-il, d'arrêter les microbes introduits par la voie buccale ; elles constitueraient de la sorte un organe de défense.

Quoi qu'il en soit, comme elles s'enflamment facilement, donnant naissance à des angines à répétition (*angine tonsillaire*), on les enlève fréquemment, chirurgicalement.

6° REINS. — Les reins sont des organes pairs, ayant la forme d'un haricot allongé verticalement ; ils occupent dans la cavité abdominale une position symétrique : placés de chaque côté de la colonne vertébrale, ils sont appliqués contre les vertèbres lombaires, en dehors du péritoine. Leur poids moyen est d'environ 100 grammes chacun, et leur surface est rouge-jaunâtre.

Ils sont surmontés des *capsules surrénales* que nous étudierons plus loin.

La description de la structure intime des reins nous entraînerait trop loin. Il nous suffira de dire que ces organes servent de filtre et retirent du sang, par le fonctionnement de leurs cellules spéciales, l'urée et les autres principes nuisibles qui sont expulsés par l'urine.

La quantité d'urine excrétée en 24 heures par un homme adulte est d'environ 1 litre 25. Ce liquide, normalement, est limpide, d'une couleur jaune citron et présente une réaction légèrement acide.

L'accumulation de l'urée et des autres déchets organiques dans le sang, comme cela a lieu lorsque, pour une cause quelconque, le fonctionnement des reins est entravé (néphrite), amène rapidement la mort par auto-intoxication. L'extirpation d'un des reins (néphrectomie) est possible, en cas de cancer de l'organe par exemple, le second rein remplissant seul les fonctions d'émonctoire, mais la néphrectomie double est incompatible avec la vie.

Quand une alimentation trop riche en matières azotées et albuminoïdes, jointe à un défaut d'exercice musculaire, exagère la production d'urée, d'acide urique (urates), et de sels divers, dans le sang, les reins ne suffisent plus à leur tâche et il se produit

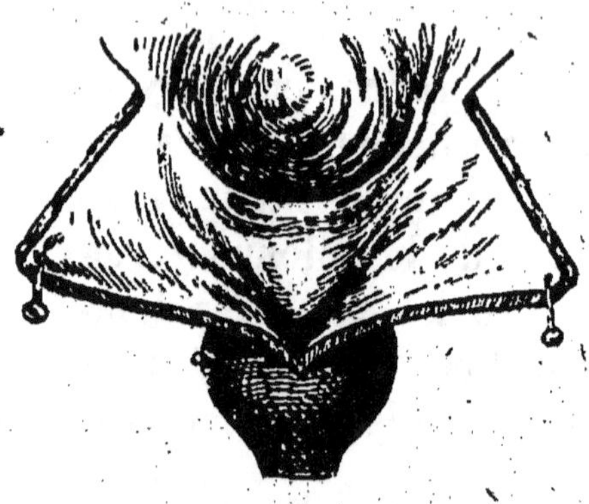

Fig. 13

VESSIE, ouverte pour en montrer la disposition intérieure.

soit dans les articulations (goutte), soit dans les voies urinaires : vessie, reins, des concrétions d'urate de sodium (gravelle, calculs rénaux et vésicaux), qui en oblitèrent les vaisseaux, provoquant des crises très douloureuses (coliques néphrétiques), ou continuent de s'accroître en volume, nécessitant ensuite une opération chirurgicale (lithotritie) pour les extraire.

Capsules surrénales. — Ces organes dont le rôle, assez mal défini, paraît être d'éliminer certaines substances toxiques de l'organisme, coiffent chacun des reins à la manière d'un casque.

L'ablation de l'une de ces glandes entraîne l'hypertrophie de l'autre. Le résultat de l'enlèvement des deux capsules surrénales est la paralysie générale.

Leur altération entraîne dans la coloration de la peau un changement très notable (maladie bronzée d'Addison).

7° Glandes de la peau. — Elles se subdivisent en deux groupes, les *glandes sudoripares* et les *glandes sébacées*.

Glandes sudoripares. — Ces glandes, qui ont une longueur de 2 millimètres environ, existent chez l'homme au nombre de plus de deux millions. Leur fonction, analogue à celle des reins, est une fonction

excrétrice et éliminatoire de sels et d'urates (sueur)
et leur effort total équivaut à peu près au quart de
celui de l'appareil rénal.

Chaque glande sudoripare se compose d'un tube
étroit amassé en pelo-
ton à la base, conti-
nué par une partie
ondulée dans l'épais-
seur du derme, roulée
en spirale dans l'é-
paisseur de l'épi-
derme (voir figure 14,
ci-contre). L'orifice
excréteur débouche
à la surface de la
peau.

La quantité de
sueur qu'éliminent
les glandes sudori-
pares est d'un peu
plus de 1 kilo par
24 heures, chez
l'homme adulte. Cette
quantité s'augmente
ou s'atténue suivant
le travail fourni et la
quantité de boissons
absorbées.

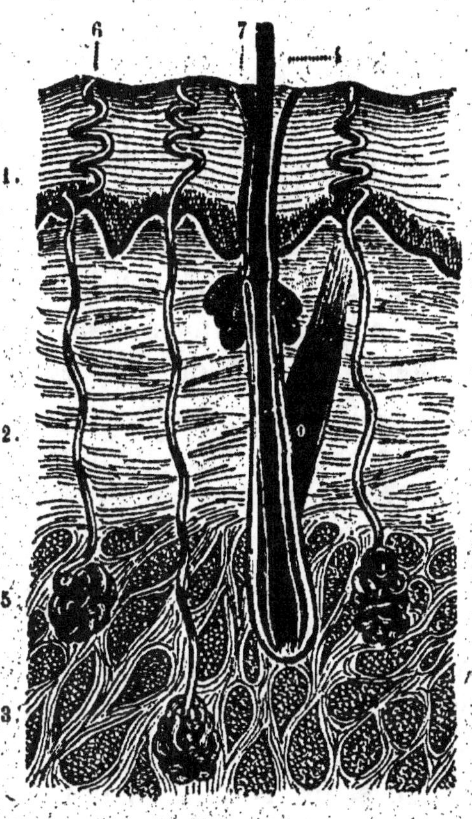

Fig. 14

COUPE DE LA PEAU

1. Épiderme ; 2. Derme ; 3. Tissu cellulaire ;
4. Poil ; 5. Glande sudoripare ; 6. Son orifice
excréteur épidermique ; 7. Orifice d'une glande sébacée, s'ouvrant à la base d'un poil.

Par la sueur, nous éliminons 1/17e de la quantité
d'urée excrétée par les reins ; quand ceux-ci fonc-
tionnent mal, l'excrétion d'urée par la peau s'augmente d'autant. De plus, la sueur contient un certain
nombre de sels minéraux et des déchets divers où les
alcalis dominent.

Là ne se borne pas le rôle de l'excrétion sudorale ;

en effet, l'évaporation cutanée d'une quantité plus ou moins grande de vapeur d'eau a pour résultat d'abaisser la température du corps et de la maintenir toujours au même niveau.

Glandes sébacées. — Ces glandes, qui généralement accompagnent les poils, s'ouvrent dans un follicule pileux. Leur rôle est de sécréter une matière grasse, le *sébum*, qui sert à lubrifier le poil, à l'empêcher de devenir sec et cassant. De plus, le sébum, en se répandant à la surface de la peau, s'oppose à une desquamation excessive, à la sécheresse du tégument et aussi à l'absorption de la sueur produite par les glandes sudoripares voisines.

Quand la sécrétion sébacée est ralentie ou supprimée, pour une cause quelconque, sous l'influence du froid par exemple, la peau se dessèche et se fendille (gerçures, crevasses).

Dans le cas contraire, quand il y a exagération dans la sécrétion, comme cela se produit fréquemment sur le cuir chevelu, la quantité de sébum produite en excès se dessèche et se concrète sur place (séborrhée grasse, pellicules).

GLANDES MAMMAIRES. — Les glandes mammaires, chargées de sécréter le lait pour la nourriture des petits, chez tous les mammifères, ne sont que des glandes sébacées hypertrophiées, réunies en grappes dans les mamelles et dont le contenu, résultat d'une dégénérescence épithéliale spéciale, s'accumule dans les canaux galactophores pour se réunir au centre, en un point appelé mamelon, à la surface duquel s'ouvrent, séparément, tous leurs canaux excréteurs.

LIVRE IV

Fonctions de relation

CHAPITRE PREMIER

DU SYSTÈME OSSEUX

La charpente du corps se nomme le *squelette*. C'est sur cette charpente que s'attachent les muscles qui, par leurs mouvements de contraction ou de rétraction, permettent les mouvements volontaires de la vie animale et les mouvements de la vie organique ou végétative.

Nous ne nous occuperons pas ici de ces derniers ; quant aux muscles présidant aux mouvements de la vie animale, nous les examinerons plus spécialement au chapitre suivant.

Précédemment, en décrivant les différents tissus dont notre corps est formé, nous avons dit que le tissu osseux n'était qu'une variété du tissu conjonctif.

Un os présente, en effet, trois parties distinctes, qui sont : la *moelle osseuse*, masse adipeuse, jaunâtre ; la *substance osseuse* proprement dite et le *périoste*, membrane fibreuse qui entoure complètement l'os.

Tissu osseux. — Le *tissu osseux* est constitué par des cellules osseuses nues, ou *ostéoblastes*, logées dans des cavités de forme très irrégulière, creusées dans la substance interstitielle.

Ces cavités ont reçu le nom d'*ostéoplastes* ; la matière interstitielle aux dépens de laquelle elles existent est l'*osséine*, substance organique, incrustée de sels minéraux divers : phosphate tricalcique, phosphate de magnésium, carbonate de calcium et fluorure de calcium.

Moelle osseuse. — La moelle osseuse est un tissu mou, extrêmement riche en vaisseaux sanguins, qui remplit les cavités des os. Les capillaires qui l'irriguent ont leurs parois partiellement interrompues, ce qui permet aux globules et aux autres éléments du sang de pénétrer dans la moelle osseuse, comme aux éléments de celle-ci de se mêler à la circulation sanguine.

La moelle osseuse renferme un grand nombre de cellules adipeuses ; elle constitue, de ce fait, une véritable réserve de graisse.

Dans les os dont l'accroissement n'est pas terminé, la moelle est beaucoup plus riche en vaisseaux sanguins et en globules qu'en cellules adipeuses, c'est la *moelle rouge embryonnaire*, qui préside au renouvellement de la substance osseuse, à la production d'éléments jeunes et à la destruction du tissu osseux mortifié.

Dans le canal central des os longs dont l'ossification est terminée, la moelle est d'une teinte différente, en rapport avec les éléments qu'elle renferme (*moelle jaune*).

Périoste. — Le périoste, nous l'avons vu, est une membrane fibreuse formant autour de l'os une gaine continue. Son épaisseur est de 1 à 2 millimètres ; sa face externe se confond avec le tissu conjonctif voisin, sa face interne adhère intimement à l'os, au moyen de fibres ramifiées dans le tissu même de ce dernier.

Mode d'accroissement des os. — Le squelette qui, chez l'embryon, est d'abord muqueux, puis cartilagineux et enfin osseux, n'atteint son plein et définitif développement, chez l'homme, que vers la vingt-cinquième année.

A ce moment, les cartilages qui, par leur accroissement lent et continu, avaient permis aux os de s'allonger, ces cartilages, disons-nous, finissent de se résorber et les points d'ossification des os se rejoignent et se soudent. La croissance est alors terminée.

Pour bien faire comprendre ce mécanisme, prenons comme exemple un os long, le fémur. Dans les premiers mois de la vie, cet os n'est encore qu'une baguette cartilagineuse qui, peu à peu, s'ossifie en son milieu ou *diaphyse* : c'est le premier point d'ossification qui apparaît ; deux autres lui succèdent, aux deux extrémités ou *épiphyses*. Ces trois points, un central et deux terminaux, tendent à se rejoindre, soutenus qu'ils sont par le *cartilage*, dit *de conjugaison*, qui les relie. L'ossification totale ne tarderait pas à être faite si le cartilage ne s'accroissait pas en même temps, parallèlement. La soudure qui constitue le point d'arrêt de la croissance de l'os et, par conséquent, le terme de sa longueur, n'est plus qu'une question de temps et d'activité cellulaire plus ou moins grande des tissus en présence.

Différentes sortes d'os. — Les os se subdivisent en trois sortes :

1° Les os *longs* (humérus, fémur, tibia, etc.) ;

2° Les os *plats* (os frontal, os iliaques, omoplates, etc.) ;

3° Les os *courts* (os du tarse, du carpe, etc.).

Les os longs, formés, dans leur partie moyenne, d'un tissu très dense entourant la moelle ont leurs extrémités ou épiphyses, constituées par du tissu spongieux, tout entier rempli par les cellules de la moelle.

Les os plats, dont la partie centrale est formée par une lamelle de tissu spongieux, appelée diploé, présentent, sur leur surface externe, deux lamelles de tissu compact.

Les os courts, tout entiers formés par du tissu spongieux, sont simplement enveloppés d'une mince couche de tissu compact qui leur donne une résistance plus grande.

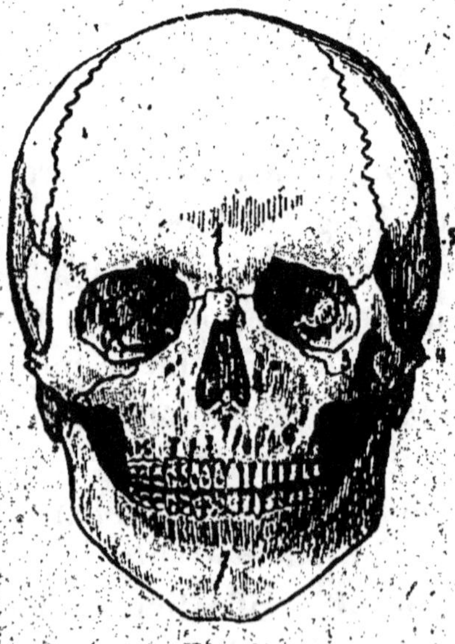

DESCRIPTION DU SQUELETTE

Nous avons vu que le squelette de l'homme se divise en trois parties principales : la *tête*, le *tronc*, les *membres* (Voir fig. 2). Nous allons examiner succinctement chacune de ces parties.

Tête. — La tête comprend : le *crâne*, boîte osseuse très résistante,

Fig. 1h

TÊTE, vue de face.

1. Frontal ; 2. Vomer ; 3. Os jugal ; 4. Arcade zygomatique ; 5. Temporal ; 6. Maxillaire supérieur ; 7. Maxillaire inférieur.

Les lettres *I, i,* indiquent les dents incisives ; *C, c,* les canines ; *P, p,* les prémolaires ; *M, m,* les grosses molaires.

qui renferme l'encéphale ; la *face*, où sont logés les organes des sens les plus délicats : ouïe, vue, goût, odorat.

Le *crâne* forme les parties supérieure et postérieure de la tête. Il est formé de la réunion de huit os plats, articulés entre eux par des sutures à engrènement, dont la soudure · définitive n'a lieu que vers l'âge de trente-cinq à quarante ans, chez l'homme. Ces os sont constitués par du tissu spongieux, limité sur chaque face par une lame de substance compacte.

La partie supérieure du crâne, arrondie et courbée régulièrement, est la *voûte* ; la partie inférieure, plate et irrégulière, constitue la *base*. Celle-ci est percée, en un point, d'un large orifice (*trou occipital*), par lequel l'encéphale communique avec la moelle épinière.

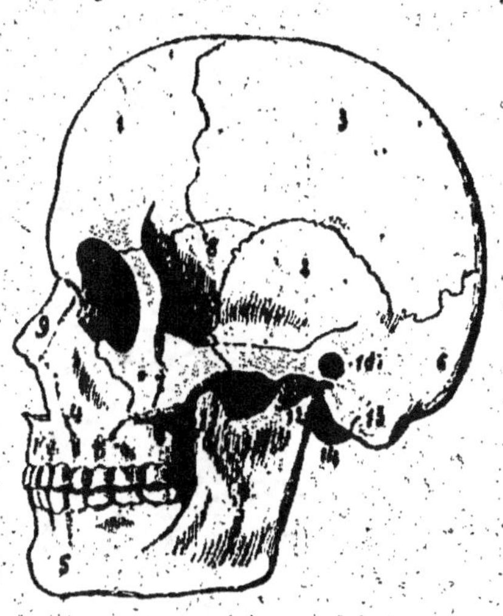

Fig. 16

TÊTE, vue de profil :

1. Frontal ; 2. Temporal ; 3. Pariétal ; 4. Maxillaire supérieur ; 5. Maxillaire inférieur ; 6. Occipital ; 7. Os jugal (formant avec l'os temporal l'arcade zygomatique) ; 8. Sphénoïde ; 9. Os nasal (soudé avec le maxillaire supérieur) ; 10. Trou auditif externe ; 11. Condyle ; 12. Apophyse coronoïde ; 13. Apophyse mastoïde ; 14. Apophyse styloïde.

Les os qui forment la boîte crânienne, sont : à la partie antérieure, le *frontal* ; à la partie supérieure et sur une grande partie des parois latérales, les *pariétaux* ; au-dessous de ceux-ci, les *temporaux*, qui concourent à former les parois latérales et la base ; l'*occipital*, qui complète la voûte en arrière et constitue une partie de la base en s'enclavant, par sa portion dite basilaire, entre les temporaux et venant rejoindre le *sphénoïde* ; celui-ci, par sa parlie antérieure et ses ailes, entre en rapport avec le frontal et l'ethmoïde, qui remplit l'échancrure laissée inférieurement par le frontal.

Le périoste interne des os du crâne est constitué par la *dure-mère*, membrane dont nous aurons à

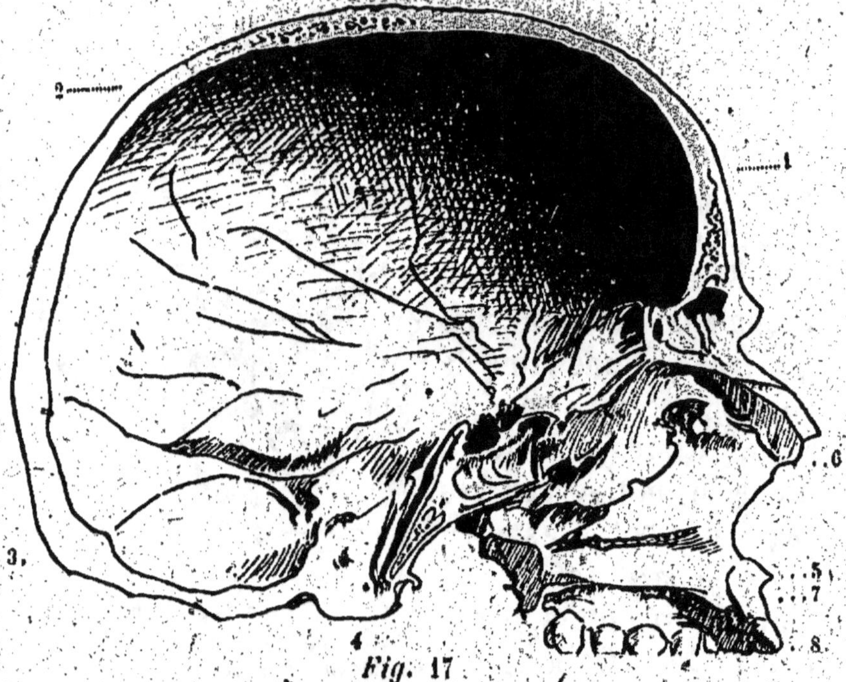

Fig. 17

COUPE DU CRANE ET DE LA FACE

1. Frontal ; 2. Pariétal ; 3. Occipital ; 4. Condyle occipital ; 5. Épine nasale inférieure ; 6. Os nasal ; 7. Maxillaire supérieur ; 8. Dents.

reparler en étudiant le cerveau. Le périoste externe a reçu le nom de *péricrâne*.

Le sphénoïde est comme la clé de voûte du crâne, car il est articulé avec la plupart des os de la tête.

Le temporal, dont une partie très dure, nommée *rocher*, abrite les organes qui constituent l'oreille moyenne et l'oreille interne, reçoit dans une cavité spéciale, la cavité glénoïde, le condyle de la mâchoire inférieure.

Les os qui constituent la *face* sont au nombre de quatorze :

Ce sont les *maxillaires supérieurs*, soudés aux os *incisifs* ; les os *malaires* ; les os *propres du nez* ; l'*unguis* ; le *vomer*, dans la cloison du nez ; les *cornets inférieurs* et *palatins* et le *maxillaire supérieur*. L'os *hyoïde* est un os indépendant, qui soutient le larynx (Voir fig. 67).

Tronc. — Le tronc comprend trois parties distinctes : la *colonne vertébrale*, les *côtes* et le *sternum*.

La *colonne vertébrale*, épine ou *rachis*, est composée de 24 vertèbres principales, dites *vraies vertèbres*, de 5 vertèbres soudées en un os appelé *sacrum* et de 4 vertèbres atrophiées et soudées, *coccyx*. Elle forme la partie centrale du squelette ; elle supporte la tête ; les côtes s'y rattachent et les membres y prennent leur point d'appui. Elle est consolidée par les os du *bassin*.

C'est dans l'intérieur de la colonne vertébrale qu'est logée la *moelle épinière*, que nous étudierons plus loin.

On divise le rachis en 5 régions : région *cervicale* (7 vertèbres) ; région *dorsale* (12 vertèbres) ; région *lombaire* (5 vertèbres) ; région *sacrée* (5 vertèbres) ; région *coccygienne* (4 vertèbres).

Les vertèbres de ces diverses régions, présentent de grandes variations de forme, que nous allons passer rapidement en revue ; mais, auparavant, il est nécessaire de décrire les caractères communs à chacune des vertèbres.

On y distingue : 1° un *corps*, qui est sa partie antérieure et répond par ses faces supérieure et inférieure, pourvues de cartilages, au corps des vertèbres voisines ;

2° Une *apophyse épineuse*, occupant la partie postérieure et moyenne de la vertèbre, dirigée d'avant en arrière, suivant un angle plus ou moins incliné ;

3° Deux *apophyses transverses*, l'une à droite, l'autre à gauche et dirigées en dehors ;

4° Quatre *apophyses* ou *facettes articulaires*, deux de chaque côté, l'une supérieure et l'autre inférieure, servant de moyen de liaison avec les vertèbres voisines.

Les apophyses transverses et articulaires se continuent avec les parties latérales et postérieures du corps de la vertèbre par des *lames osseuses*, étroites, sur lesquelles sont creusées, de chaque côté, deux échancrures qui, par leur rencontre avec les échancrures semblables des vertèbres voisines, forment les *trous de conjugaison*, par où passent les nerfs rachidiens.

Le *trou vertébral*, qui fait partie du canal vertébral, existe entre le corps, les lames et les apophyses.

Les vertèbres étant superposées, leurs corps sont reliés par des disques intervertébraux cartilagineux, comme nous l'avons vu plus haut.

Les *vertèbres cervicales* sont petites, aplaties d'avant en arrière. Leurs apophyses transverses sont creusées en gouttières et percées d'un trou pour le passage de l'artère vertébrale.

Les deux premières de ces vertèbres ont une configuration plus spéciale encore. La première, l'*atlas*, est dépourvue de corps et porte deux surfaces d'articulation avec la base du crâne, qu'elle soutient. La seconde, l'*axis*, est pourvue d'une saillie conique supérieure, l'*apophyse odontoïde*, qui tient la place du corps de l'atlas, et permet à cette vertèbre et au crâne qu'elle supporte de tourner comme sur un pivot.

Les *vertèbres dorsales* ont leurs apophyses épineuses obliquées de haut en bas ; leurs apophyses transverses, déjetées en arrière, sont creusées d'une facette qui s'articule avec la tubérosité des côtes.

C'est sur elles, en effet, que prend appui la cage thoracique tout entière.

Les *vertèbres lombaires*, les plus fortes de toutes, ont le corps très volumineux, l'apophyse épineuse, rectangulaire et horizontale ; les apophyses articulaires ont leurs facettes supérieures concaves, tournées en arrière et en dedans, et pourvues en arrière d'un tubercule saillant, tandis que leurs facettes inférieures sont convexes, tournées en avant et en dehors.

Les *vertèbres sacrées* sont réunies, comme nous l'avons dit, en un seul os appelé *sacrum*, symétrique et triangulaire, placé entre les deux os iliaques, à la partie postérieure du bassin et s'articulant, en haut, avec la dernière vertèbre lombaire, en bas avec le coccyx et, sur les côtés, avec l'os coxal correspondant.

Les épines des vertèbres atrophiées du sacrum forment une saillie qu'on nomme *crête sacrée*, au-dessous de laquelle existe une ouverture triangulaire, terminant le *canal sacré*.

La face antérieure ou *pelvienne* du sacrum est légèrement concave et présente l'orifice des *trous sacrés antérieurs*.

Les *vertèbres coccygiennes*, tout à fait rudimentaires et atrophiées, sont soudées entre elles et forment un petit os dont la forme ressemble vaguement à celle du bec d'un oiseau, d'où son nom de *coccyx* qui, en grec, veut dire littéralement *coucou*.

Le coccyx protège et soutient la partie inférieure du rectum et constitue le seul vestige de l'appendice caudal, que nous devons à notre hérédité animale.

Les *côtes* et le *sternum* forment la cage thoracique. Les côtes, au nombre de vingt-quatre (douze de chaque côté) sont placées les unes au-dessus des autres et séparées par des intervalles ou espaces intercostaux que remplissent des muscles, des nerfs et des vaisseaux.

Le sternum est un os plat, impair, situé au-devant et au milieu du thorax. Il se divise en trois parties, encore incomplètement soudées chez l'adulte ; une supérieure (*manche* ou *poignée*) ; une moyenne (*corps*) et une inférieure, terminée par un prolongement en forme de pointe, appelé *appendice sternal* ou *xyphoïde*.

Le sternum est articulé, à son extrémité supérieure, par deux échancrures latérales, avec les clavicules ; l'échancrure centrale a reçu le nom de *fourchette du sternum*. Les cartilages des premières paires de côtes ou *vraies côtes* s'y insèrent latéralement ; les cartilages des deux ou trois paires de côtes suivantes ou *fausses côtes* sont reliées au cartilage de la côte supérieure précédente. Les côtes inférieures, dites *côtes flottantes* ne se rattachent, ni directement, ni indirectement au sternum et n'ont de point d'insertion qu'en arrière, sur les dernières vertèbres dorsales.

Nous avons conservé ces appellations des vieux anatomistes, mais, aujourd'hui, on leur a substitué les noms plus rationnels de *côtes sternales*, pour les côtes supérieures et de *côtes abdominales* pour toutes les fausses côtes.

L'extrémité postérieure ou vertébrale des côtes, légèrement renflée, présente en arrière la *tête de la côte*, articulée avec le corps des vertèbres, le *col*, partie rétrécie et rugueuse et la *tubérosité*, saillie rugueuse située à la réunion du *col* et du *corps* et articulée avec l'apophyse transversale des vertèbres dorsales ; l'extrémité antérieure est excavée, sauf celle des deux dernières côtes qui est en pointe.

Les bords supérieur et inférieur de chaque côte donnent attache aux muscles intercostaux.

Membres. — L'homme est pourvu de quatre membres ; deux inférieurs et deux supérieurs.

Membres inférieurs. — Les membres inférieurs, organes de la locomotion, ont leurs bases soudées sur le sacrum, avec lequel ils contribuent à former la *ceinture pelvienne* ou *bassin.*

Chacun des membres inférieurs comprend quatre régions : la *hanche*, la *cuisse*, la *jambe*, le *pied.*

Hanche. — La hanche est cette partie du corps formée par l'évasement de l'os iliaque et les parties molles environnantes ; elle comprend l'*aine* en avant, l'*articulation coxo-fémorale* au centre, la *fesse* en arrière.

La *ceinture pelvienne* osseuse comprend les deux *os iliaques* soudés au sacrum en arrière et reliés en avant par la *symphyse pubienne.* Cet ensemble forme le *bassin,* très résistant, sur lequel porte tout le poids du tronc, de la tête et des membres supérieurs.

Chaque *os iliaque, os innominé, os des îles,* peut être considéré comme formé de trois os soudés entre eux : 1° l'*ilium* ou *ilion,* qui est la portion la plus considérable et occupe la région postérieure et supérieure ; 2° le *pubis,* qui est la portion antérieure ; 3° l'*ischion,* qui en forme la partie inférieure. Ces trois os n'acquièrent leur entier développement et ne se soudent définitivement que vers l'âge de vingt-cinq ans. Ils participent tous trois à la formation de la *cavité cotyloïde,* qui reçoit la tête du fémur.

Plus en arrière, l'os iliaque présente une portion alternativement concave et convexe, la *fosse iliaque externe* ; en avant, un grand trou appelé *trou sous-pubien, trou ovalaire* ou *trou obturateur.* Cet anneau osseux, fermé par la *membrane obturatrice* et surmonté par la *gouttière sous-pubienne*, présente à sa face interne, la *fosse iliaque interne*. Le bord supérieur de l'os iliaque constitue la *crête iliaque*, qui présente à ses extrémités les *épines iliaques supérieures*, antérieure et postérieure. Le bord inférieur présente une partie antérieure épaisse, ovalaire,

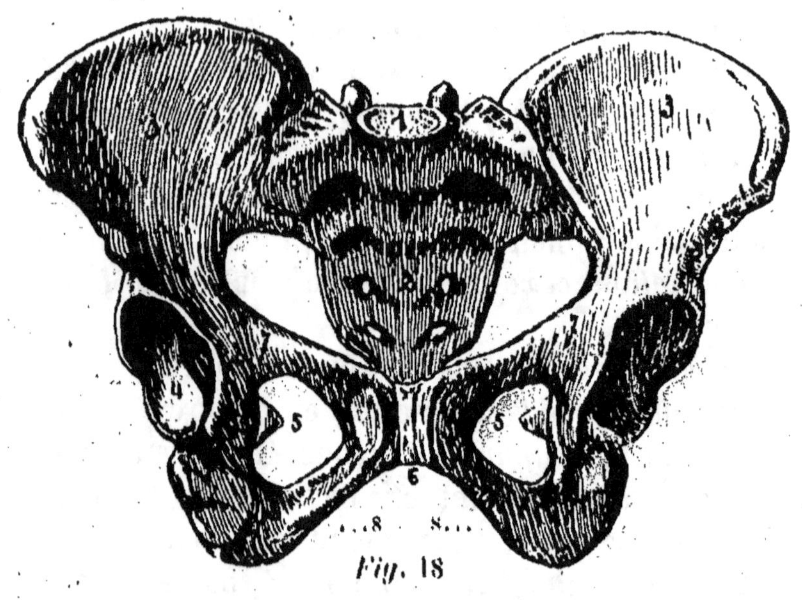

Fig. 18

BASSIN DE FEMME, face antéro-supérieure.

1. Articulation sacro-lombaire; 2. Sacrum, avec, à droite et à gauche, les trous sacrés; 3. 3. Os iliaques; 4. Cavité cotyloïde; 5. 5. Trous obturateurs; 6. Symphyse pubienne; 7. 7. Ischion; 8. 8. Pubis.

articulée avec une surface semblable du côté opposé pour former la *symphyse pubienne*, et une partie plus mince qui constitue les branches *ascendante* de l'*ischion* et *descendante* du *pubis*. Le bord postérieur présente les *épines iliaques postérieures*, supérieure et inférieure, la *grande échancrure sciatique*, l'*épine sciatique*, la *petite échancrure sciatique* et la *tubérosité de l'ischion*. Le bord antérieur présente l'*épine iliaque antérieure supérieure*, l'*épine iliaque antérieure inférieure* et l'*épine pubienne*.

Cuisse. — La cuisse comprend le *fémur*, os le

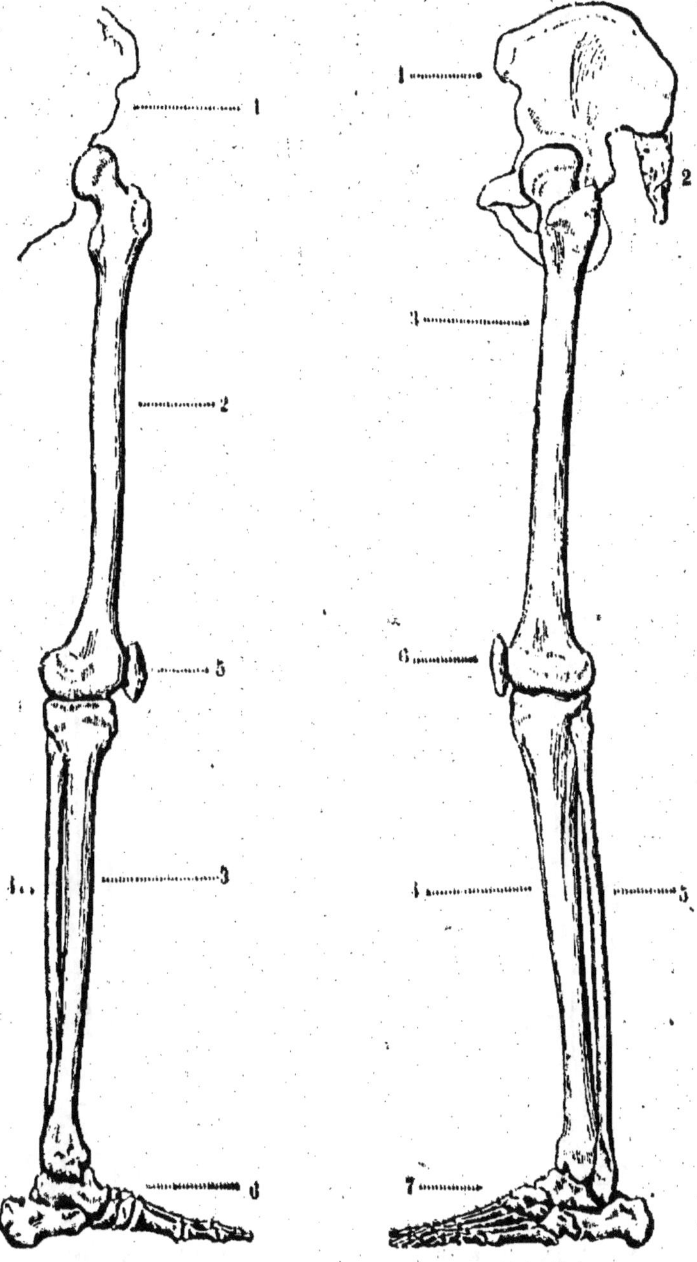

Fig. 19

MEMBRE INFÉRIEUR, face interne,
articulation coxo-fémorale.

1. Os iliaque; 2. Fémur; 3. Tibia;
4. Péroné; 5. Rotule; 6. Pied.

Fig. 20

MEMBRE INFÉRIEUR, face externe,
articulation coxo-fémorale.

1. Os iliaque; 2. Coccyx; 3. Fémur;
4. Tibia; 5. Péroné; 6. Rotule; 7. Pied.

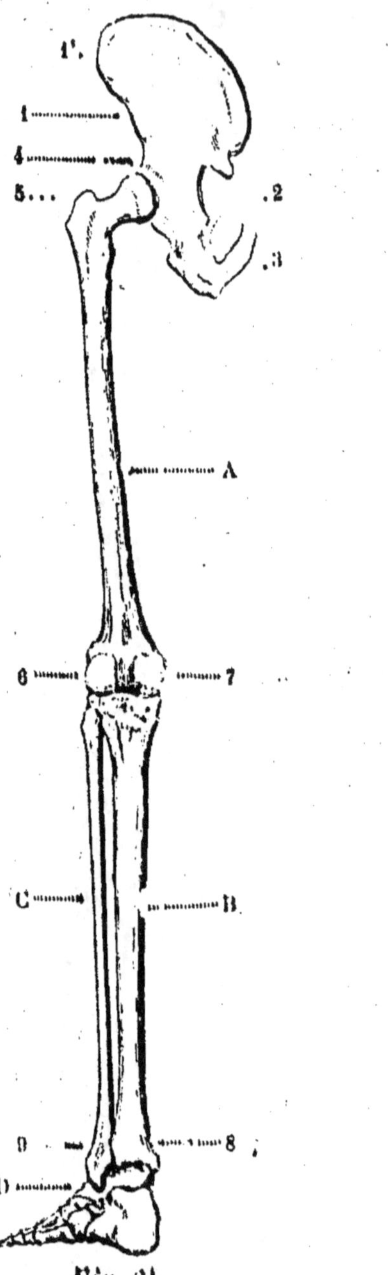

Fig. 21
MEMBRE INFÉRIEUR,
face latéro-postérieure.

A. Fémur; B. Tibia; C. Péroné;
D. Pied; 1. Ilium avec l'Crête iliaque;
2. Ischion; 3. Pubis; 4. Tête du fémur; 5. Grand trochanter; 6. Condyle externe; 7. Condyle interne; 8.
Malléole interne; 9. Malléole externe.

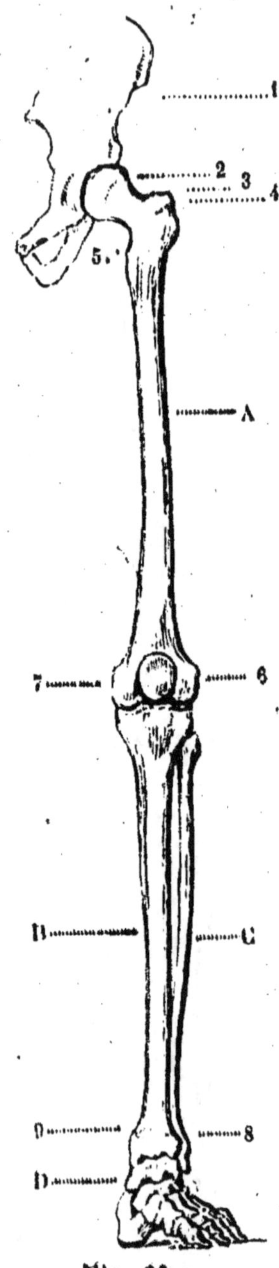

Fig. 22
MEMBRE INFÉRIEUR,
face antérieure.

A. Fémur; B. Tibia; C. Péroné;
D. Pied; 1. Os iliaque; 2. 3. Tête et
col du fémur; 4. Grand trochanter;
5. Petit trochanter; 6. Condyle
externe; 7. Condyle interne; 8. Malléole externe; 9. Malléole interne.

plus long du corps, pourvu d'une tête, reçue dans la *cavité cotyloïde*, et de deux grandes apophyses supérieures : le *grand trochanter* et le *petit trochanter*.

L'extrémité inférieure du fémur est formée de deux

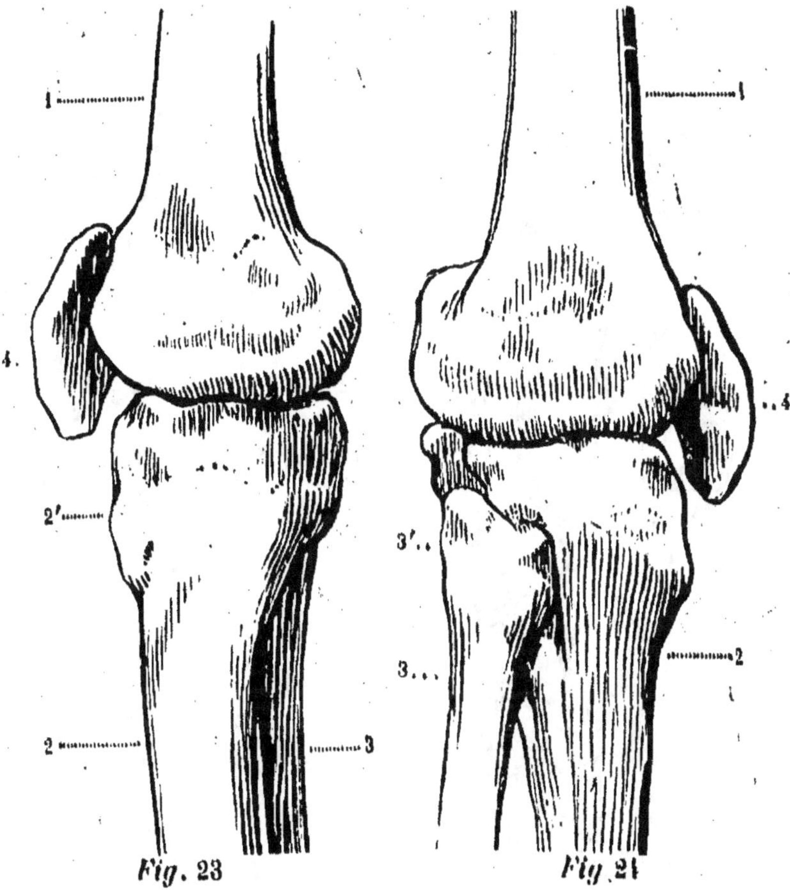

Fig. 23
ARTICULATION DU GENOU,
vue latéralement (face externe).
1. Fémur; 2. Tibia; 2'. Tête du
tibia; 3. Péroné; 4. Rotule.

Fig. 24
ARTICULATION DU GENOU,
vue latéralement (face interne).
1. Fémur; 2. Tibia; 3. Péroné;
3'. Tête du péroné; 4. Rotule.

tubérosités qu'on désigne sous le nom de *condyles externe* et *interne*, réunis en avant par une surface excavée répondant à la *rotule* et séparés en arrière par une échancrure profonde.

L'ossification complète du fémur ne se termine que vers l'âge de dix-huit à vingt ans.

Jambe. — La jambe comprend : 1° le *tibia*, os à

section triangulaire, articulé en haut avec le *fémur*, en bas avec l'*astragale* et 2° le *péroné*, os de renforcement, beaucoup moins important.

Le péroné, placé parallèlement au tibia s'articule

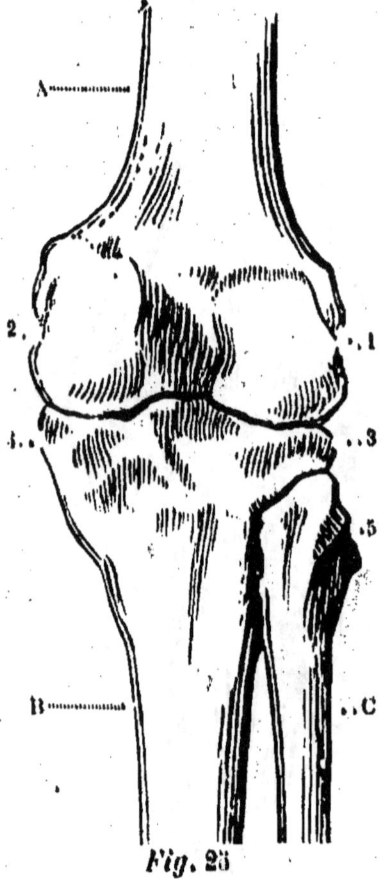

Fig. 25

ARTICULATION DU GENOU,
face postérieure.

A. Fémur; B. Tibia; C. Péroné;
1. 2. Condyles du fémur; 3 et 4. Tubérosités de l'extrémité inférieure du tibia; 5. Tête du péroné.

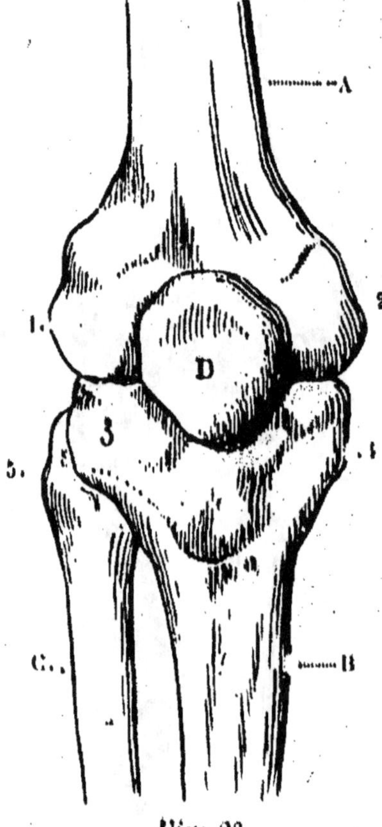

Fig. 26

ARTICULATION DU GENOU,
face antérieure.

A. Fémur; B. Tibia; C. Péroné;
D. Rotule; 1. 2. Condyles du fémur;
3. 4. Tubérosités de l'extrémité supérieure du tibia; 5. Tête du péroné.

avec celui-ci par son extrémité supérieure qui porte le nom de *tête du péroné*. Son extrémité inférieure ou tarsienne, plus volumineuse, forme la *malléole externe*.

Entre la jambe et la cuisse, en avant, se place la

rotule, petit os plat, *sésamoïde ou supplémentaire,*

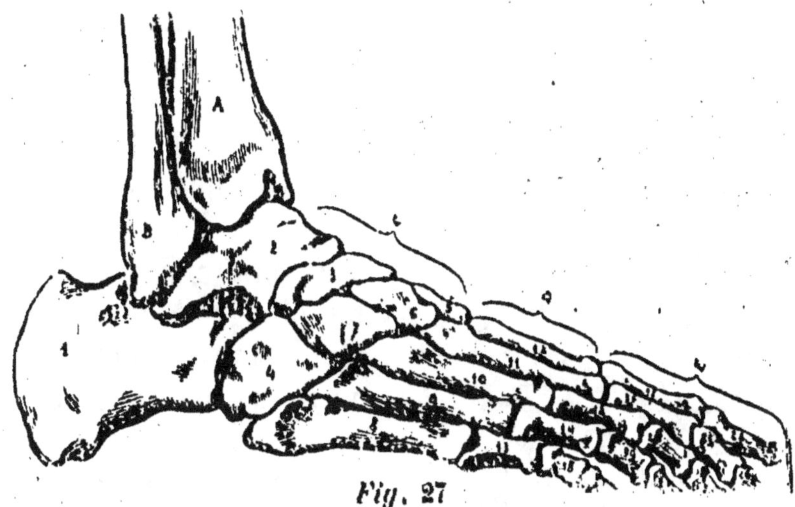

Fig. 27

SQUELETTE DU PIED ET ARTICULATION TIBIO-TARSIENNE, face externe
A. Tibia ; B. Péroné ; C. Tarse ; D. Métatarse ; E. Phalanges.
1. Calcaneum ; 2. Astragale ; 3. Scaphoïde ; 4. Cuboïde ; 5. 6. 7. Cunéiformes ; 8. 9. 10. 11. 12. Métatarsiens ; 13 à 26. Phalanges.

court, épais, triangulaire, à angles arrondis. Il est

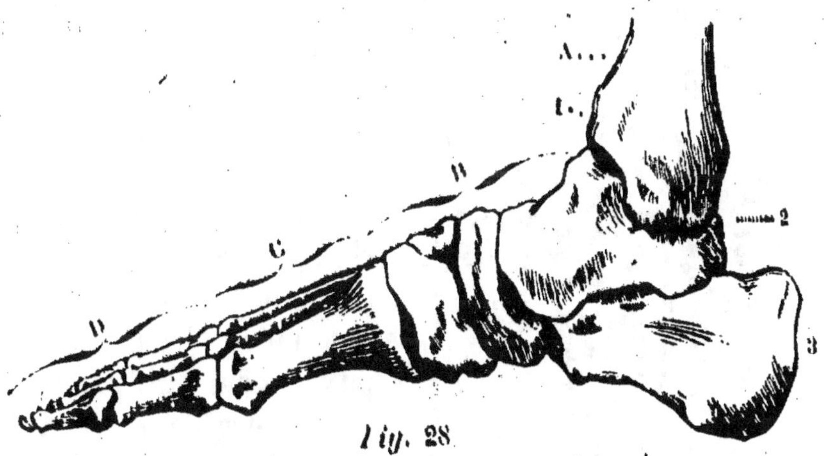

Fig. 28

SQUELETTE DU PIED ET ARTICULATION TIBIO-TARSIENNE, face interne
A. Tibia ; B. Tarse ; C. Métatarse ; D. Phalanges.
1. Condyle du tibia ; 2. Astragale ; 3. Calcaneum.

absolument indépendant des os qui l'environnent et sert de point d'attache à différents muscles.

Pied. — Le pied est formé de trois régions : 1° le *tarse,* composé de sept os : *l'astragale, le calca-*

néum, le *scaphoïde*, le *cuboïde* et les trois *cunéiformes*. Les deux plus importants sont : l'astragale, articulé avec le tibia, et le calcaneum, qui forme le *talon*; 2° le *métatarse*, qui comprend cinq os, les cinq *métatarsiens*. Ces os s'articulent entre eux, puis avec les phalanges à leur partie inférieure et avec les os du tarse à leur partie supérieure; 3° les *phalanges*, au nombre de trois pour chaque orteil, sauf le pouce qui n'en a que deux. Le total des os du pied s'élève à vingt-six.

Membres supérieurs. — Les membres supérieurs, organes de la préhension, du tact, ont leurs bases appuyées sur la partie supérieure de la cage thoracique, où elles forment la *ceinture scapulaire*.

Comme les membres inférieurs, chacun des membres supérieurs comprend quatre régions, qui sont : l'*épaule*, le *bras*, l'*avant-bras* et la *main*.

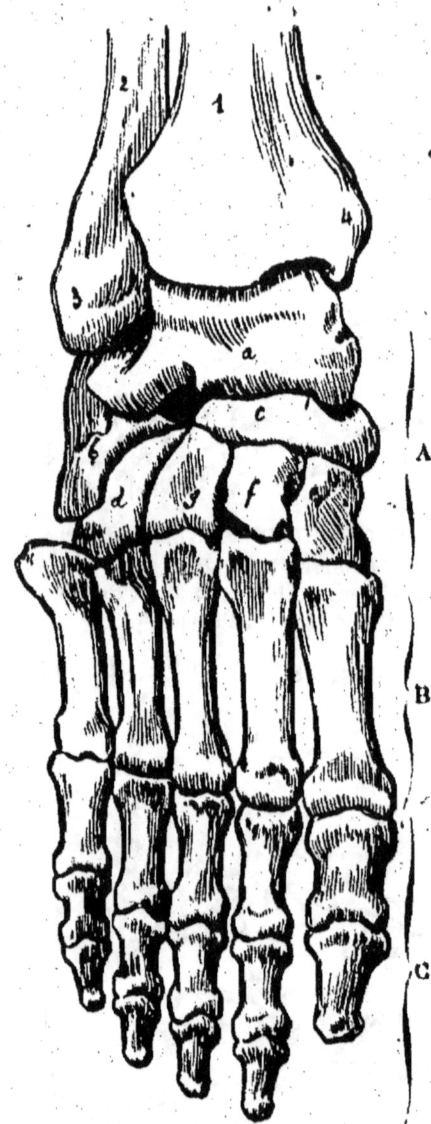

Fig. 29

SQUELETTE DU PIED, face antérieure.
A. Carpe; B. Métatarse; C. Phalange.
1. Tibia; 2. Péroné; 3. Malléole externe;
4. Malléole interne.
a. Astragale; b. Calcaneum; c. Scaphoïde; d. Cuboïde; e. f. g. Cunéiformes.

Epaule. — Les os qui en forment la charpente, sont : l'*omoplate*, la *tête de l'humérus* et la *clavicule*; que de forts ligaments unissent entre eux, formant une demi-ceinture thoracique, indépendante de celle du côté opposé.

L'*omoplate* est un os plat, mince, large et triangulaire, situé à la face postérieure du thorax. Sa face dorsale est partagée transversalement vers son tiers supérieur, en deux parties inégales, par une saillie triangulaire, nommée *épine de l'omoplate* et se termine en dehors par une apophyse, nommée *acromion.* (Voir fig. 30, ci-contre.)

Au-dessus de l'épine de l'omoplate, on remarque une large excavation, nommée *fosse sus-épineuse*, et au-dessous, une autre excavation, la *fosse sous-épineuse.*

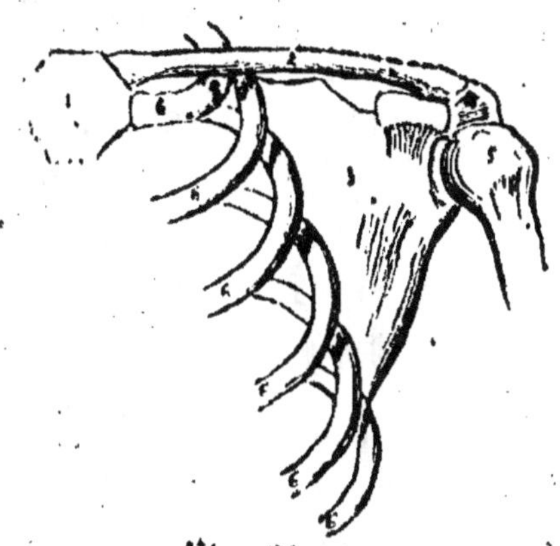

Fig. 30

ARTICULATION DE L'ÉPAULE

1. Sternum; 2. Clavicule; 3. Omoplate; 4. Apophyse acromion; 5. Tête de l'humérus; 6. 6. Côtes sternales.

Le bord postérieur ou vertébral de l'omoplate est appelé *base de l'omoplate*, le bord supérieur est surmonté par l'apophyse coracoïde.

La *cavité glénoïde*, qui s'articule avec la tête de l'humérus, est supportée par une partie plus étroite appelée *col de l'omoplate.*

La *clavicule* est un os contourné en S, servant d'arc-boutant à l'épaule et que l'on a comparé à la clé d'une voûte, d'où son nom.

Placée transversalement à la partie supérieure du thorax, elle s'articule, par son extrémité interne avec le sternum, par l'autre avec l'apophyse acromion de l'omoplate.

Bras. — Le bras proprement dit ne comprend que la partie du membre supérieur s'étendant de l'épaule au coude; du coude au poignet, c'est l'*avant-bras.*

Le bras n'est composé que d'un seul os, l'*humérus,* os long, irrégulier, imparfaitement cylindrique, tordu sur son axe. On distingue, dans l'*humérus,* le *corps* et les *deux extrémités.*

L'extrémité supérieure présente trois éminences, dont l'une, la plus importante, en forme de sphère, inclinée en dedans et en arrière, est appelée *tête de l'humérus* et s'insère dans la cavité glénoïde de l'omoplate. Cette tête est supportée par une partie plus petite, nommée *col anatomique.*

Les deux autres éminences ou tubérosités, se distinguent en *grosse tubérosité* ou *trochiter* et en *petite tubérosité* ou *trochin,* la *coulisse bicipitale* les sépare. Au-dessous de la *tête* de l'humérus et la reliant au corps de l'os se trouve le *col chirurgical.*

L'extrémité inférieure de l'humérus présente plusieurs saillies et cavités : la *petite tête* ou *condyle de l'humérus,* qui s'articule avec la tête du radius; une coulisse correspondant au rebord de celle-ci; une crête demi-circulaire logée dans l'intervalle du cubitus et du radius; une coulisse qui reçoit la saillie de la grande cavité sigmoïde; la *poulie* ou *trochlée humérale.*

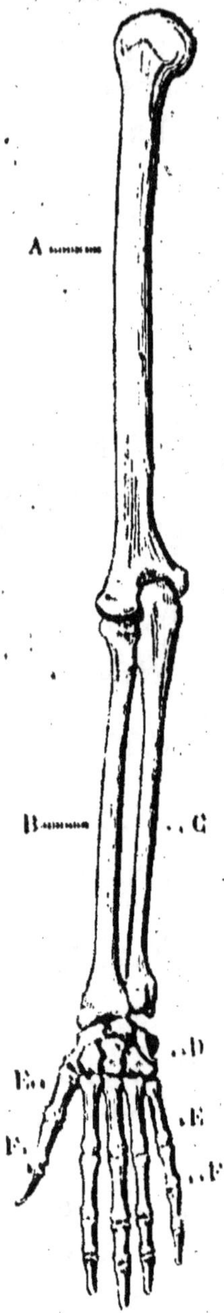

Fig. 31

MEMBRE SUPÉRIEUR GAUCHE, face dorsale ou postérieure.

A. Humérus; B. Radius; C. Cubitus; D. Carpe; E. E. Métacarpe; F. F. Phalanges.

Au-devant de l'extrémité inférieure de l'humérus est une cavité
superficielle, la *cavité coronoïdienne*,
qui, dans la flexion de l'avant-bras
reçoit l'*apophyse coronoïde*.

En arrière, est la *cavité olécrâ-
nienne*, dans laquelle, pendant l'extension du bras, se place l'*olécrâne*,
apophyse du cubitus.

Au côté interne, est une tubérosité
nommée *épitrochlée* et, au côté
externe, une plus petite, nommée
épicondyle.

Avant-bras. — L'avant bras, qui
s'étend du coude au poignet, comprend deux os : le *cubitus*, large en
haut, étroit en bas, et le *radius*, dont
l'extrémité inférieure, très large, sert
à l'articulation avec les os du
carpe.

Le *cubitus* est un os long, qui
occupe la partie interne de l'avant-
bras et qui, dans la flexion de cette
partie du membre supérieur, forme
la saillie que l'on appelle *coude*.

L'extrémité supérieure du cubitus,
la plus développée, présente deux
éminences : l'*apophyse olécrâne* en
arrière, et l'*apophyse coronoïde* en
avant. C'est par ces deux tubérosités,
séparées par la *grande échancrure
sygmoïde*, que le cubitus s'articule
avec l'humérus. La *petite cavité sygmoïde* est creusée sur le côté externe
de l'apophyse coronoïde.

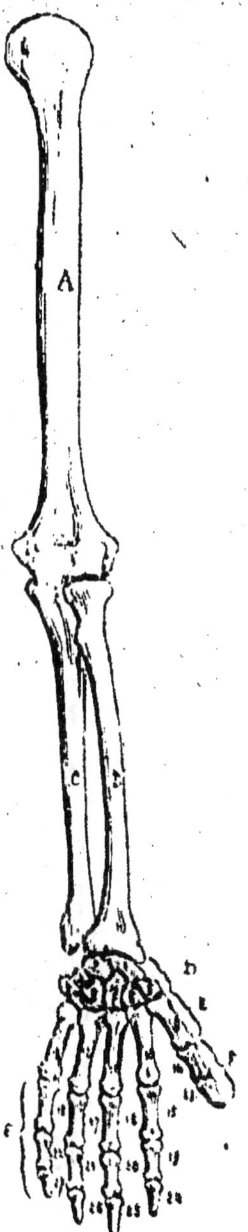

Fig. 32
MEMBRE SUPÉRIEUR
GAUCHE, face
interne ou antérieure.

A. Humérus; B. Ra-
dius; C. Cubitus; D.
Carpe; E. Métacarpe;
F. Phalanges.

1 à 8. Les 8 os du
carpe; 9 à 13. Les 5 os
du métacarpe; 14 à 27.
Les 14 os des phalanges.

L'extrémité inférieure du cubitus, la *tête du cubitus*, beaucoup plus petite, présente, en dedans, une *apophyse styloïde* ; elle s'articule, sur le côté, avec le radius.

Le *radius* est un os long, de forme triangulaire, qui occupe la partie externe de l'avant-bras.

L'extrémité supérieure du radius, la moins développée, porte une éminence arrondie, appelée *tête du radius*, que soutient une partie plus rétrécie, qu'on nomme le *col*, sur l'extrémité inférieure duquel on trouve l'*éminence bicipitale*, point d'attache du muscle du biceps.

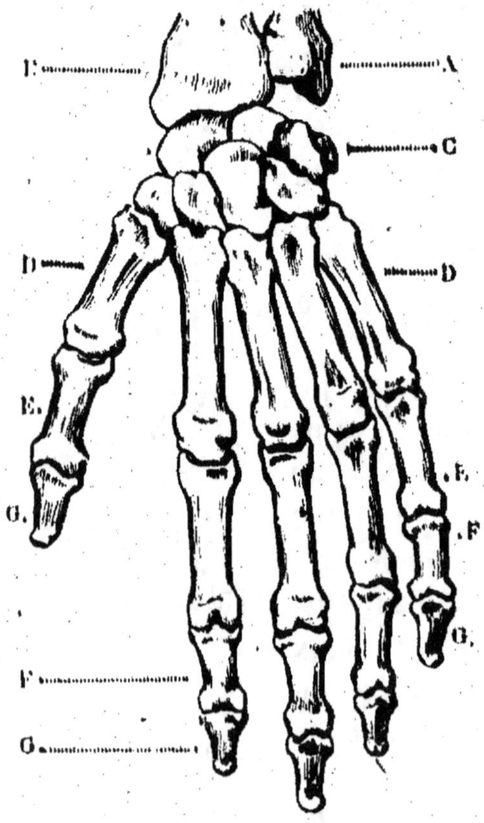

Le radius s'articule avec la petite cavité sigmoïde du cubitus et, par la petite excavation nommée *cupule*, avec la petite tête de l'humérus.

L'extrémité inférieure du radius, volumineuse et quadrilatère, s'articule avec les os du *carpe*, par une surface aplatie, présentant, du côté externe, l'*apophyse styloïde* ou *épine du radius* et, du côté interne, une excavation articulée avec la tête du cubitus. En arrière, on remarque des coulisses pour le glissement des tendons.

Fig. 33
MAIN GAUCHE,
face dorsale ou postérieure.
A. Cubitus; B. Radius; C. Carpe; D. Métacarpe; E. Phalanges; F. Phalangines; G. Phalangettes.

Main. — La *main* est constituée par vingt-sept os, se divisant en trois groupes : 1° le *carpe* ou poignet ; 2° le *métacarpe* ou main proprement dite, et 3° les *phalanges* ou doigts.

1° Le *carpe* est composé de huit os courts : *scaphoïde ; semi-lunaire ; pyramidal ; pisiforme ; trapèze ; trapézoïde ; grand os ; os crochu, unciforme* ou *unguis.* Ces os, très petits et disposés sur deux rangées, s'articulent avec le radius et le cubitus ; ceux de la rangée inférieure s'articulent avec les métacarpiens.

2° Le *métacarpe* est composé de cinq os parallèles, les *cinq métacarpiens,* s'articulant entre eux, par leur extrémité supérieure et avec la rangée métacarpienne du carpe (*articulations carpo-métacarpiennes*) ; par leur extrémité inférieure, ils s'articulent avec les premières phalanges (*articulations métacarpo-phalangiennes*).

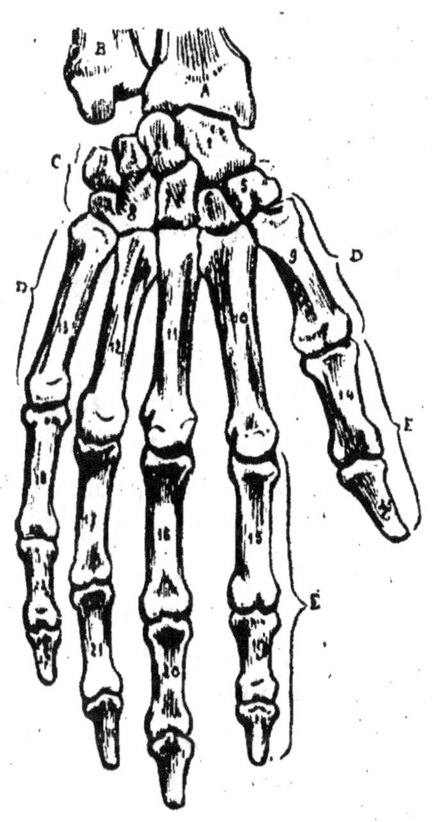

Fig. 31

MAIN GAUCHE,
face interne ou antérieure.

A. Radius ; B. Cubitus ; C. Carpe ; D. Métacarpe ; E. Phalanges.

1. Scaphoïde ; 2. Semi-lunaire ; 3. Pyramidal ; 4. Pisiforme ; 5. Trapèze ; 6. Trapézoïde ; 7. Grand os ; 8. Os crochu, unciforme ou unguis ; 9 à 13. Les 5 os métacarpiens ; 14 à 18. Phalanges proprement dites ; 19 à 22. Phalangines ; 23 à 27. Phalangettes.

3° Les *phalanges,* au nombre de 14 se distinguent en *phalanges* proprement dites, premières phalanges, phalanges métacarpiennes, au nombre de 5 ; phalanges moyennes, *phalangines,* au nombre de 4, le pouce en étant dépourvu ; phalanges unguéales, *phalangettes*, au nombre de 5.

Elles s'articulent entre elles et avec l'extrémité inférieure des métacarpiens, au moyen d'une cavité glénoïde et d'une petite poulie (articulation trochléenne).

Avant d'en terminer avec le système osseux, il nous reste à dire quelques mots des os *sésamoïdes*, ossicules supplémentaires, dont la rotule est le prototype et qui, comme elle, sont indépendants du squelette.

Ils se développent dans l'épaisseur des tendons, au voisinage de certaines articulations et ajoutent à la force des muscles auxquels ils appartiennent.

On en rencontre dans la main, de chaque côté de l'articulation du premier métacarpien avec la première phalange, dans l'épaisseur du ligament antérieur de cette articulation ; dans le pied, à l'articulation du premier métacarpien avec la phalange correspondante. Parfois, chez les sujets extrêmement robustes, il en existe à toutes les articulations métacarpo et métatarso-phalangiennes.

CHAPITRE II

DU SYSTÈME MUSCULAIRE

Nous avons vu au Livre II, chapitre premier, ce qu'était le tissu musculaire et en quoi consistaient ses propriétés. Il nous reste à étudier les différents muscles qui déterminent les mouvements du corps en s'appuyant sur la charpente osseuse ou *squelette*.

Les muscles peuvent se diviser en trois catégories, basées sur leur structure différente d'une part et sur le rôle particulier que chacun d'eux a à remplir. On distingue donc :

1° Les *muscles lisses, blancs, à contraction involontaire*, muscles de la vie végétative. Tels sont les muscles situés dans la paroi du tube digestif, dans le tissu des veines, des artères. Nous ne ferons que les signaler en passant ;

2° Les *muscles striés, rouges, à contraction volontaire*, muscles de la vie animale, dont les contractions, ordinairement brusques, sont soumises à l'action de la volonté. Le muscle cardiaque, ou myocarde fait seul exception à cette dernière règle, son mouvement de contraction échappant absolument à la volonté.

Les *muscles striés*, de beaucoup les plus nombreux, forment la *chair rouge des parois* du tronc, des joues, de la plus grande partie des membres.

On distingue entre eux plusieurs catégories : ceux dont les fibres partent d'un point dans un plan limité et s'étendent en rayonnant vers un autre point de ce plan ; ceux dont les fibres se rapprochent de la forme d'un anneau, sans être complètement circulaires et qui environnent les parois d'un canal ou le pourtour d'une ouverture ; ceux enfin dont les fibres sont

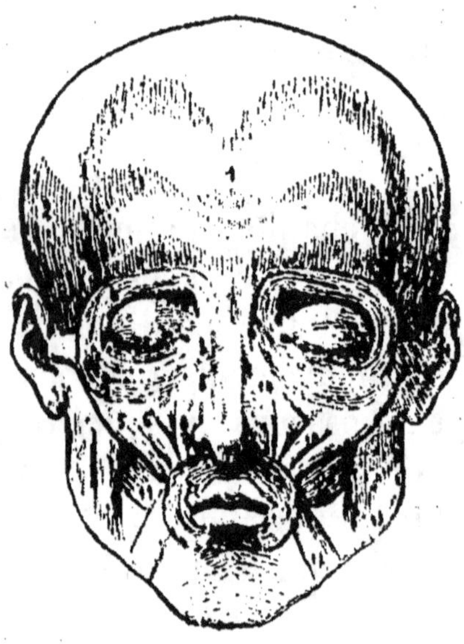

Fig. 35

MUSCLES DE LA TÊTE,
vue antérieure.

1. Frontal ; 2. Temporal ; 3. Pyramidal ; 4. Orbiculaire de l'œil ; 5. et 6. Grand et petit zygomatiques ; 7. Orbiculaire des lèvres ; 8. Élévateur commun de la lèvre supérieure et de l'aile du nez ; 9. Releveur propre de la lèvre supérieure ; 10. Canin ; 11. Buccinateur ; 12. Triangulaire ; 13. Masséter ; 14. Transverse du nez.

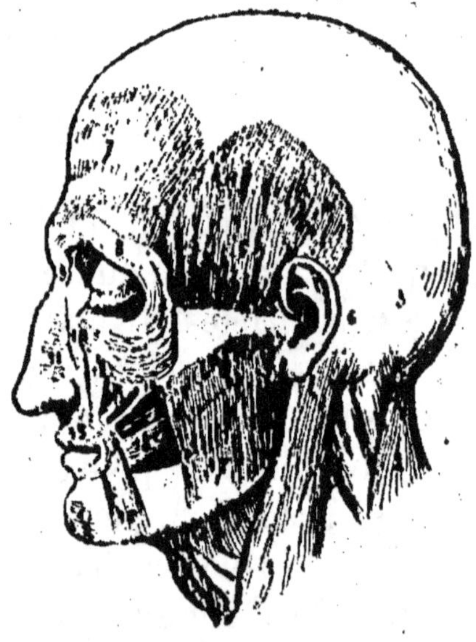

Fig. 36

MUSCLES DE LA TÊTE,
vue latérale gauche.

1. Sterno-cléido-mastoïdien ; 2. Trapèze ; 3. Occipital ; 4, 5 et 6. Auriculaires ; 7. Frontal ; 8. Orbiculaire de l'œil ; 9. Pyramidal ; 10. Élévateur commun de la lèvre supérieure et de l'aile du nez ; 11. Transverse du nez ; 12. Élévateur propre de la lèvre supérieure ; 13. Canin ; 14. Petit zygomatique ; 15. Orbiculaire des lèvres ; 16. Triangulaire ; 17. Masséter ; 18. Buccinateur.

parallèles et fixées par leurs deux extrémités à des parties qu'elles meuvent l'une sur l'autre.

Dans ces derniers muscles, la partie moyenne

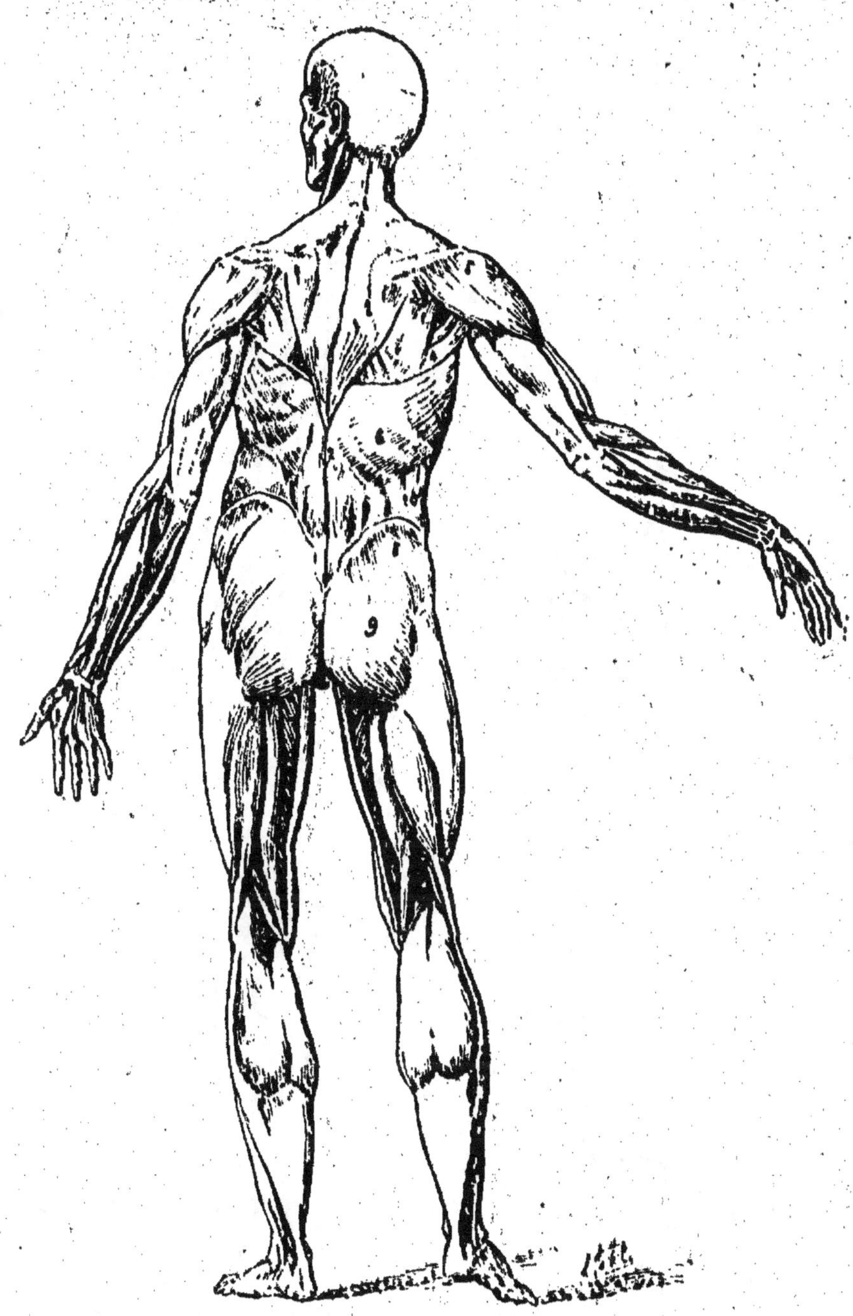

Fig. 37

PRINCIPAUX MUSCLES DU TRONC, face dorsale ou postérieure.
1. Trapèze; 2. Sous-épineux; 3. Petit rond; 4. Grand rond; 5. Deltoïde; 6. Grand dorsal; 7. Sacro-lombaire; 8. Moyen fessier; 9. Grand fessier; 10. Grand oblique du ventre.

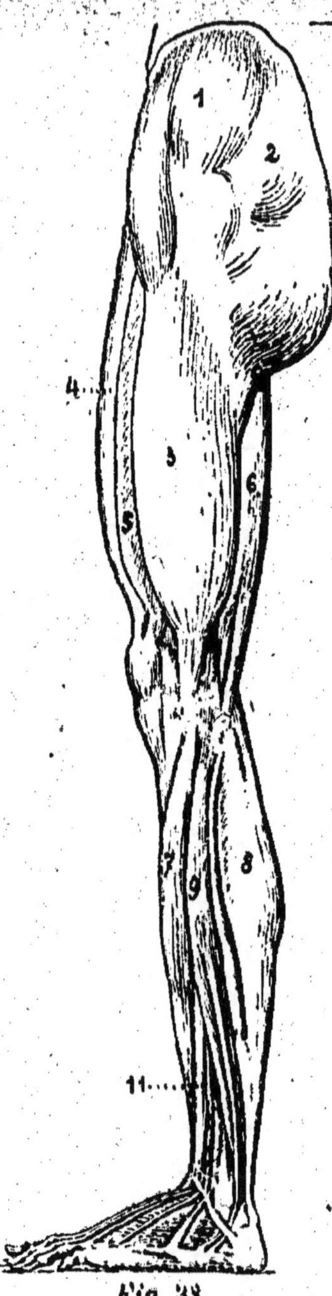

Fig. 38

MUSCLES DU MEMBRE
INFÉRIEUR, vue latéro-externe,
jambe gauche.

1. Moyen fessier; 2. Grand fessier;
3. Fascia lata; 4. Droit antérieur;
5. Vaste externe; 6. Biceps crural;
7. Jambier antérieur; 8. Jumeau
externe; 9. Péronier latéral; 10. Soléaire; 11. Extenseur des orteils.

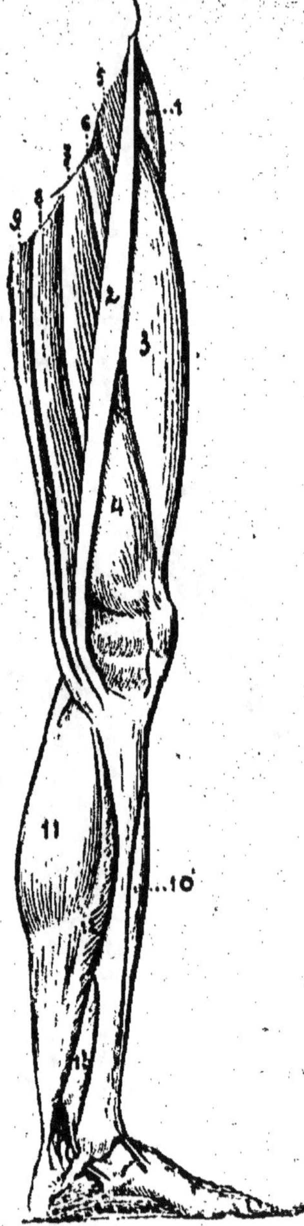

Fig. 39

MUSCLES DU MEMBRE
INFÉRIEUR, vue latéro-interne,
jambe gauche.

1. Fascia lata; 2. Couturier; 3. Droit
antérieur; 4. Vaste interne; 5. Iliaque;
6. Psoas; 7. Pectiné; 8. Triceps
crural; 9. Droit interne; 10. Jambier
antérieur; 11. Jumeau interne; 12.
Soléaire; 13. Fléchisseur des orteils.

reçoit le nom de *ventre* du muscle. On les dit *simples*, quand ils n'ont qu'un seul corps ou ventre et que toutes leurs fibres sont dirigées dans le même sens ; *composés*, lorsqu'une de leurs extrémités se divise en plusieurs parties, dont les fibres partent d'un centre commun.

Ces muscles sont formés chacun d'un centre de tissu musculaire avec un *tendon* ou une *aponévrose* d'insertion à chaque extrémité.

Dans la forme dite *en fuseau*, qui est la plus fréquente, les fibres musculaires sont groupées en un *faisceau primaire*, entouré d'une mince gaine conjonctive.

La réunion de plusieurs faisceaux primaires forme un *faisceau secondaire*, qu'entoure une gaine plus épaisse et plus étendue.

L'association d'un certain nombre de faisceaux secondaires forme le muscle lui-même, entouré d'une membrane conjonctive, le *périmisium*, dont les gaines intérieures sont des ramifications.

Les *tendons* sont constitués par des *fibres élastiques*, intimement unies aux fibres musculaires, d'une part et aux fibres périostiques de l'os sur lequel s'insère le muscle, d'autre part.

Les muscles sont nourris abondamment par un grand nombre de vaisseaux sanguins et lymphatiques, ramifiés dans l'intérieur de leur tissu conjonctif.

Ils reçoivent également des nerfs dont les fibres se terminent dans les fibres musculaires et s'y ramifient en un point appelé *plaque motrice*.

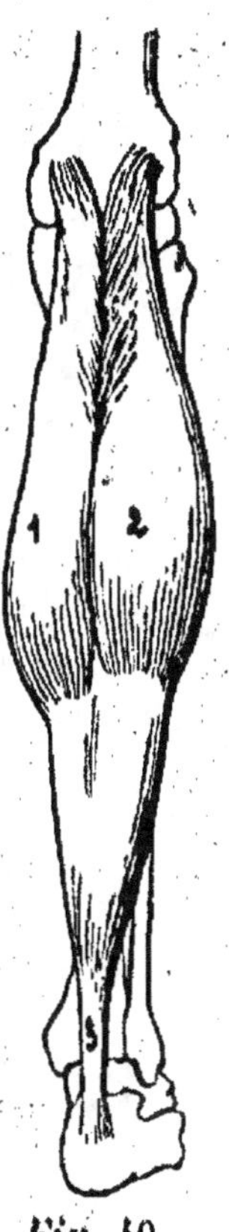

Fig. 40
MUSCLES DE LA JAMBE, face postérieure.
1 2. Jumeaux interne et externe ; 3. Tendon d'Achille.

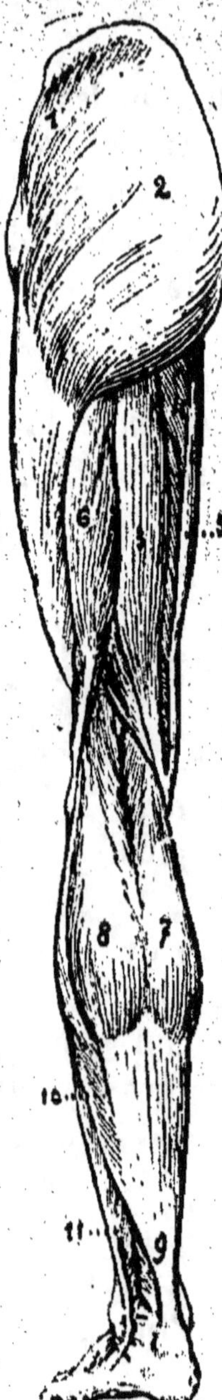

Fig. 41

MUSCLES DU MEMBRE INFÉRIEUR, vue latéro-postérieure de la jambe gauche.

1. Moyen fessier; 2 Grand fessier; 3. Demi-tendineux; 4 Demi-membraneux; 5. Droit interne; 6. Biceps crural; 7. Jumeau interne; 8 Jumeau externe; 9. Tendon d'Achille; 10 Soléaire; 11. Péronier latéral.

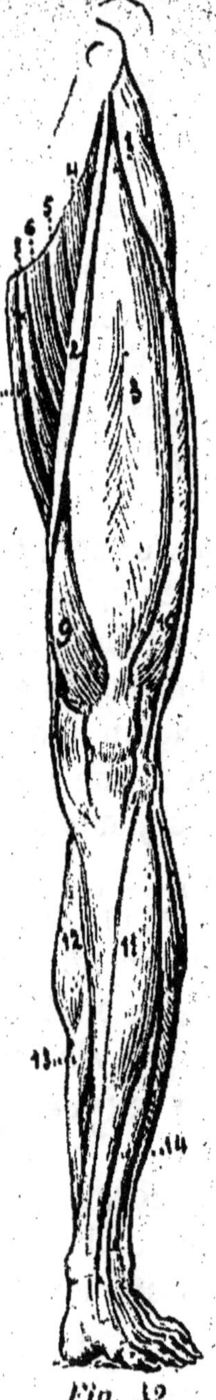

Fig. 42

MUSCLES DU MEMBRE INFÉRIEUR, vue latéro-antérieure de la jambe gauche.

1. Fascia lata; 2. Couturier; 3. Droit antérieur; 4 Iliaque; 5. Psoas; 6. Pectiné; 7. Triceps crural; 8. Droit interne; 9. Vaste interne; 10. Vaste externe; 11. Jambier antérieur; 12. Jumeau interne; 13. Soléaire; 14. Extenseur des orteils.

Les muscles striés doivent leur couleur rouge à l'hémoglobine que possèdent en propre leurs fibres. Leurs propriétés physiques sont de plusieurs sortes : *élasticité, contractilité, irritabilité, cohésion, tonicité.*

La contractilité et l'élasticité d'un muscle sont

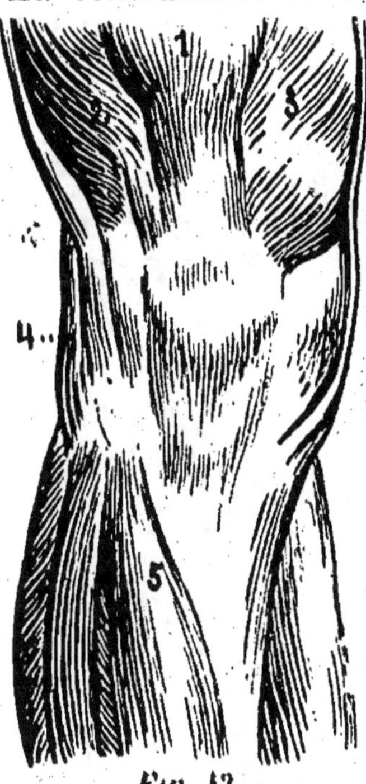

Fig. 43

MUSCLES DU GENOU,
vue antérieure.

1. Droit antérieur ; 2. Vaste externe ;
3. Vaste interne ; 4. Biceps crural ;
5. Tibial antérieur.

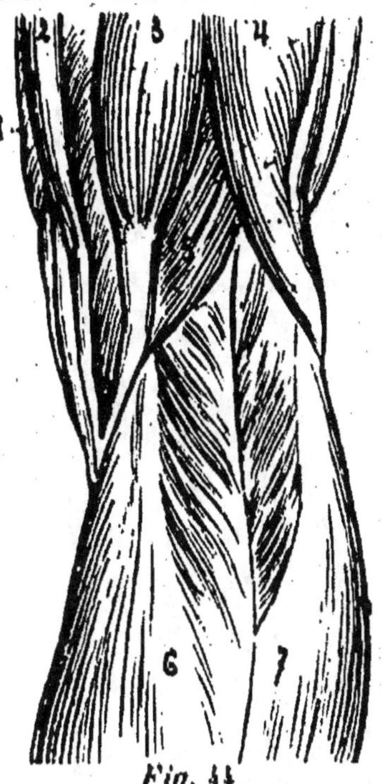

Fig. 44

MUSCLES DU GENOU,
vue postérieure

1. Vaste interne ; 2. Droit interne ;
3. Demi-tendineux ; 4 Biceps crural ;
5. Demi-membraneux ; 6. Jumeau interne ; 7 Jumeau externe.

intimement liées et tiennent à la nature même de la fibre musculaire.

Un muscle est très extensible, il s'allonge considérablement, mais reprend exactement sa longueur primitive (*élasticité*). Cette réaction est d'ailleurs assez lente.

Sous l'influence d'un excitation *naturelle* (volonté) ou *artificielle* (choc, pincement, brûlure, électrisation, etc.), le muscle peut diminuer de longueur et s'accroître en épaisseur, sans changer de volume.

Dans le premier cas (excitation volontaire), c'est la *contractilité* ; dans le second, c'est l'*irritabilité* du muscle qui causent la rétraction.

Cette irritabilité appartient d'ailleurs en propre au muscle, et n'est point sous la dépendance du système nerveux, puisque, même après section du nerf

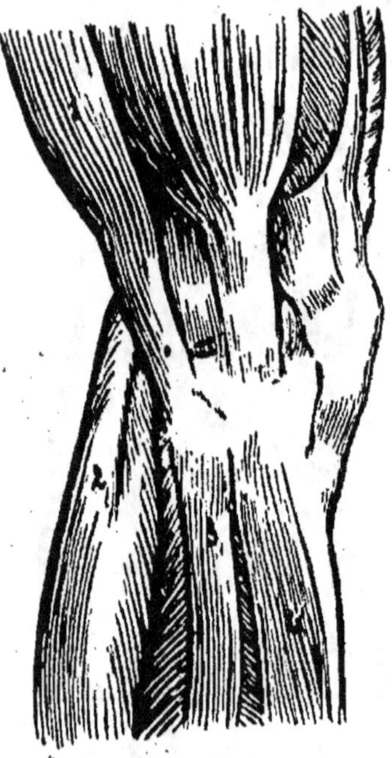

Fig. 45

MUSCLES DU GENOU,
vue latéro-interne.

1. Biceps crural ; 2. Jumeau externe ; 3. Péronier latéral ; 4. Tibial antérieur.

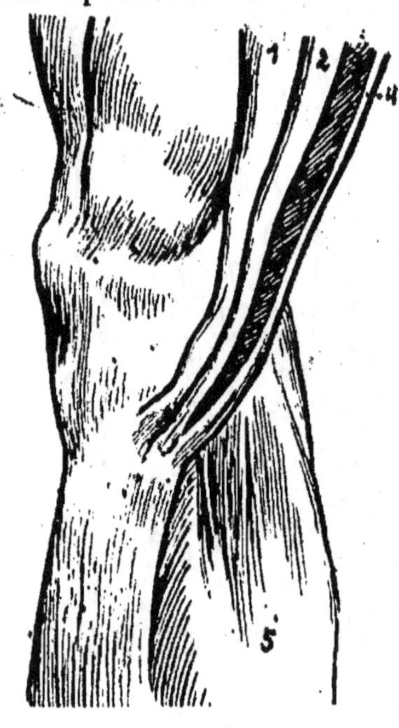

Fig. 46

MUSCLES DU GENOU,
vue latéro-externe.

1. Couturier ; 2 Vaste externe ; 3. Demi-membraneux ; 4. Demi-tendineux ; 5. Jumeau externe.

desservant un muscle, on peut faire contracter celui-ci en l'excitant.

La contractilité d'un muscle dépend de sa nutrition ; il est très excitable quand le sang y circule en abondance, il s'y fait alors des combustions très intenses accompagnées d'un dégagement de chaleur appréciable.

Comme nous l'avons vu plus haut, le tissu musculaire contient de l'hémoglobine qui lui appartient en

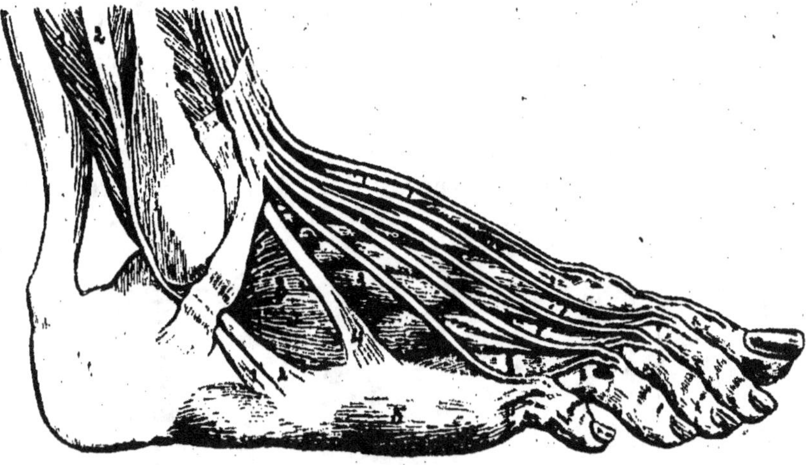

Fig. 47

MUSCLES DU PIED, face latéro-interne du pied droit.

1. Péronier antérieur ; 2. Long péronier latéral ; 3. Pédieux ; 4. Tendon du 3e péronier ; 5. Abducteur du petit orteil.

propre ; cette hémoglobine lui permet de fixer, à l'état de repos, une certaine quantité d'oxygène qui, emmagasinée de la sorte et constituant une réserve,

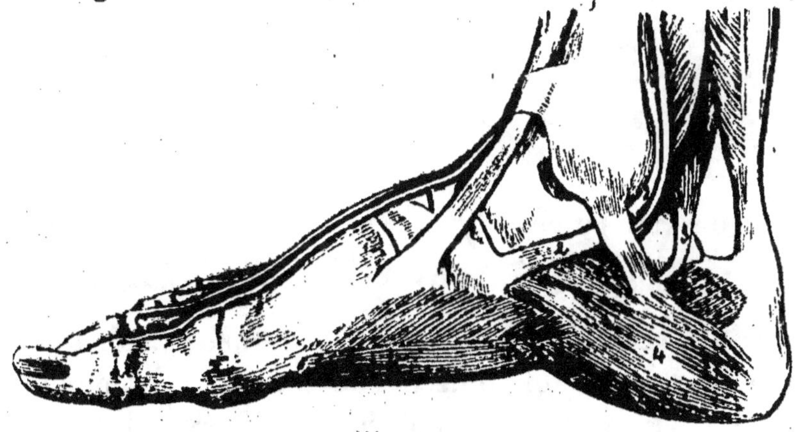

Fig. 48

MUSCLES DU PIED, face latéro-interne du pied droit.

1. Soléaire ; 2. Jambier postérieur ; 3. Long fléchisseur du gros orteil ; 4 Abducteur du gros orteil.

se trouve consommée pendant les périodes d'excitation du muscle.

La contraction a pour effet, ordinairement, d'interrompre la circulation sanguine et les combustions intra-musculaires se font alors aux dépens de l'oxygène accumulé. Plus donc, le tissu d'un muscle est riche en hémoglobine, plus la durée de sa contraction est grande. La fatigue, et le relâchement qui en est la conséquence, correspondent à l'épuisement de la réserve d'oxygène.

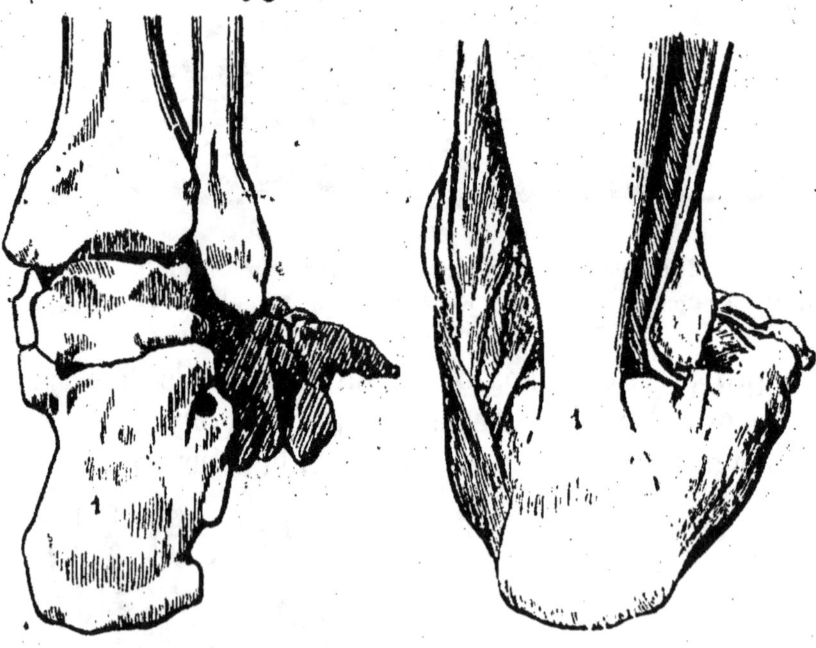

Fig. 49

SQUELETTE DU PIED,
face postérieure.
1. Calcaneum.

Fig. 50

PIED revêtu de ses parties molles
pour montrer l'insertion du tendon
d'Achille (1) sur le calcaneum.

D'après Claude Bernard, 100 centimètres cubes de sang traversant un muscle *au repos*, contenaient 7 c. c. 3 d'oxygène à l'entrée et n'en renfermaient plus que 5 c. c. à la sortie.

Dans le même muscle, en *activité*, le sang sortant de l'organe était plus noir et ne contenait plus que 4 c. c. 3 d'oxygène ; par contre, la proportion de gaz carbonique s'y était élevée de 0 c. c. 8 (repos), à 4 c. c. 2 (activité). Comme l'acide carbonique renferme son volume d'oxygène, il s'ensuit donc que l'organisme perd, pendant la contraction musculaire, une partie de l'oxygène emmagasiné par les muscles à l'état de repos.

Les muscles striés renferment un liquide clair, le *suc musculaire* ou *myoplasme*, coagulable en présence des acides, rappelant le plasma du sang.

En temps de contraction normale, la circulation sanguine enlève, à l'intérieur du muscle, les acides formés par la combustion des matières grasses et hydrocarbonées; mais, quand la contraction est prolongée, les acides s'accumulent, le sang ne suffit plus à les enlever, soit qu'ils soient produits en trop grande quantité, soit que, par la contraction, la circulation sanguine soit entravée : le myoplasme se coagule alors, le muscle perd ses propriétés et devient rigide (tétanisme, crampes).

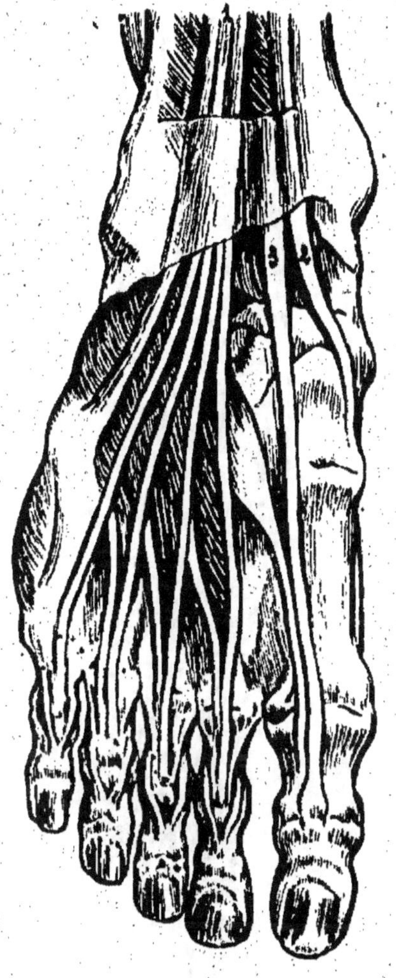

Fig. 51

MUSCLES DU PIED, face antérieure du pied droit.

1. Extenseur commun des orteils; 2. Jambier antérieur ; 3. Extenseur du pouce.

La *rigidité cadavérique* est due à la coagulation du myoplasme, elle dure jusqu'au moment où la décomposition organique commence.

La *cohésion* d'un muscle, due au tissu conjonctif et

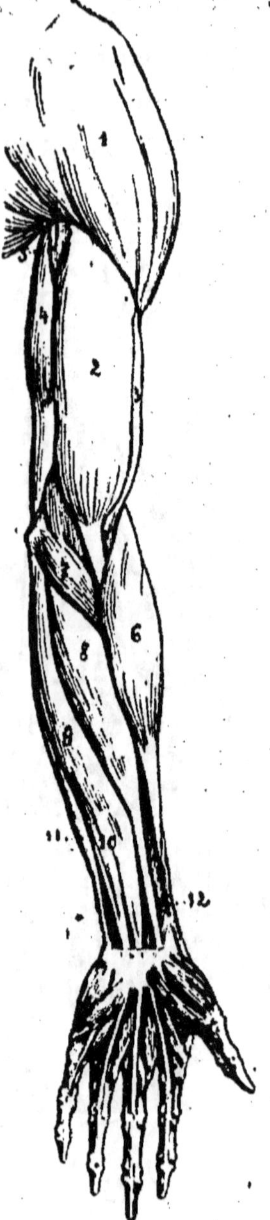

Fig. 52

MUSCLES DU MEMBRE SUPÉRIEUR, face antérieure du bras gauche.

1. Deltoïde; 2. Biceps; 3. Brachial; 4. Triceps brachial; 5. Coraco-brachial; 6. Long supinateur; 7. Long pronateur; 8. Radial antérieur; 9. Long palmaire; 10. Petit palmaire; 11. Fléchisseur superficiel des doigts; 12. Long fléchisseur du pouce.

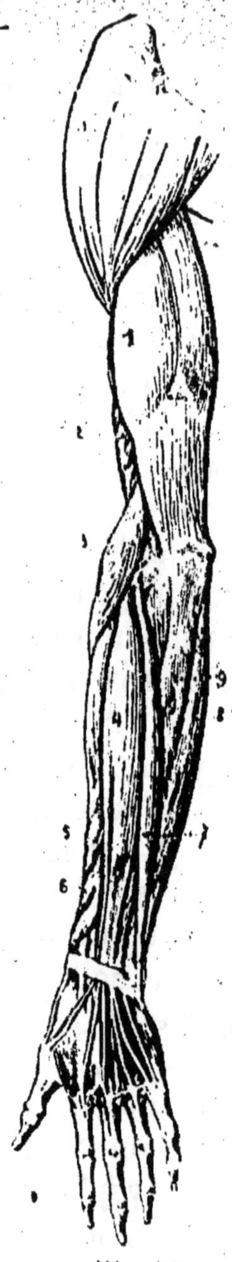

Fig. 53

MUSCLES DU MEMBRE SUPÉRIEUR, face postérieure ou dorsale du bras gauche.

1. Triceps brachial; 2. Brachial antérieur; 3. Long supinateur; 4. Extenseur commun des doigts; 5. Extenseur du pouce; 6. Abducteur du pouce; 7. Cubital postérieur; 8. Cubital antérieur; 9. Profond.

aux vaisseaux sanguins qu'il renferme, est assez faible.

Quant à la *tonicité* musculaire, elle consiste en ceci : à savoir qu'un muscle n'est jamais véritablement au repos, pendant la vie. Il est toujours légèrement contracté et si on le sectionne il se produit toujours une rétraction. **La mort ou la destruction des centres nerveux supprime la tonicité musculaire qui se change en relâchement complet.**

Dénomination des muscles

Les muscles, dont le nombre varie suivant la façon dont certains auteurs les envisagent, sont à peu près au nombre de 400 chez l'homme. On les dénomme, d'après :

1° Leur forme (*delta*, de la lettre grecque Δ ; *grand* et *petit dentelés; trapèze*) ;

2° Leur usage (*extenseurs, fléchisseurs des doigts*) ;

3° Leur direction (*grand et petit obliques*) ;

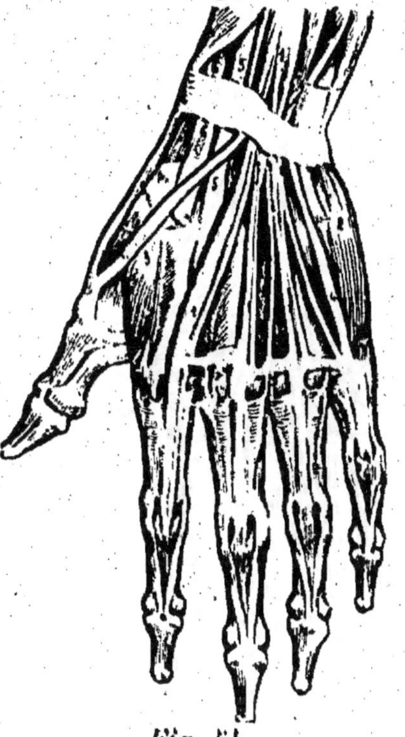

Fig. 54

MUSCLES DE LA MAIN, face dorsale de la main gauche.

1. Extenseur commun des doigts ; 2. Abducteur de l'auriculaire ; 3. Abducteur de l'index ; 4. Extenseur propre de l'auriculaire ; 5. 1er Radial externe ; 6. 2e Radial externe.

4° Leurs dimensions (*grand, petit, moyen fessiers*) ;

5° Leur position (*grand pectoral ; jambier antérieur ; iliaque ; grand droit abdominal ; temporal ; frontal*) ;

6° Leurs points d'insertion (*sterno-hyoïdien ; thyro-hyoïdien ; sterno-cléido-mastoïdien*).

Les muscles striés sont, pour la plupart, sousaponévrotiques, c'est-à-dire séparés de la peau et du tissu cellulaire sous-cutané, par une *aponévrose;* quelques-uns, au cou, à la face, à la paume de la main, sont en contact direct avec la peau, sur laquelle ils s'insèrent par une de leurs extrémités ou même par les deux, ce sont les *muscles peaussiers.*

On appelle *muscles antagonistes,* ceux dont les fonctions sont opposées · tels sont, par exemple, le *biceps* et le *triceps : les extenseurs et les fléchisseurs;* le *trapèze* et le *grand pectoral,* etc.

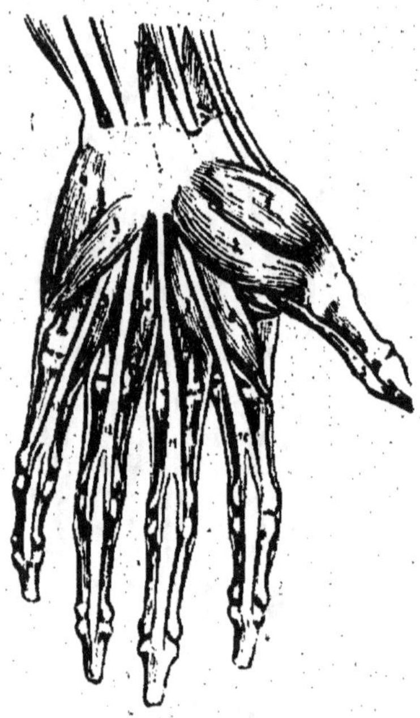

Fig. 55

MUSCLES DE LA MAIN, face interne ou palmaire de la main gauche.

1. Opposant du pouce; 2. Court fléchisseur du pouce; 3. Court fléchisseur de l'auriculaire; 4. Abducteur de l'auriculaire; 5 Long fléchisseur du pouce; 6. 7. 8. 9. Interosseux; 10. 11. 12. 13. Tendons des fléchisseurs superficiels.

Grâce à cet antagonisme qui limite chacune des contractions musculaires et la contre-balance par une résistance opposée en cas de danger, nous pouvons exécuter avec facilité, les mouvements les plus divers et les plus variés. C'est le système nerveux qui commande à tous les muscles de la vie animale, dirige et coordonne leurs efforts dans les actions, simples en apparence, mais très complexes en réalité, que sont l'équilibre, la marche, le saut, etc.

Répartition des muscles

Bien que nous ayons à dessein multiplié les figures dans ce chapitre, afin de faire bien saisir, par l'image, la position des divers muscles et leurs

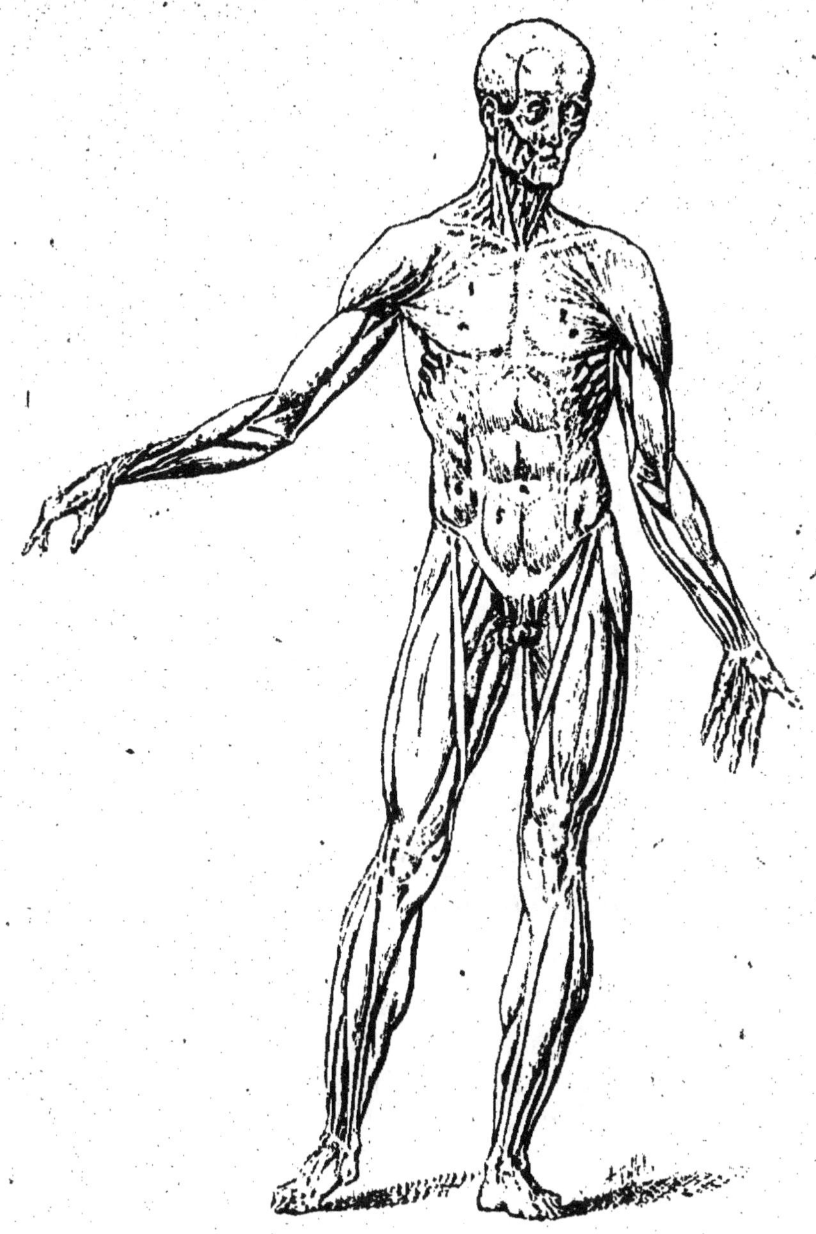

Fig. 56

PRINCIPAUX MUSCLES DU TRONC, face antérieure.

1. Pectoral; 2. Splénius; 3. Dentelé; 4. Petit oblique; 5. Droit du ventre; 6. Grand oblique; 7. Mastoïde; 8. Sternoïde.

(Les muscles de la tête et des membres ne sont pas détaillés ici; pour plus de clarté, ils font l'objet de figures séparées.)

points d'insertion, nous allons résumer en une courte nomenclature, quels sont les muscles principaux du corps, pris par régions :

Tête

Frontal....   Froncement de la peau du front.
Sourcilier..   —   des sourcils.
Orbiculaire des paupières. Fermeture des yeux.
Orbiculaire des lèvres....   —   de la bouche.
Ptérygoïdiens...
Digastriques...
Masséter...... } Masticateurs.
Temporal......
Occipital.
Splénius.
Carré du menton.
Auriculaires.
Petit et grand zygomatiques.
Scalène............... } Respirateurs.
Sterno-cléido-mastoïdien.

Tronc

Intercostaux internes.
   —   externes.
Grand pectoral.....
Grand denfelé......
Petit dentelé........ } Inspirateurs et expirateurs.
Grand droit abdomi-
   nal.............
Grand oblique......
Petit oblique......
Sous-épineux.
Petit rond.
Grand rond.. } Traction du bras en arrière.
Grand dorsal.

Trapèze, traction de l'omoplate vers la colonne vertébrale.

Pyramidal.

Membres supérieurs

Deltoïde, élévation du bras.

Biceps.......
Brachial anté- rieur......
} Flexion de l'avant-bras sur le bras.

Triceps brachial, antagoniste des deux précédents.

Pronateurs...
Supinateurs...
} Rotation du radius et de la main autour du cubitus.

Grand palmaire.

Petit palmaire.

Fléchisseurs des doigts, contraction des doigts.

Extenseurs des doigts, antagonistes des précédents.

Membres inférieurs

Crural.

Iliaque.

Grand fessier.
Moyen fessier.
Petit fessier.
} Traction du tronc en arrière.

Fascia-lata.

Psoas.

Vaste externe.

Vaste interne.

Adducteur moyen.

Grand adducteur.

Biceps crural, flexion de la jambe sur la cuisse.

Droit antérieur.
Triceps crural.
} Antagonistes du précédent.

Droit interne.

Couturier, flexion de la jambe sur la cuisse.

Jumeaux interne et externe, traction du pied en arrière.

Soléaire.

Jambier antérieur.

Péronier antérieur.

Extenseur du gros orteil.

Extenseur commun des orteils.

Long péronier latéral.

Les deux muscles *jumeaux*, très volumineux, situés directement sous la peau, constituent le *mollet* (voir *fig*. 40).

Avec le *soléaire*, qui leur est sous-jacent, ils se réunissent par leur extrémité inférieure en un tendon commun, très fort, très apparent sous le tégument de la moitié inférieure et postérieure de la jambe, et qu'on nomme le *tendon d'Achille* (voir *fig*. 49 et 50). Ce tendon s'insère sur la partie saillante du calcaneum, qui forme le *talon*.

CHAPITRE III

DU SYSTÈME NERVEUX

Le système nerveux comprend l'ensemble des organes chargés d'assurer l'harmonie des fonctions accomplies par toutes les parties du corps.

On donnait autrefois le nom de nerf à toutes les parties blanches qui tranchent sur la couleur du tissu musculaire : nerfs, tendons et aponévroses. En réalité, les nerfs sont des organes en forme de cordons, composés de filaments particuliers, tubes nerveux, fibres nerveuses, réunis en faisceaux ; ils proviennent d'une modification cellulaire. Voir LIVRE II, chapitre I.

Le système nerveux comporte, chez l'homme, deux parties bien distinctes :

1° Le *système céphalo-rachidien* ou *cérébro-spinal,* qui préside à toutes les manifestations volontaires ou inconscientes de la *vie animale* et dont les centres nerveux sont *l'encéphale* et la *moelle épinière ;*

2° Le *grand sympathique,* qui intervient dans les fonctions de nutrition, de sécrétion, etc. de la *vie végétative* et dont les centres nerveux sont des *ganglions,* reliés aux précédents par des filets nerveux.

La structure et la conformation des tubes nerveux

varient essentiellement avec la région qu'ils occupent et la fonction qu'ils assument.

On les distingue en :

Tubes nerveux à myéline et tubes nerveux sans myéline.

Les *tubes nerveux à myéline* (fig. 57) ci-contre, *tubes blancs, tubes de la vie animale* sont, dans les nerfs périphériques, formés de trois éléments :

1° Une partie centrale ayant la forme d'un cordon arrondi, extrêmement fin, constitué par un réseau de fibrilles qui, se continuant avec un prolongement d'une cellule nerveuse, met celle-ci en communication avec la périphérie :

2° D'une membrane excessivement mince, transparente, résistante, parfois finement plissée (gaine de Schwann);

3° D'un liquide visqueux, huileux, limpide, blanc, atteignant une épaisseur de trois millièmes de millimètre, sortant des tubes nerveux, quand on les a sectionnés et se pelotonnant en boules ; c'est la *myéline.*

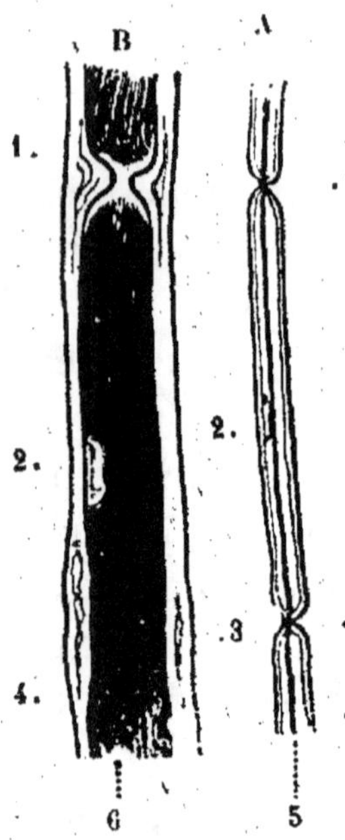

Fig. 57

TUBES NERVEUX
(A, grossi légèrement.)
(B, très grossi.)
1.1. Étranglements annulaires; 2 2. Noyau du segment interannulaire ; 3.3. Noyau externe de la gaine; 4.4. Gaine de Schwann ; 5. Cylindre-axe; 6. Myéline

Les tubes nerveux sont étranglés de place en place ; seul, le cylindre-axe suit toujours le trajet du canal central, passant sans solution de continuité d'un segment à l'autre.

A chaque *segment* de la gaine de Schwann correspond, d'ailleurs, un *noyau* ovale, unique, situé à sa face interne et entouré d'une mince coupe de protoplasme.

Les *tubes nerveux sans myéline, tubes simples, fibres grises, fibres sympathiques, nutritives, végétatives*, se rencontrent en très petit nombre dans les nerfs rachidiens, où ils sont associés aux tubes à myéline. Ils dominent dans les racines grises du grand sympathique, le pneumogastrique, etc.

Au contraire des précédents qui ne se touchent que par contact, les tubes nerveux sans myéline s'anastomosent entre eux, de manière à établir un réseau dans les faisceaux des nerfs qu'ils contribuent à former.

Les cellules nerveuses et leurs prolongements cylindre-axiles, constituent ce qu'on appelle un *neurone*. L'association de plusieurs neurones constitue un *centre nerveux*.

L'espace nous manque pour décrire, en détail, la structure et le fonctionnement si complexe de l'appareil nervo-moteur et nervo-sensitif ; nous ne dirons donc que l'indispensable.

Un *neurone* est une cellule *irritable, sensible*, et en même temps une *voie conductrice* du *mouvement*.

Le mouvement, l'*influx nerveux* traverse le neurone, des prolongements protoplasmiques aux terminaisons du cylindre-axe.

Le neurone en activité change de forme et émet des prolongements amiboïdes, qui se mettent en contact, par contiguité, avec les organes correspondants d'un autre neurone (*dendrites*).

Le système nerveux comprend donc, en réalité, des chaînes de neurones, dont chacun est articulé avec ses voisins, au moyen du cylindre-axe d'une part, des dendrites d'autre part ; cette communication médiate ne s'établit, d'ailleurs, qu'en cas de besoin, et quand les cellules nerveuses sont au repos, dans le sommeil, par exemple, elle cesse tout à fait.

Il paraît établi que, pendant l'état de veille, qui correspond à la période d'activité des cellules nerveuses, celles-ci consomment les matériaux de réserve qu'elles avaient accumulées pendant le repos. Quand ces provisions énergétiques sont épuisées, les cellules nerveuses se trouvent dans l'impossibilité d'exécuter les mouvements amiboïdes, qui constituent la transmission continue de l'influx nerveux. De là, le besoin irrésistible de sommeil que réclame notre organisme, au bout d'un certain temps d'activité.

Les centres nerveux, chez l'homme, sont : l'*encéphale*, la *moelle épinière* et les *ganglions*.

Tout centre nerveux communique avec les organes par deux séries de neurones : l'une lui fait parvenir les excitations ou impressions reçues du milieu extérieur (*fibres centripètes*) ; ces impressions ou excitations sont transformées en *sensations*, par le centre nerveux auquel elles parviennent. La sensation ainsi produite se traduit par un *ordre* transmis du centre nerveux à l'organe ou au groupe d'organes chargé de l'exécution ; ce sont les *fibres centrifuges* qui assurent cette transmission.

Deux exemples feront mieux comprendre ces phénomènes si compliqués en apparence ;

1° *Acte réflexe médullaire.* — Observez une personne profondément endormie ; approchez une allumette enflammée d'un de ses doigts, pas assez pour le brûler, mais simplement pour le chauffer ; vous verrez la main opérer un mouvement de contraction, pour soustraire le doigt à la sensation de chaleur inusitée que vous venez de provoquer.

Que s'est-il passé, le dormeur n'ayant pas interrompu son somme, d'ailleurs ? Tout simplement ceci : la cellule sensorielle tactile, en l'espèce la terminaison épanouie d'un nerf périphérique, a transmis l'excitation reçue au neurone sensitif intercalé entre la périphérie et le centre nerveux médullaire. Celui-ci, par la chaîne des neurones centripètes, l'a communiquée à la moelle épinière. L'excitation, modifiée en mouvement dans la moelle, est alors transmise, par la chaîne des neurones *centrifuges* ou *ordonnateurs* aux fibres musculaires, qui se contractent et font mouvoir le doigt pour le soustraire à toute excitation nouvelle.

Ce phénomène de transmission de mouvement d'un organe sensoriel à un organe terminal réactionnel est appelé *acte réflexe*. Ici, l'acte *réflexe* est simple ou *inconscient*, la moelle épinière ayant participé seule à l'accomplir.

2° *Acte réflexe cérébral*. — Au lieu d'une allumette sentie de loin, approchez un tison du même dormeur et brûlez-lui légèrement l'épiderme. Vous le verrez aussitôt retirer brusquement le bras tout entier et s'éveiller. C'est qu'en effet la sensation a été plus forte. L'excitation transmise par la cellule tactile au neurone sensitif périphérique a été, par celui-ci, conduit jusqu'à l'encéphale.

L'écorce grise cérébrale, saisie de la sensation douloureuse, a immédiatement transmis, par ses neurones ordonnateurs, les ordres nécessaires à l'ensemble des organes et aux fibres musculaires intéressées ; tout cet ensemble de mouvements a éveillé l'activité cérébrale engourdie par le repos.

Cet acte réflexe, auquel a participé l'encéphale, est dit alors *réflexe* composé ou *conscient*.

Ceci étant dit, nous allons examiner succinctement les différentes parties du système céphalo-rachidien.

MOELLE ÉPINIÈRE

La *moelle épinière* ou *rachis*, abritée dans le canal rachidien, formé par la réunion des trous des vertèbres, consiste en un cordon nerveux, de diamètre variable (1 centimètre environ). Dans sa partie supérieure, elle se continue avec le collet du bulbe, que nous examinerons tout à l'heure, au niveau du grand trou occipital ; elle descend dans le canal vertébral jusqu'au niveau de la deuxième vertèbre lombaire, sans d'ailleurs le remplir exactement. Sa forme est à peu près cylindrique, dans tout ce trajet, sauf en deux points correspondant à l'origine des nerfs des membres supérieurs et inférieurs, où elle offre deux renflements importants : l'un, supérieur, le plus volumineux, ovoïde est le *renflement cervical* (origine du *plexus brachial*) ; l'autre, inférieur, plus petit, conique, est le *renflement lombaire* (origine du *plexus crural*), d'où part l'ensemble des nerfs lombaires et sacrés, constituant ce qu'on appelle la *queue de cheval*.

La moelle présente deux sillons longitudinaux principaux : l'un, *antérieur*, large ; l'autre, *postérieur*, étroit et plus profond. Sur ses côtés, elle émet trente et une paires de *nerfs rachidiens* qui y prennent naissance, par une *racine antérieure*, et une *racine postérieure* pourvue d'un *ganglion*.

La structure interne de la moelle est d'une complexité extrême, ce qui nous force à en écourter la description. Elle est formée de deux substances nerveuses, de composition distincte :

1° La *substance blanche* extérieure, qui comprend les cordons antérieurs, les cordons latéraux et les cordons postérieurs ;

2° La *substance grise*, répartie sous la forme d'un

X, au milieu de la substance blanche. Cette disposition est inverse de celle du cerveau, comme nous le verrons plus loin, car, dans ce dernier organe, la substance blanche est au centre, et la substance grise forme l'écorce.

La substance grise, de forme variable suivant la hauteur à laquelle on l'envisage sur la moelle, présente toujours une partie transversale et deux parties latérales. Chacune des parties latérales a deux prolongements ou *cornes de la moelle* ; l'un antérieur, *corne antérieure*, moins long, plus large et plus épais que le postérieur, dit *corne postérieure*. De chacune des ces cornes partent les racines correspondantes des nerfs rachidiens.

Au centre de la substance grise, qui forme aussi le centre de la moelle, se creuse un canal terminé en pointe en bas, ouvert en haut dans le quatrième ventricule et tapissé par une membrane appelée *épendyme*, d'où le nom de *canal de l'épendyme*, donné à cette cavité médullaire.

Les cornes grises postérieures présentent chacune, à leur base et près du sillon postérieur de la moelle, un renflement léger appelé *colonne de Clarke*, qui unit la moelle épinière au cervelet et à l'écorce grise cérébelleuse.

La moelle épinière agit à la fois, au point de vue physiologique, comme organe conducteur de la sensibilité et du mouvement, et comme centre de certaines actions. Les fibres des racines postérieures conduisent la sensibilité et non le mouvement et les fibres des racines antérieures, inversement, ne conduisent que l'influx moteur. Cependant, si la section complète des faisceaux latéraux-antérieurs abolit la motilité, celle des faisceaux postérieurs ne supprime pas la sensibilité. Il s'ensuit que celle-ci est transmise par la substance grise, à l'exclusion des cordons blancs, tandis que les faisceaux blancs antérieurs jouent le principal rôle dans la transmission des incitations motrices.

Outre ces fonctions de la moelle épinière, il faut compter celle de servir de centre d'action et de centre excito-moteur dans chaque action réflexe simple, ne nécessitant pas l'intervention de la volonté.

Enfin, c'est dans la moelle qu'est la source de la tonicité musculaire (voir chapitre précédent).

ENCÉPHALE

L'encéphale est l'ensemble de tous les centres nerveux contenus dans la boîte cranienne. Il se décompose en trois parties : l'une, supérieure, très considérable, est le *cerveau* ; l'autre, inférieure et postérieure, est le *cervelet* ; la troisième, intermédiaire à la fois au cerveau, au cervelet et à la moelle épinière, qui lui fait suite en bas, est l'*isthme* de l'encéphale, comprenant la *protubérance annulaire* et le *bulbe* ou *moelle allongée*.

Les trois parties distinctes de l'encéphale sont reliées entre elles et avec la moelle, par les *pédoncules cérébraux*, dont l'épanouissement constitue la *couronne rayonnante*, par les *pédoncules cérébelleux*, qui se rendent de la protubérance au cervelet, etc.

Le poids moyen de l'encéphale s'élève, chez l'homme, à 1.323 grammes ; dans ce total, le poids du cerveau entre pour 1.144 grammes et celui du cervelet pour 179. Le poids de l'encéphale étant, en général, le cinquantième de celui du corps, ce poids, chez l'homme, est supérieur de 10 0/0 à celui de la femme, chez laquelle l'encéphale atteint seulement en moyenne 1.210 grammes.

La différence sur les poids moyens peut s'élever à 400 grammes au-dessus et descendre jusqu'à 150.

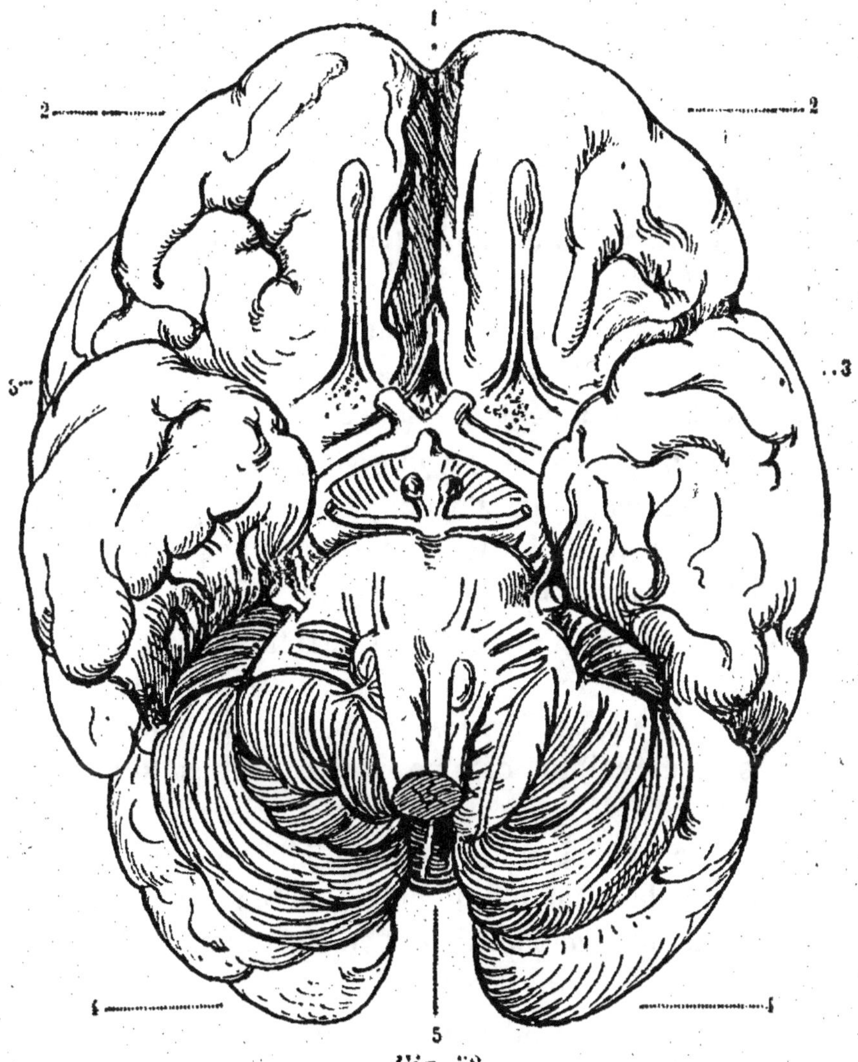

Fig. 58

ENCÉPHALE VU PAR SA FACE INFÉRIEURE

1. Scissure verticale; 2. 2 Lobes frontaux ; 3. 3. Lobes sphénoïdaux ou temporaux, séparés des précédents par la scissure de Sylvius ; 4. 4. Lobes occipitaux ; 5. Cervelet, lobe médian ou vermis.

Plus bas, l'idiotie, l'imbécillité, l'infantilisme se montrent manifestement.

Dans l'encéphale, comme dans l'ensemble du système nerveux, la *substance grise* est le siège des actes de l'innervation centrale qui lui sont propres (*perception, pensée, incitation motrice*) ; la *substance blanche*, au contraire, n'est que conductrice, des modes d'activité de la première.

1° *Moelle allongée* ou *bulbe rachidien*. — Cette partie de l'encéphale nommée aussi *arrière-cerveau* et située dans le prolongement de la moelle épinière offre la forme d'un cône tronqué, long de 3 centimètres à peine.

Malgré son peu d'étendue, cette région est très importante, à raison de ce que la plupart des nerfs crâniens y prennent naissance.

Le bulbe rachidien est une sorte de tube qui, continuant le canal de l'épendyme, s'élargit brusquement et forme le quatrième ventricule, dans lequel donne accès le *trou de Magendie*.

Le plancher du quatrième ventricule est limité latéralement, par les *pyramides postérieures* du bulbe et par les *corps restiformes*, ainsi nommés parce qu'ils font saillie comme deux cordes (du latin *restis*).

Les pyramides et les corps restiformes s'écartent en forme de V et délimitent ainsi un espace triangulaire ayant l'aspect d'un bec de plume à écrire : *calamus scriptorius*.

Le quatrième ventricule se continue, en bas, au niveau de la pointe du calamus, par le canal de l'épendyme, et en haut par le *ventricule cérébelleux* ou *cervelet*, dont le prolongement du bulbe rachidien, entouré de la *protubérance annulaire*, forme le plancher.

2° *Protubérance annulaire* ou *Pont de Varole*. — C'est une grosse éminence quadrilatère, blanche, saillante à la face inférieure de l'encéphale, derrière les pédoncules cérébraux et en avant de la moelle allongée. (Voir *fig* 59, ci-dessous.)

La face antérieure, convexe, offre en son milieu un sillon longitudinal, dans lequel passe l'artère basilaire et non loin duquel se voit, de chaque côté, le point d'émergence du *nerf trijumeau*.

La protubérance annulaire est constituée par plusieurs plans de fibres nerveuses, alternativement transversales et longitudinales. Les premières sont formées en partie par les pédoncules cérébelleux moyens, en partie par des fibres propres unissant les cellules d'un côté à celles du côté opposé. Entre les dernières se trouvent les cellules nerveuses, en rapport avec les noyaux d'origine des nerfs crâniens.

La protubérance annulaire transmet à la fois la sensibilité et le mouvement, du côté opposé en ce qui concerne le tronc et

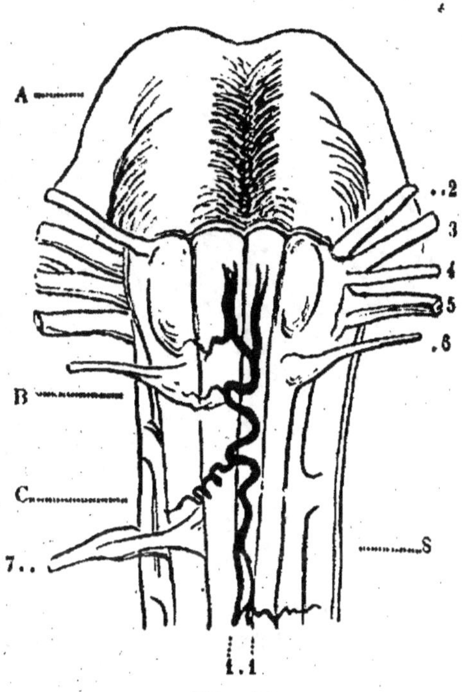

Fig. 59

PROTUBÉRANCE ANNULAIRE
ET BULBE

A. Protubérance ; B. Moelle allongée ;
C. Moelle épinière.

1.1. Artères spinales ; 2. Nerf facial ; 3. Nerf acoustique ; 4. Nerfs glosso-pharyngiens ; 5. Nerfs pneumo-gastriques ; 6. Nerfs spinaux ; 7. Premier nerf cervical ; 8. Dure-mère rachidienne.

les membres, du même côté pour la face, le nerf facial s'entre-croisant, dans la protubérance même, avec son congénère du côté opposé.

3° *Cervelet.* — Le cervelet, qui forme le plafond

et les parois du ventricule cérébelleux, présente trois lobes distincts : le *vermis* et les deux *hémisphères cérébelleux latéraux* se continuant avec la protubérance annulaire en avant.

De nombreux sillons partagent la surface du cervelet en *circonvolutions cérébelleuses* analogues aux circonvolutions cérébrales que nous étudierons plus loin.

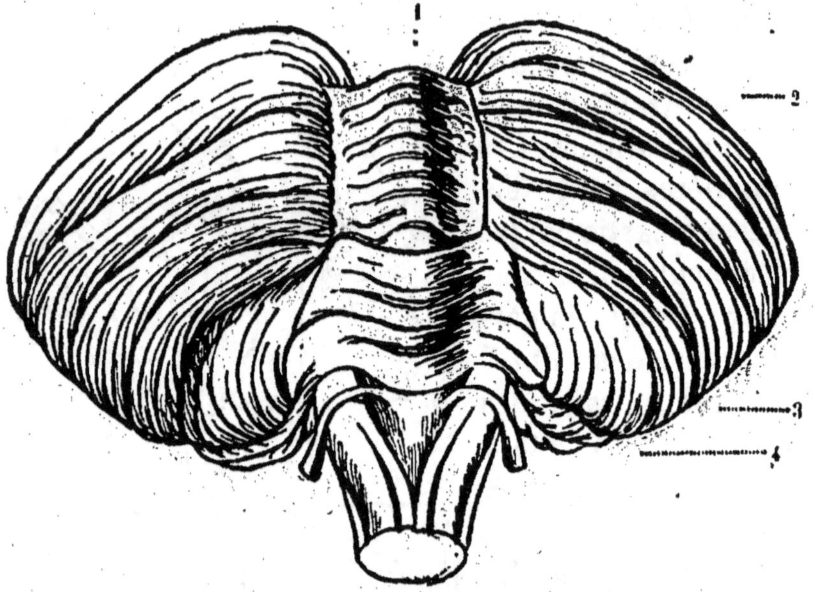

Fig. 60. — CERVELET VU PAR SA FACE INFÉRIEURE

1 Vermis ; 2. Lobule inférieur et postérieur ; 3. Lobule grêle ; 4. Lobule antérieur et inférieur

Le cervelet comprend une *écorce grise* à replis multiples, enveloppant une *substance blanche profonde*.

L'écorce grise, qui a une épaisseur de 1 millimètre à 1 millimètre et demi, renferme les éléments principaux de l'organe, et la substance blanche dont l'aspect arborescent, à la coupe, a reçu le nom d'*arbre de vie*, contient surtout les fibres reliant l'écorce grise cérébelleuse aux autres centres nerveux.

A l'intérieur de la substance blanche de chaque hémisphère cérébelleux, existe un noyau appelé *corps rhomboïdal* ou *olive du cervelet*, composé d'une mince lame *cendrée*, plissée en zigzag et entourant de la substance blanche. Des corps rhomboïdaux partent les *pédoncules cérébelleux* supérieurs, qui vont se perdre plus haut, dans les couches optiques.

Le cervelet est un centre réflexe d'équilibration : il est le siège d'une réaction particulière, mise en jeu par diverses excitations : cette réaction s'applique au maintien de l'équilibre dans les différentes formes d'attitude ou de mouvements, réflexes, automatiques et volontaires.

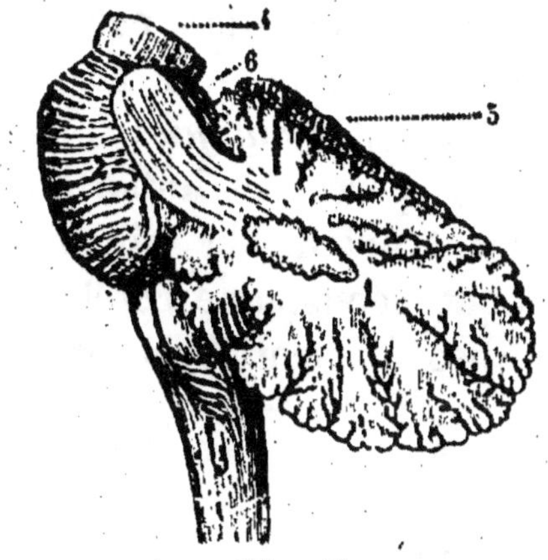

Fig. 61

COUPE DU CERVELET

1. Arbre de vie ; 2. Protubérance annulaire ; 3. Bulbe ; 4. Pédoncule cérébral ; 5. Lobe latéral du cervelet ; 6. Pédoncule cérébelleux.

4° *Pédoncules cérébraux.* — Appelés *cuisses du cerveau*, les pédoncules cérébraux sont deux cordons blancs, arrondis, situés en avant de la protubérance annulaire et prolongeant la moelle allongée dans l'épaisseur des hémisphères cérébraux. Ils représentent les fibres nerveuses qui, de la moelle, se rendent au cerveau, et de plus, quelques fibres émanées du bulbe, de la protubérance annulaire et des tubercules quadrijumeaux.

5° *Tubercules quadrijumeaux.* — Ce sont quatre éminences de la partie supérieure de la moelle allongée. Arrondis, séparés symétriquement par deux sillons en croix et situés au-dessus des pédoncules cérébraux et de l'*aqueduc de Sylvius* qui met en rapport le ventricule cérébelleux avec le troisième ventricule, les tubercules quadrijumeaux se divisent en antérieurs (*nates*) et en postérieurs (*testes*).

De leur partie externe, partent des prolongements ou *bras* qui, passant sous la couche optique, se rendent à la *couronne rayonnante* et établissent ainsi une communication entre les tubercules quadrijumeaux et l'écorce du cerveau.

6° *Couches optiques.* — On donne ce nom à deux masses nerveuses importantes, formées par un renflement ovoïde du milieu de la face interne de chaque hémisphère cérébral.

Elles forment le paroi du troisième ventricule, à travers lequel elles sont reliées par une *commissure grise* médiane.

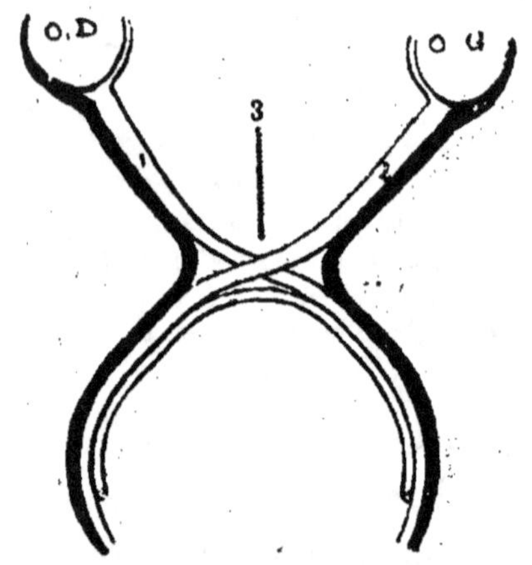

Fig. 62

ENTRECROISEMENT [ET] CHIASMA
DES NERFS OPTIQUES
OD. Œil droit; OG. Œil gauche;
1. 2. Bandelette optique; 3. Chiasma.

Les faces inférieures des couches optiques présentent deux renflements, les *corps genouillés*, interne et externe, dont le bord antérieur se continue avec la *bandelette d'origine des nerfs optiques.*

Le *nerf optique*, ou de la deuxième paire, naît de la substance cérébrale par trois racines, deux blanches et une grise. La racine blanche externe, vient du corps genouillé externe et du tubercule quadrijumeau postérieur : ces deux racines se réunissent en une sorte de ruban plat (*bandelette optique*) qui s'arrondit et se réunit à celui du côté opposé en formant une commissure assez large, appelée *chiasma des nerfs optiques*, à la partie antérieure et inférieure de laquelle aboutit la racine grise de ces nerfs.

Chaque couche optique est formée de substance blanche et de substance grise ; on a voulu y voir des localisations *optiques, olfactives, tactiles et audi-tives,* mais ce n'est pas prouvé.

Au-dessus et en arrière des couches optiques, est l'*épiphyse* ou *glande pinéale,* vestige d'un troisième œil atrophié, qu'on retrouve à l'état presque parfait chez certains lézards. C'est dans la glande pinéale que certains philosophes du xviiie siècle plaçaient, faute de mieux, le siège de l'âme (?)

7° Cerveau. — Le cerveau proprement dit est formé par les deux hémisphères cérébraux, très développés sur les côtés (*lobes temporaux*) et en arrière (*lobes occipitaux*). Ces deux hémisphères ne sont séparés qu'en apparence par la *faux du cerveau,* ils sont réunis par un pont de substance blanche : le *corps calleux.*

Les ventricules latéraux communiquent avec la troisième ventricule et envoient des prolongements dans les trois lobes de chaque hémisphère cérébral.

La substance principale du cerveau est la substance blanche, qui recouvre la substance grise ou *écorce grise cérébrale.* La substance blanche est formée de fibres nerveuses centripètes et centrifuges.

L'écorce grise cérébrale constitue le centre nerveux le plus important de notre corps. Toute impression qui lui parvient est élaborée dans un groupe de neurones d'autant plus important que l'excitation est plus intense. C'est ce qu'on appelle loi de l'irradiation.

L'écorce cérébrale produit des actes réflexes *conscients* et provoque l'émission d'ordres *volontaires.* Elle est, en effet, le siège de la *volonté* et de la *mémoire.*

Mais, de là à expliquer le mécanisme des actes de la vie psychique, il reste encore place pour bien des hypothèses et bien des théories.

Nous ne terminerons pas l'étude du système nerveux céphalo-rachidien sans dire quelques mots des membranes qui le protègent et du liquide qui le baigne. Ces centres nerveux, en raison de leur importance physiologique et aussi en raison de leur délicatesse, sont protégés efficacement par une enveloppe osseuse et des membranes appelées méninges.

L'encéphale, nous l'avons vu, est contenu dans la boîte crânienne, qui communique par le trou occipital avec la cavité du canal rachidien, dans lequel est contenue la moelle épinière.

Les méninges, protectrices des centres nerveux sont, en partant de l'extérieur : la *dure-mère*, l'*arachnoïde* et la *pie-mère*.

La *dure-mère*, qui est étroitement unie à la face interne des os du crâne, dont elle constitue le périoste est une *membrane fibreuse* très résistante, formant dans le canal rachidien un véritable sac ou étui cylindrique. Cet étui enveloppe la moelle et protège également les racines des nerfs qui en sortent. Elle est séparée des os du canal rachidien par un tissu rougeâtre, adipeux, très vasculaire.

Dans la boîte crânienne, la dure-mère forme des cloisons incomplètes qui divisent le cerveau en compartiments : telles sont la *faux du cerveau* qui divise incomplètement la masse cérébrale en deux parties symétriques appelées *hémisphères cérébraux* et la *tente du cervelet*, perpendiculaire à la faux et séparant le cerveau, de ce dernier organe.

L'*arachnoïde* est une *membrane séreuse*, composée de deux feuillets, l'un *pariétal*, très mince, appliqué contre la dure-mère et y adhérant fortement ; l'autre, *viscéral*, adhérant seulement par places à la pie-mère, au moyen de filets excessivement nombreux et déliés, comparables aux lacs d'une toile d'araignée et qui ont valu son nom à la membrane.

La *pic-mère* est une *membrane conjonctive* très délicate, très vasculaire, qui peut être considérée comme la membrane nourricière des centres nerveux et fournit à chaque nerf qui se détache de la moelle ou du cerveau une gaine fibreuse de protection.

Entre les deux feuillets de l'arachnoïde se trouve une *sérosité* peu abondante ; entre le feuillet viscéral de l'arachnoïde et la pic-mère sous-jacente existe le *liquide sous-arachnoïdien*, assez abondant et en rapport, par un orifice appelé trou de Magendie, avec le *liquide céphalo-rachidien*.

Le liquide céphalo-rachidien, qui remplit les ventricules cérébraux et le canal de l'épendyme de la moelle épinière, est destiné à régulariser et à équilibrer la pression qu'exercerait, sans son interposition, le sang sur la substance nerveuse. En se comprimant sous la poussée de chaque ondée sanguine partie du cœur et en revenant sur lui-même ensuite, il constitue le meilleur des amortisseurs de pression.

GRAND SYMPATHIQUE
OU SYSTÈME NERVEUX GANGLIONNAIRE

Le grand sympathique qui, comme nous l'avons vu précédemment, préside à tous les actes et fonctions de la vie végétative (fonctions de nutrition, de respiration, de sécrétion, etc.), est constitué par deux chaînes nerveuses, disposées symétriquement de chaque côté de la colonne vertébrale.

Ces deux chaînes présentent sur leur trajet des *ganglions*, amas gris-rougeâtre de cellules nerveuses multipolaires ; elles se prolongent jusque dans la tête par des filets aboutissant à d'autres ganglions intracrâniens. A leurs deux extrémités, des branches anastomotiques les réunissent, de sorte que le système ganglionnaire du grand sympathique forme un ovale allongé distinct.

De chaque ganglion se détachent deux sortes de filets nerveux :

1° Les *nerfs afférents* qui unissent le système du grand sympathique au système cérébro-spinal dont il est issu ;

2° Les *nerfs déférents*, qui se rendent aux viscères après s'être constitués en plexus.

Sur chacune des chaînes constituant le grand sympathique, les ganglions, au nombre de 26 ou 28, se répartissent ainsi :

4 *ganglions sacrés* et 5 ou 6 *ganglions lombaires*, situés dans la région abdominale ;

11 ou 12 *ganglions dorsaux*, dans la région dorsale de la cage thoracique ;

3 *ganglions cervicaux*, dans la région du cœur ;

3 *ganglions intracrâniens*, situés sur le trajet du trijumeau : le *ganglion ophtalmique*, le *ganglion sphéno-palatin* et le *ganglion otique*.

Des ganglions cervicaux partent les *nerfs cardiaques*, dont la réunion avec les rameaux du pneumo-gastrique forme le *plexus cardiaque*.

Des premiers ganglions thoraciques, après réunion avec les rameaux du pneumo-gastrique, naît le *plexus pulmonaire*.

Le *plexus solaire* est formé de la réunion d'un grand nombre de branches nerveuses, issues des ganglions thoraciques, des ganglions semi-cervicaux et du pneumo-gastrique.

Les ganglions lombaires et sacrés contribuent à former les *plexus mésentériques* et *hypogastrique*.

Beaucoup d'autres ramifications du grand sympathique sont encore distribuées dans tous les points de l'organisme ; les ordres qu'il transmet ont pour effet de régler la circulation du sang et d'assurer la compensation des sécrétions.

CHAPITRE IV

DES ORGANES DES SENS ET DE LA PHONATION

Quand nous avons, au début de cet ouvrage, examiné les différences qui existent entre les corps inorganiques et les êtres vivants, nous avons vu que ces derniers devaient leurs propriétés vitales à des cellules actives ; nous avons vu également que les animaux supérieurs, en tête desquels se place l'homme, étaient *pluricellulaires*, c'est-à-dire qu'au lieu d'être constitués par la multiplication de cellules exactement semblables, il s'opérait parmi celles-ci une différenciation cellulaire, sorte de division du travail et d'accommodation spéciale, origine des facultés diverses qui concourent à former, à entretenir et à faire évoluer un être aussi complexe que l'être humain.

Après avoir examiné le rôle de chacun de ces éléments, dans les fonctions diverses qu'ils remplissent, il nous reste à étudier la *sensibilité spéciale*, dévolue à des cellules particulières, généralement superficielles ou groupées au voisinage de la périphérie du corps, cellules dont la fonction consiste à nous mettre plus immédiatement en rapport avec le milieu extérieur, à en recevoir des *impressions* que des conducteurs particuliers, les nerfs, transmettent aux centres nerveux et que ceux-ci élaborent en *sensations*, puis transforment en actes.

On considère cinq sortes de sensations spéciales, régies par des organes différents, qu'on appelle les *cinq sens*, et qui sont :

1° Le *toucher* ou *tact* ;

2° Le *goût* ;

3° L'*odorat* ;

4° L'*ouïe* ;

5° La *vue*.

Nous allons examiner rapidement, et l'un après l'autre, les organes des sens ; nous savons déjà, d'ailleurs, par l'étude du système nerveux, quel est le mode de transmission des impressions reçues du milieu extérieur. Tout organe sensoriel se compose : 1° de *cellules réceptrices* ; 2° d'un *neurone sensitif périphérique*, conducteur des impressions, et 3° d'un *neurone sensitif central*, faisant partie d'un *centre nerveux* (moelle épinière, encéphale).

1° Toucher

La peau est l'organe principal du tact ; dans l'épaisseur du derme se développent des papilles nerveuses renfermant les *corpuscules du tact*, dans lesquels se distribuent en bouquets les terminaisons des nerfs qui y aboutissent. Ces corpuscules, dont il existe plusieurs variétés, suivant qu'ils siègent sur la peau ou sur les muqueuses, traversent le derme et viennent aboutir directement dans la couche épidermique, sous la couche cornée qui la recouvre extérieurement.

Les corpuscules du tact perçoivent deux sortes d'impressions, celle de *contact* et celle de *température*. La sensation de contact est plus particulière à la région digitale. Ce sont, en effet, les doigts qui nous permettent le mieux de sentir la forme des objets, leur aspect extérieur, les rugosités ou aspérités qui les recouvrent, etc. Les sensations de *pression*, de *chaleur* se confondent souvent avec celle de la *douleur* et correspondent à une blessure, à une brûlure, à un écrasement du nerf sensoriel.

2° Goût

La langue est l'organe principal du goût. C'est par sa muqueuse, recouverte de papilles de formes variées, que la langue perçoit les sensations diverses qui constituent le sens gustatif auquel participe d'ailleurs, en partie, le sens olfactif.

Nul n'ignore en effet l'influence qu'exerce l'odorat sur le goût : les enfants qui prennent de l'huile de foie de morue en savent quelque chose.

Tout corps introduit dans la bouche ne peut-être *sapide*, c'est-à-dire donner lieu à une sensation gustative que s'il est soluble dans la salive ou déjà dissous dans un liquide.

Les *saveurs âcres* et *amères* sont perçues par les *papilles caliciformes*, c'est-à-dire en forme de calice, qui se trouvent à la base de la langue vers l'isthme du gosier et forment le *V lingual*, dont la pointe est tournée vers le pharynx. Ces papilles sont au nombre de 10, 15 ou 20 ; au sommet du V, se trouve la plus grosse ou *trou borgne de Morgagni*.

Les *saveurs sucrées* sont perçues par les *papilles fongiformes*, beaucoup moins développées, disséminées sur toute la surface et sur les côtés de la langue. A la loupe, on distingue parfaitement la forme de ces papilles qui ressemblent à de minuscules champignons.

Les *papilles filiformes*, très petites, disséminées sur toute la surface de la langue et terminées par de minuscules filaments tactiles, paraissent plutôt destinées à percevoir la sensation de contact que les sensations gustatives proprement dites.

Les nerfs aboutissant à la langue, sont : le *nerf lingual*, le *nerf glosso-pharyngien* et le *nerf grand hypoglosse*.

3° Odorat

Le nez est l'organe préposé à la perception des odeurs. Nous verrons plus loin, à propos de la *phonation*, qu'il joue un rôle important dans le langage articulé.

Les os qui concourent à former et à soutenir le nez, sont : les *os nasaux* en avant; les *os lacrymaux*, l'*ethmoïde* et le *frontal* en haut; les *maxillaires supérieurs* sur les côtés et en bas; la réunion des *os palatins* et des *maxillaires supérieurs* forme la *voûte palatine*, qui sépare la bouche des fosses nasales.

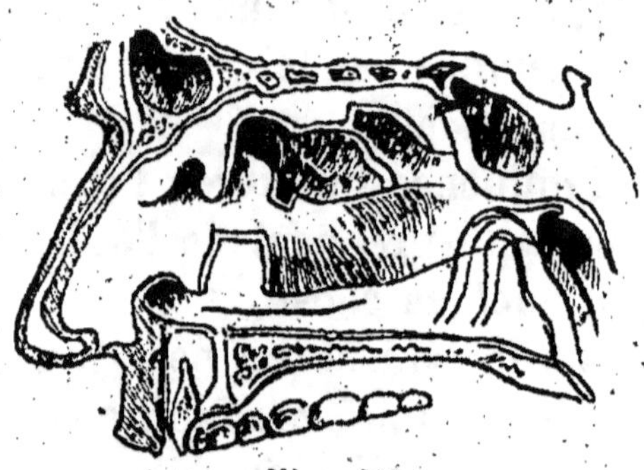

Fig. 63

PAROI EXTERNE DE LA FOSSE NASALE DROITE

Les cornets ont été en partie réséqués.

Un certain nombre de cartilages concourent à former le nez; ils se trouvent pour la plupart à l'extrémité molle ou déformable de l'organe.

L'intérieur du nez est partagé en deux parties égales, indépendantes et symétriques, par une cloison que forment la lame perpendiculaire de l'*ethmoïde* en avant et le *vomer* en arrière. Ce sont les *fosses nasales antérieures*, qui se continuent d'ailleurs avec les *fosses nasales postérieures*, auxquelles fait suite le *pharynx*.

Dans chaque cavité nasale proéminent trois épines ou voûtes osseuses, correspondant aux *cornets inférieur, moyen* et *supérieur*.

Enfin, les fosses nasales sont en rapport, par des orifices dissimulés sous les cornets, avec les *sinus frontaux, sphénoïdaux et maxillaires*, et les *cellules ethmoïdales*.

Une muqueuse, la *membrane pituitaire*, tapisse toutes ces cavités et se continue à travers les fosses nasales postérieures juqu'à la muqueuse pharyngienne qui lui fait suite. C'est encore la muqueuse pituitaire qui garnit le canal lacrymal. La membrane pituitaire remplit un double rôle : d'abord filtrer et humidifier l'air extérieur avant qu'il pénètre dans les bronches, ensuite percevoir les odeurs.

A ce double rôle correspondent deux régions distinctes : la *région rouge* et la *région jaune*.

La *région rouge* chargée de glandes muqueuses est la région visible de la pituitaire, c'est elle qui par son épithélium hérissé de cils vibratiles et le mucus qui s'y déverse sans cesse, arrête et fixe les poussières de l'atmosphère, qui sont ensuite entraînées au dehors par le simple effet de la pesanteur ou projetées violemment (éternuement). C'est à l'inflammation de cette région qu'on donne le nom de *coryza* et improprement de *rhume de cerveau*.

La *région jaune* qui s'étend depuis la moitié inférieure du cornet moyen jusqu'à la région supérieure des fosses nasales est pourvue de *cellules* sensorielles *olfactives*, de *cellules de soutien* et de *cellules à mucus*.

Ces dernières sécrètent un liquide clair, peu abondant, chargé de dissoudre les particules solides, solubles, qui sont portées à la surface de la muqueuse par l'inspiration de l'air atmosphérique. La perception des odeurs ne peut s'effectuer, en effet, que si les corps sont *gazeux* ou *dissous* dans le mucus pituitaire.

4° Ouïe

Le sens de l'ouïe, l'audition, est une fonction très complexe que nous ne pourrons, faute d'espace, décrire avec tous les détails qu'elle comporterait. Nous n'en indiquerons donc que les grandes lignes.

L'oreille est l'organe chargé de recueillir les sons, d'en percevoir les vibrations et de transmettre celles-ci au centre nerveux spécial qui les transforme en sensations.

Pour beaucoup de gens, l'oreille est constituée par la partie externe, le *pavillon* ; il n'en est rien, le pavillon n'est qu'un accessoire, beaucoup d'animaux en sont dépourvus, et cependant entendent fort bien.

En réalité, l'oreille se subdivise en trois parties distinctes, qui sont : *l'oreille externe, l'oreille moyenne et l'oreille interne.* C'est dans cette dernière que réside véritablement l'organe de l'ouïe et que s'épanouit le *nerf auditif.*

Oreille externe. — L'oreille externe comprend le *pavillon,* lame fibro-cartilagineuse ondulée, recouverte par la peau et terminée par un *lobule* graisseux. Les divers replis que forme le pavillon ont reçu les noms d'*hélix, anthélix, tragus* et *antitragus.* Le pavillon a la forme d'un entonnoir dont le bec se continue par le *conduit auditif externe,* aboutissant à la *membrane du tympan* qui en clôt complètement l'orifice interne. L'oreille externe joue le rôle de *conque* et est chargée de recueillir les sons, pour les transmettre à l'oreille moyenne.

Oreille moyenne. — L'oreille moyenne ou *caisse du tympan,* est une cavité osseuse remplie d'air, en rapport avec les cavités de l'apophyse mastoïde de l'os temporal ou *cellules mastoïdiennes* et avec les fosses nasales postérieures par un orifice appelé trompe d'Eustache. Le but de cette communication est d'assurer à l'air contenu dans la caisse du tympan, un équilibre de pression constant avec l'air extérieur.

Trois orifices existent encore dans l'oreille moyenne : le premier, en avant, fermé comme nous l'avons vu, par la membrane du tympan ; les deux autres, en arrière, la *fenêtre ronde* et la *fenêtre ovale*, fermés également par des membranes, mettent l'oreille moyenne en rapport avec l'oreille interne.

Dans la caisse du tympan, se trouve la *chaîne des osselets*, comprenant le *marteau*, *l'enclume* et *l'étrier*. La figure 61 représente ces osselets grossis. (Le marteau a, en réalité, 5 à 6 millimètres de longueur.)

Ces osselets, qui ont pour rôle de modifier l'amplitude et l'intensité des sens recueillis par l'oreille externe et transmis à la membrane du tympan, sont mis en mouvement par des

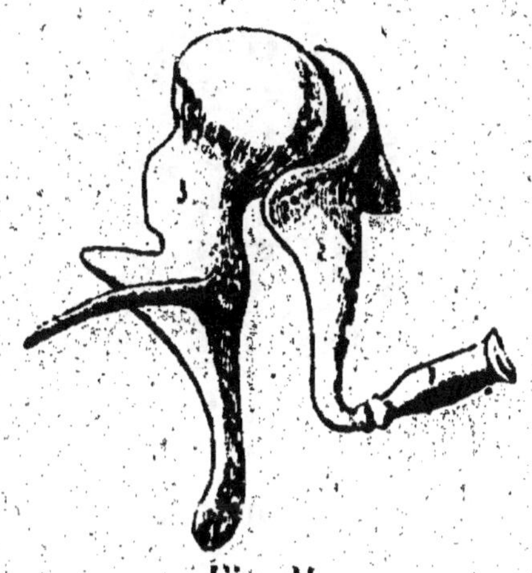

Fig. 64

CHAINE DES OSSELETS

1. Marteau ; 2. Enclume ; 3. Etrier.

muscles antagonistes, tendant ou relâchant en même temps la membrane du tympan.

Celle-ci est ainsi mise à même de vibrer de façon différente, suivant l'intensité du son perçu. C'est ainsi qu'elle perçoit depuis les sons graves (32 vibrations par seconde), jusqu'aux sons les plus aigus (23.000 vibrations par seconde).

L'oreille externe constituant l'appareil de réception des sons, l'oreille moyenne en est l'appareil de renforcement.

Oreille interne. — L'oreille interne constitue l'appareil fondamental de l'audition ; elle comprend le *labyrinthe osseux* et le *labyrinthe membraneux.*

Le labyrinthe osseux, qui forme le squelette du labyrinthe membraneux, se compose à son tour des *canaux semi-circulaires* et du *limaçon osseux* (voir fig. 65), enroulé sur lui-même et faisant deux tours et demi de spire.

Le labyrinthe membraneux, qui épouse la forme du labyrinthe osseux, est en suspension dans l'intérieur de celui-ci, grâce à un liquide spécial, la *périlymphe*, qui remplit l'intervalle libre entre eux.

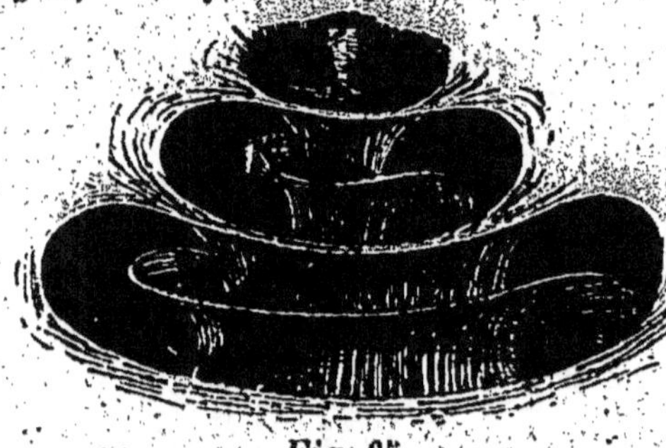

Fig. 65
COUPE DU LIMAÇON OSSEUX

Le labyrinthe membraneux est, à l'intérieur également rempli de liquide (*endolymphe*) dans lequel flottent librement des *otoconies*, corpuscules solides, infiniment petits, qui se mettent en mouvement à la moindre vibration.

D'autre part, certaines parties du labyrinthe membraneux sont tapissées de *cellules sensorielles auditives*, à cils vibratiles et dont la base est en rapport avec les panaches des neurones sensitifs périphériques.

Les otoconies transmettent aux cils vibratiles des cellules sensorielles, les mouvements vibratoires de l'endolymphe dans laquelle ils flottent, et ce sont ces vibrations, ces impressions que recueille le nerf acoustique pour les transmettre partie au cervelet, partie à la couche optique et à l'écorce grise cérébrale.

En terminant ce rapide et trop court exposé, ajoutons, pour donner aux lecteurs une idée de la perfection de l'appareil auditif, que l'oreille humaine peut percevoir et apprécier l'intervalle de 1/64° de demi-ton sur une échelle musicale composée de 7 octaves, comprenant chacune 12 demi-tons, soit 5.376 sons différents. Chacun de ces sons correspond à une fibre spéciale, disposée pour vibrer avec lui, à l'unisson. Le nombre de ces fibres, analogues aux cordes d'un piano, est d'environ 6.000.

5° *Vue*

Ce que nous disions précédemment, à propos du sens de l'ouïe, nous sommes obligé de le répéter au début de l'étude du cinquième sens : la vue ; l'appareil de la vision, chez l'homme, est, en effet, très complexe également et force nous est d'en écourter la description.

Cet appareil se compose d'un organe principal : l'*œil* et d'organes accessoires, dont les uns sont protecteurs (paupières, cils, sourcils, glandes diverses) et les autres moteurs (muscles de l'œil).

L'œil, logé dans la cavité orbitaire de la face, est un organe pair, sphérique, de 25 millimètres de diamètre environ, composé de *membranes* et de *milieux transparents*.

Les membranes de l'œil sont : la *sclérotique*, membrane fibreuse blanche très résistante, enveloppant l'organe presque complètement et en constituant l'armature. Dans sa partie postérieure, elle est percée d'un orifice donnant passage au *nerf optique*, qu'elle entoure d'une sorte de gaine ; dans sa partie antérieure, elle forme ce qu'on appelle le *blanc de l'œil* et elle se prolonge, en son milieu, par la *cornée transparente* ; 2° la *choroïde*, divisée elle-même en trois parties : la *choroïde* proprement dite, postérieure, la *région* ciliaire et l'*iris*.

La *choroïde proprement dite* comporte une cou-che conjonctive externe, une couche musculaire, très vasculaire et enfin une couche interne, remplie de cellules à pigment noir, formant l'écran de la rétine dont elle dépend ; la *région ciliaire*, comprend le muscle ciliaire et les procès ciliaires, disposés en rayon tout autour du cristallin ; l'*iris* est un dia-phragme appliqué sur la face antérieure du cristal-lin, séparé de la cornée transparente par l'*humeur aqueuse* et percé en son milieu d'une ouverture, la *pupille* ; 3° la *rétine*, membrane fondamentale, sen-sible, de l'œil, s'étendant en forme de coupe jusqu'à la région ciliaire de la cho-roïde et couverte en avant par la *membrane hyaloïde*, enveloppant le corps vitré.

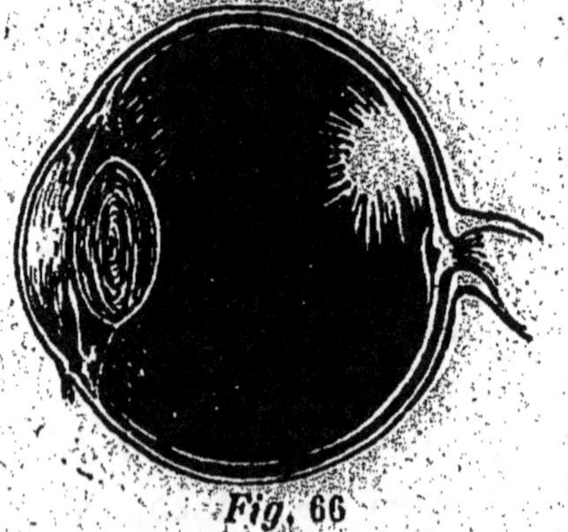
Fig. 66
COUPE D'UN ŒIL.

En réalité, la rétine est plus qu'une membrane, c'est un véritable lobe encéphalique, un ganglion nerveux de large surface dans lequel s'épanouissent les terminaisons des nerfs de la bandelette optique.

A l'endroit où le nerf optique pénètre dans le globe oculaire, correspond, sur la rétine, le *point aveugle* (*punctum cœcum*). Un peu au-dessus est la *tache jaune* (*macula lutea*).

Les milieux transparents de l'œil sont : 1° la *cor-née transparente*, prolongement antérieur de la sclérotique ; 2° l'*humeur aqueuse*, liquide transpa-rent compris entre la cornée et l'iris et dont l'épais-seur atteint 2 à 3 millimètres ; 3° le *cristallin*, len-tille bi-convexe, de 3 à 4 millimètres d'épaisseur, dont l'opacité pathologique constitue la maladie appelée *cataracte* ; le cristallin, soutenu par le *liga-ment suspenseur*, est entouré par la *mebrane cris-talloïde* ; 4° le *corps vitré*, substance gélatineuse qui remplit tout le reste de l'œil.

L'œil peut être considéré comme un instrument d'optique, dont les milieux transparents forment les *lentilles*, l'iris, le *diaphragme* et la rétine, la *plaque sensible*. Le rôle du cristallin est d'accommoder l'œil aux distances.

L'appareil protecteur de l'œil, se compose, à l'ex-térieur : des *sourcils*, des *paupières* et des *cils*, et à l'intérieur, des *glandes lacrymales*, chargées de sécréter les *larmes*, grâce auxquelles l'œil est cons-tamment humecté sur toute sa surface. Les larmes entraînent également les poussières que les pau-pières et les cils n'ont pu arrêter au passage.

Les muscles moteurs de l'œil sont : les muscles *droit supérieur*, *droit inférieur*, *droit externe*, *droit interne*, *grand oblique* et *petit oblique*. Grâce à leurs influences combinées ou opposées, l'œil peut se mouvoir dans tout le champ de l'horizon.

DE LA PHONATION

Les animaux aériens, seuls, sont pourvus d'or-ganes propres à émettre des sons (*voix*) les mettant en rapport direct avec les individus de leur espèce ; chez les vertébrés, l'organe producteur de la voix s'appelle le *larynx*.

L'homme possède non seulement la faculté d'émet-tre des sons, mais aussi des sons articulés (*langage*) ; aussi son appareil vocal est-il plus compliqué : outre le larynx (appareil d'émission de la voix), il comprend des organes accessoires (cavités de réson-nance ou d'articulation (bouche, pharynx, fosses nasales).

Le *larynx*, qui occupe la partie supérieure de la trachée et résulte d'une modification des premiers anneaux de ce tube cartilagineux, est garni de replis parallèles, qu'on appelle *cordes vocales inférieures et supérieures*, suivant leur situation respective.

Les cordes vocales inférieures vibrent sous l'influence de l'air expiré des poumons par la trachée ; leur tension est soumise à l'action des muscles qui les font mouvoir; mais c'est à leur finesse et à leur longueur variables que sont dues les différences que l'on constate dans la voix des différents individus.

Le *timbre* de la voix dépend de la forme et du développement du larynx même et des cavités accessoires.

Le *cartilage thyroïde* forme, au-devant du cou, cette saillie communément appelée *pomme d'Adam*. Le *cartilage cricoïde* forme la base du larynx. Les cartilages aryténoïdes placés sur le cricoïde ont pour effet de modifier l'ouverture de la *fente glottique*.

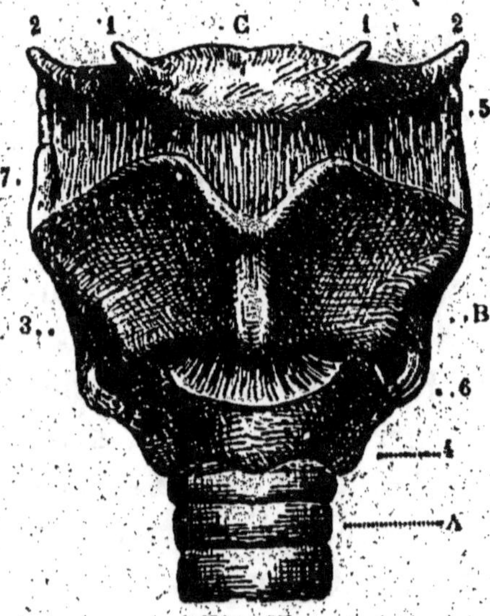

Fig. 67

LARYNX, vu par sa face antérieure.

A. Trachée; B. Larynx; C. Os hyoïde; 1. 2. Petites et grandes cornes de l'os hyoïde; 3. Cartilage thyroïde; 4. Cartilage cricoïde: 5. Membrane thyro-hyoïdienne; 6. Articulation thyro-cricoïdienne ; 7. Ligaments thyro-hyoïdiens.

C'est des modifications de la forme de la fente glottique que dépendent l'*intensité*, la force du son produit, alors que sa *hauteur* est sous l'influence de la longueur, de la tension et de la finesse des cordes vocales.

LIVRE V
Fonctions de Reproduction

Dans un ouvrage comme celui-ci, destiné à passer dans toutes les mains, il ne nous est guère possible de nous étendre beaucoup sur un sujet aussi spécial.

Nous avons vu, dans les premiers chapitres, que l'embryon humain provenait de la conjugaison ou fusion de deux germes distincts, émanant d'individus de sexe différent.

Le germe mâle est le *spermatozoïde*, le germe femelle est l'ovule ; l'*œuf* est un *ovule fécondé*, dans lequel se développe ensuite l'*embryon* ou *fœtus*.

Appareil génital de l'homme. — Les organes mâles sont externes ; ils se composent des deux *testicules* ou *glandes séminales*, logées dans un sac commun, appelé *bourse* ou *scrotum*.

Un grand nombre de canalicules, très contournées (1.000 environ), forment ces glandes. Ils aboutissent dans les canaux excréteurs composant l'*épididyme*, auquel fait suite un *canal déférent* pour chaque testicule. Ce canal débouche dans l'urèthre, canal urinaire traversant lui-même le *pénis* ou *verge* et le *gland!*

Les *spermatozoïdes*, cellules mâles de la reproduction, sont de petites cellules longues, pourvues d'une tête et d'une queue renflée au début, ce qui leur permet les mouvements de progression, qu'ils exécutent, la tête toujours en avant. Très actifs dans les solutions alcalines chaudes (40°), les spermatozoïdes meurent très vite dans les milieux froids ou acides.

Le liquide séminal ou *sperme* contient, outre les spermatozoïdes, le produit de plusieurs glandes, notamment des *glandes prostatiques*, dont le siège est dans la *prostate*, organe masculin placé au bas de la vessie.

Appareil génital de la femme. — Cet appareil, homologue de l'appareil masculin, mais entièrement interne, comprend les *ovaires*, organes pairs, symétriques, du volume d'une grosse amande, logés dans la partie inférieure de la cavité abdominale et recouverts par le péritoine.

Chaque ovaire, de couleur blanchâtre, lisse et uni jusqu'à la puberté, se couvre par la suite de cicatrices, résultant chacune de la déchirure d'une vésicule de Graaf ou *ovisac*, contenant un *ovule*. Un ovaire normal contient en germe 300.000 ovisacs environ, dont chacun peut donner naissance à un ovule.

Au voisinage des ovaires, sont disposés les pavillons des *trompes de Fallope*. Ces trompes sont munies de canaux ou *oviductes*, aboutissant chacun à une des cornes de l'utérus, organe musculeux, creux, résultant de la soudure des extrémités des deux trompes.

L'*utérus* ou *matrice* a la forme d'un entonnoir, dont le bec ou *museau de tanche*, est tourné du côté du *vagin*, conduit musculo-membraneux, aboutissant à la *vulve*.

Les *ovules*, cellules femelles de la reproduction, sont des cellules sphériques, microscopiques, arrivant à maturité une par une ou deux par deux, à des époques régulières, tous les mois environ (*époques menstruelles*), mais seulement à partir de la puberté.

Fécondation. — L'ovule mûr, recueilli par la trompe de Fallope, descend par l'oviducte jusque dans l'utérus. S'il n'est pas fécondé pendant ce trajet, il est rejeté au dehors avec le sang des *menstrues*, résultant de la rupture de petits vaisseaux utérins.

L'accouplement ou *copulation* de deux individus de sexe différent a pour but de mettre en contact les deux germes : le spermatozoïde d'une part, l'ovule de l'autre. Cet acte accompli, les spermatozoïdes cheminent dans le vagin et jusque dans l'utérus, grâce aux mouvements dont ils sont animés. Dès que l'un d'eux a rencontré l'ovule, il le pénètre, la tête en avant ; cette tête s'engage dans la partie centrale de l'ovule (*vitellius*).

La conjugaison est faite, l'ovule est devenu un être semblable aux parents qui ont fourni les deux cellules spécifiques dont il procède.

Développement de l'embryon. — Après la fécondation, l'œuf humain se fixe en un point de l'utérus et commence à se segmenter. Diverses membranes se forment aux dépens de la paroi utérine. Pour assurer son développement, l'embryon puise dans le sang maternel les matières qui lui sont nécessaires ; l'organe intermédiaire qui assure la circulation entre les vaisseaux du fœtus et les vaisseaux maternels se nomme *placenta*.

La membrane qui enveloppe complètement l'embryon se nomme la *caduque*, celle qui contient le liquide au milieu duquel il flotte (liquide amniotique), se nomme l'*amnios*. C'est l'amnios qui, au moment de l'accouchement, se rompt et auquel on donne alors le nom de *poche des eaux*; la caduque et le placenta constituent le *délivre*, les *annexes* ou *arrière-faix*.

Nous n'entrerons pas dans le détail des segmentations et des différenciations cellulaires, grâce auxquelles se forment les diverses parties de l'embryon, ce serait excéder le plan que nous nous sommes tracé.

D'autre part, nous n'insisterons pas davantage, non plus, sur les organes génitaux des deux sexes. Dans la partie alphabétique de cet ouvrage, nous parlons des maladies qui les affectent, c'est la partie la plus pratique et la plus intéressante pour nos lecteurs. Le peu que nous venons de dire sera probablement suffisant pour permettre la compréhension des termes techniques dont nous n'avons pas trop abusé, mais qu'il nous a cependant été indispensable d'employer.

SECONDE PARTIE

Dictionnaire alphabétique des principales maladies

A

Abattement, adynamie. — Faiblesse générale, diminution d'énergie morale et physique, s'observant au début et au cours d'un grand nombre de maladies : apoplexie, paralysie, etc., et surtout des fièvres infectieuses : grippe, variole, fièvre typhoïde, etc., etc. Dans ces derniers cas, l'abattement, la faiblesse musculaire, sont un des principaux éléments du diagnostic.

Abcès. — Les abcès se divisent en deux catégories bien distinctes: les *abcès chauds* et les *abcès froids*. Les symptômes et le traitement différant essentiellement, nous allons les résumer en quelques mots.

Abcès chauds. — Tumeur déterminée par une cause locale : coups, piqûres, frottements répétés, etc., caractérisée au début par de la rougeur, de la chaleur, une sensation douloureuse en un point déterminé avec irradiation dans le voisinage ; ensuite, si le traitement abortif ne réussit pas, la résolution de tous ces symptômes est la formation du pus. Dans ce cas, il y a augmentation du volume de la tumeur et sensation de fluctuation au toucher. Si l'abcès est grave, c'est-à-dire s'il affecte une grande surface ou s'il intéresse une région du corps plus ou moins sensible, des troubles généraux peuvent se produire, tels que fièvre, frissons, perte d'appétit.

Ne pas confondre avec l'anthrax qui est la réunion de plusieurs furoncles graves formant abcès. (Voir *Anthrax* et *Furoncles*.)

Le traitement doit avant tout être abortif, c'est-à-dire qu'on doit s'efforcer de prévenir la formation du pus et la diffusion de l'abcès. Localement, on appliquera un *pansement* antiseptique *humide* (voir ce mot), on fera des lavages ou on donnera des bains antiseptiques quand la région du corps intéressée le permettra. Si, malgré tout, le pus se forme, que la fluctuation soit manifeste, il est de toute nécessité de lui donner issue. Pour cela, un coup de lancette est nécessaire.

C'est le médecin qui s'en chargera et qui donnera ensuite toutes les indications pour les soins ultérieurs.

Abcès froids. — Tumeur plus ou moins volumi-
ensuite toutes les indications pour les soins ulté-
ment, insidieusement, sans douleur ni chaleur et sans altération de la couleur normale de la peau.

Au contraire des abcès chauds, dont le traitement est *local*, le traitement des abcès froids devra être *général* et s'adresser à la constitution même du malade. Ils ne sont, en effet, que la résultante d'une affection malheureusement asssez commune, la scrofule, et c'est cette maladie qu'il faut combattre. On devra donc prendre des toniques : du sirop d'iodure de fer, de l'huile de foie de morue, et simultanément appliquer sur la partie malade de la pommade iodurée.

En s'y prenant à temps, on aura de grandes chances

de provoquer la résolution de la tumeur et d'éviter, par conséquent, les vilaines cicatrices que laissent, même après guérison, les plaies de cette nature.

La chirurgie n'ouvre plus les abcès froids, on se contente de les ponctionner, c'est-à-dire d'en vider la cavité au moyen d'un trocart vissé sur une seringue, en procédant par aspiration. Une fois la poche vidée, on introduit à la place du pus enlevé une injection modificatrice, le plus souvent à base de teinture d'iode.

Souvent le pus se reforme à nouveau : on en est quitte pour recommencer la ponction et l'injection, mais en tout cas il ne subsiste aucune trace de l'opération. Il va de soi que ces interventions nécessitent la main du chirurgien.

Absinthisme. — L'abus et même l'usage, habituel de la liqueur d'absinthe et des autres produits alcooliques à base d'essences (bitter, vermouth, etc.), produisent dans l'organisme des troubles profonds, caractérisés, au bout d'un certain temps d'intoxication chronique, temps parfois très court, par une excitation désordonnée, des crises convulsives, toniques et clowniques analogues à celles de l'épilepsie. C'est à cet état, beaucoup plus grave que l'alcoolisme seul, puisque forcément l'absinthisme se complique d'alcoolisme, que sont dus les grands accès de *delirium tremens*, la folie furieuse, l'aliénation mentale, qui atteignent les buveurs invétérés de liqueurs à essences.

L'absinthe bon marché, nocive par l'alcool de mauvaise qualité qui lui sert d'excipient, l'est peut-être moins que la véritable absinthe, fabriquée suivant toutes les règles, car cette dernière, préparée avec un alcool peut-être moins rectifié, contient par contre, beaucoup plus d'essences.

Comme ceux des alcooliques, les enfants d'absinthiques, quand ils viennent à terme, meurent en basâge ou sont des candidats à la tuberculose, à la scrofule, à la folie, etc. Ce sont des *dégénérés*, des *minus habens*, des idiots ou des irresponsables, que l'hôpital et la prison disputent à la déchéance physique et morale ou à la mort. Voir *Alcoolisme*.

Accidents de la dentition. — Voir *Dentition des enfants*.

Accouchement. — Expulsion spontanée ou artificielle d'un fœtus à terme ou au moins viable, et de ses annexes, hors du sein de sa mère. Pour que le fœtus soit *à terme*, il faut que la durée de la conception soit au moins de 260 jours, de 280 au plus.

Avant le délai de 260 jours, l'accouchement est dit *prématuré* ; après le 280ᵉ jour, il est dit *tardif*. Si l'accouchement a lieu avant le 180ᵉ jour, le fœtus n'est pas viable et son expulsion, provoquée ou naturelle, prend le nom d'*avortement*. (Voir ce mot.)

L'accouchement présente deux temps différents : l'expulsion du fœtus ou accouchement proprement dit, et l'expulsion des annexes ou *délivrance*. (Voir ce mot.)

L'accouchement normal, avec présentation de la tête, est le plus communément observé ; chez les primipares, le *travail* est plus long, en général, que chez les femmes ayant déjà eu un ou plusieurs enfants ; la moyenne est de six heures.

Dans les cas simples, quand la femme est en bonne santé, que sa grossesse a été normale, qu'elle possède un bassin suffisamment large et que le fœtus est de taille moyenne, les choses se passent le mieux du monde, et le médecin ou la sage-femme n'ont pas à intervenir, autrement que pour surveiller la par-

turition et éviter les accidents (déchirures du périnée
pour la mère, enroulement, rupture du cordon pour
l'enfant). Ce n'est qu'un peu plus tard, pour les soins
ultérieurs à la mère et à l'enfant, et surtout pour la
délivrance, que la nécessité d'une main experte se
fait sentir.

Sans vouloir entrer ici dans des détails trop longs,
nous dirons cependant quelques mots sur les premiers soins à donner et les premières précautions à
prendre au début de l'accouchement, en attendant
l'arrivée du médecin ou de la sage-femme.

Tout d'abord, il importe de faire évacuer le contenu de la vessie et du rectum, afin de faciliter le passage de la tumeur fœtale. Pour cela, on administrera
un lavement et on fera uriner la parturiente. Au
moins au début des douleurs, il n'est pas bon qu'elle
garde le lit, il vaut mieux la faire marcher doucement jusqu'au moment où des glaires sanguinolentes
commencent à couler par la vulve, annonçant que le
travail va réellement commencer.

A ce moment, on fera coucher la malade sur un lit
un peu dur, un coussin placé sous le siège, et l'on
attendra la présentation du fœtus.

Toutes les fois que le temps le permettra, on donnera une injection vaginale tiède à l'eau bouillie et
l'on savonnera avec soin les parties génitales, l'orifice de la vulve et la partie interne des cuisses, et on
les recouvrira de compresses ou de serviettes trempées dans l'eau bouillie chaude. Ces soins de propreté sont de la plus grande importance au point de
vue des suites de l'accouchement, tant pour la mère
que pour l'enfant. Voir *Conjonctivite purulente des
nouveau-nés, Fièvre puerpérale, Septicémie.*

Lorsque le fœtus est sorti, le cordon ombilical doit
être sectionné à deux travers de doigt du ventre de

l'enfant. Une ligature au-dessus et au-dessous de la section sont indispensables, pour éviter l'hémorragie. Voir *Nouveau-nés (Soins à donner aux)* et *Délivrance.*

Si, pendant le travail de l'accouchement, des vomissements surviennent, on les calmera au moyen de potions à l'éther ou en donnant à sucer de petits morceaux de glace.

Potion à l'éther

Sirop d'éther..................	30 grammes	
— simple	25	—
Eau distillée..............	120	—

Pour prévenir un travail trop précipité, chez les femmes ayant déjà accouché avant terme, on les fera tenir couchées dès qu'elles ressentiront les tranchées utérines et l'on appellera le médecin qui prescrira des potions calmantes et un bandage du ventre, s'il y a lieu.

Acné. — Affection de la peau caractérisée par l'apparition de points noirâtres, saillants, à base enflammée, siégeant particulièrement au front, à la figure, sur les épaules, et ne produisant ni chaleur, ni douleur. Très désagréable et très lente à disparaître, l'acné doit être combattue par un traitement général et local. On pourra employer des lotions très chaudes, matin et soir, avec de l'eau bouillie et additionnée de teinture de benjoin, d'eau de Cologne. On évitera les alcools, charcuterie, mets épicés ; on prendra de temps à autre des laxatifs doux, on fera usage aux repas d'eaux minérales arsenicales : eau de la Bourboule, etc.

C'est une des formes de l'acné *(acne rosacea)* qu'on connaît sous le nom de *couperose.*

La couperose est caractérisée par la congestion chronique du nez, des joues et du visage, avec hypertrophie et suppuration des follicules sébacés ou dilatation des capillaires de la peau.

C'est la maladie des gens ayant trop bien vécu ou des femmes à l'âge de la ménopause. La plupart des traitements conseillés contre la couperose ont abouti à de lamentables échecs. Seul le régime alimentaire conseillé plus haut et sévèrement suivi, sans le moindre écart, peut en atténuer les disgracieux effets.

L'acné de la jeunesse (*acne simplex*) qui provient de la pléthore sanguine, au moment de la puberté, disparaît d'elle-même avec l'âge.

Cependant, en cas d'acné plus développée : acné indurée (*acne indurata*) ; acné ponctuée (*acne punctata*) ; acnée sébacée (*acne sebacea*), s'accompagnant de démangeaisons parfois intolérables, de suppuration et de croûtes très désagréables, on prescrit des lotions locales et des pommades qui soulagent beaucoup les malades, si elles ne les guérissent pas.

Les cataplasmes de fécule de pommes de terre, les fomentations émollientes réussissent aussi très bien.

Comme lotions calmantes, et contre les démangeaisons, on emploiera :

Eau pure	500	grammes
Extrait de jusquiame	30	—

Lotion soufrée

Eau de soufre	200	grammes
Lait de soufre	5	—
Camphre	1	—

Eau de Goulard

Eau distillée	1.000	gramme
Alcoolat de vulnéraire	60	—
Sous-acétate de plomb liquide	15	—

ou bien :

Eau distillée	500	grammes
Soufre sublimé	8	—
Sous-carbonate de potasse	4	—

Liniment oléo-calcaire

Eau de chaux................. 250 grammes.
Huile d'amandes douces..... 100   —
Extrait de belladone........ 10   —

Émulsion calmante

Émulsion d'huile d'amandes amères...... 20 grammes
Cyanure de potassium...................... 0 gr. 50 centigr

Comme pommades, les meilleures sont :

Pommade au précipité blanc

Axonge...................... 20 grammes
Précipité blanc............. 1   —
Essence de roses........... II gouttes

Pommade mercurielle

Cérat amygdalin..................... 30 grammes
Protochlorure ammoniacal de mercure. 2   —
Camphre.............................. 0 gr. 50 centigr.

Autre :

Axonge...................... 30 grammes
Nitrate acide de mercure.... VIII gouttes

Pommade au soufre

Axonge............................... 50 grammes
Eau de laurier-cerise................ 5   —
Tannin à l'alcool.........(de chaque   4 grammes
Fleur de soufre...........)

Enfin, le calomel à l'intérieur produit parfois d'excellents résultats en combattant la constipation, une des causes prédominantes de l'apparition de la maladie.

Nous ne parlerons pas ici de l'acné *scrofuleuse*, de l'acné *syphilitique* et de l'acné *herpétique*, qui se rattachent de trop près aux grandes diathèses : scrofule, lymphatisme, arthritisme, syphilis. Ces manifestations locales sont justiciables du traitement de l'état général ou de la maladie qui leur a donné naissance.

Actinomycose. — Maladie infectieuse, commune à la plupart des animaux domestiques et à l'homme, causée par le développement dans les os ou dans les tissus organiques (maxillaires, bronches, foie, intestin, cerveau), du mycélium d'un champignon parasite du blé, le *Streptothrix actinomyces*.

L'actinomycose est une maladie grave qui, négligée, peut entraîner des complications très sérieuses et des déformations osseuses considérables. La contagion directe des animaux à l'homme n'est pas prouvée; mais la fâcheuse habitude qu'ont beaucoup de personnes de mâcher fortuitement des tiges de céréales ou des épis sur lesquels évolue le champignon parasite paraît être le mode de contagion le plus fréquent.

L'iodure de potassium, à la dose de 2 à 4 grammes par jour, suivant l'âge du malade, est le meilleur traitement de début de l'actinomycose ; plus tard, le traitement est du ressort de la chirurgie.

Agacement des dents. — Sensation désagréable d'irritation des dents, causée par l'ingestion de certains légumes ou fruits acides (oseille, citron, groseille). On y remédie très facilement en neutralisant le principe acide, cause de l'agacement, par un principe alcalin. Les fromages fermentés, le carbonate de chaux, la craie commune, suffisent à calmer cette irritation anodine.

Age critique. — Voir *Ménopause*.

Aigreurs, chaleurs, brûlures d'estomac. — Voir *Dyspepsie* et *Pyrosis*.

Albuminurie. — Caractérisée par l'apparition de l'albumine dans la sécrétion urinaire, l'albuminurie n'est pas une maladie à proprement parler. C'est un symptôme d'une maladie presque toujours grave et qu'il importe de ne pas négliger. D'une façon générale, dès que l'on constate de la faiblesse, une lassitude générale, des douleurs de reins, du gonflement des chevilles, de la bouffissure des paupières le matin au réveil, un examen de l'urine s'impose.

On ne peut faire soi-même un examen chimique complet de l'urine, il est nécessaire, pour cela, de s'adresser à un pharmacien ; cependant, pour reconnaître la présence de l'albumine, simplement, rien n'est plus facile.

On se procure un petit tube de verre fermé d'un côté, et qui se nomme *éprouvette*. Dans ce tube, on verse une petite quantité d'urine du matin ou mieux un échantillon prélevé sur l'urine des 24 heures. Sur la flamme d'une lampe à alcool, on fait bouillir le liquide.

Sous l'influence de la chaleur, l'albumine, s'il y en a, se coagule très vite et il se forme un précipité blanchâtre analogue à du blanc d'œuf.

On verse alors une goutte d'acide nitrique dans le tube ; si le précipité ne se dissout pas immédiatement et persiste, c'est qu'il est bien formé d'albumine.

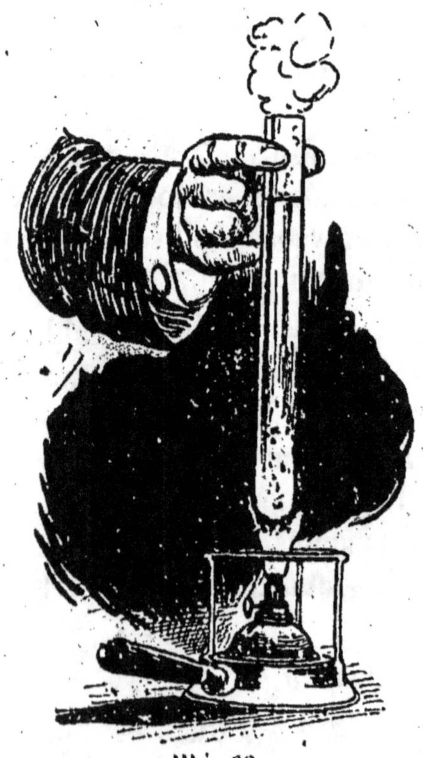

Fig. 68
ANALYSE D'URINE

On vend dans le commerce des éprouvettes graduées qui indiquent, au moyen d'un très facile calcul, la quantité en grammes de l'albumine contenue dans l'urine des 24 heures.

Les malades affectés d'albuminurie ont intérêt à suivre chaque jour le mouvement d'accroissement ou de décroissance que les médicaments ingérés et le régime imposé ont amené. Il importe donc qu'ils sachent faire eux-mêmes leur analyse quotidienne, *grosso modo*, tout au moins.

Le régime lacté, quelques ventouses sur la partie lombaire, peuvent enrayer les progrès de la maladie, mais c'est au médecin qu'il appartient de diagnostiquer et de traiter la cause de l'albuminurie.

L'albuminurie des femmes enceintes est particulièrement grave, si on ne la soigne dès le début. Elle entraîne presque fatalement, au moment de l'accouchement, des crises d'*éclampsie*, souvent mortelles. (Voir *Éclampsie* et *Grossesse*.)

Alcoolisme. — Sous ce vocable, on désigne une des tares les plus affreuses de la civilisation, un fléau qui, grandissant chaque jour, menace, si l'on n'y met ordre, par quelque moyen que ce soit, de saper, jusque dans ses fondements, les races occidentales.

C'est à l'alcoolisme que l'on doit l'augmentation effrayante du nombre des délits, c'est lui qui pourvoit les hôpitaux, qui peuple les asiles d'aliénés, qui fournit à l'armée du crime la presque totalité de son contingent, débordant les prisons et les bagnes.

Les attentats les plus monstrueux, le sadisme, les actes contre nature qui semblent se multiplier à notre époque n'ont pas d'autre origine que l'alcoolisme héréditaire ou acquis.

Ces *minus habens*, ces idiots, ces dégénérés, lamentables déchets d'humanité qui fourmillent dans les faubourgs des grandes villes et même dans les campagnes sont des produits d'alcooliques !

Et encore, ne faut-il pas envisager uniquement les sujets que la misère a fini, leurs tares aidant, de rendre abjects : l'alcoolisme des classes moyennes, de la bourgeoisie et même des classes riches ne le cède en rien à celui du peuple : il se fait moins remarquer, voilà tout.

Si l'on disait à beaucoup de nos contemporains qu'ils sont des alcooliques, ils s'indigneraient certainement et de bonne foi, car ils ménagent habituellement le respect humain et ne se trouvent que rarement ou même jamais en état d'ivresse manifeste. Et cependant, prenez la peine d'additionner avec eux la quantité d'alcool qu'ils absorbent *quotidiennement*, tant aux repas qu'en apéritifs, liqueurs, etc. Mettez en regard le travail physique qu'ils fournissent, faites la différence entre l'alcool utilisé et l'alcool absorbé, le résultat de l'opération se chiffrera par un écart très sensible, qui constitue l'excès.

Cet excès, répété chaque jour, augmenté les jours d'extra : soirées, banquets, dîners d'amis, etc., c'est, avec le temps, l'intoxication alcoolique à haute dose avec tout son cortège de maladies : cirrhose du foie, néphrites, gravelle, congestions, apoplexie et *tutti quanti*.

L'alcool, sous forme de vin, de cidre, d'eau-de-vie naturelle même, est cependant plus utile que nuisible, il constitue un excellent aliment d'épargne, tonifie l'organisme, active les combustions, mais encore ne faut-il pas en abuser.

L'usage est bon, à la condition qu'il soit modéré et que le produit ne soit pas frelaté. Quant à la plupart des mixtures innommables que la chimie moderne baptise de noms séduisants, et conseille dans son seul intérêt, au détriment de la santé du consommateur naïf, elles n'ont d'apéritif que le nom. Sous leur flot toujours grandissant, la prospérité, l'avenir, la grandeur et l'existence même de notre pays seraient bientôt submergés si la science ne jetait enfin le cri d'alarme et par la diffusion de l'instruction, par les écrits, par la parole, par les conférences, par l'exemple enfin, n'essayait de sauver du péril les jeunes générations, seul espoir des races futures.

Aliénation mentale. — Qu'il s'agisse de démence, de manies, d'idiotisme, tous les genres de folie paraissent liés soit à une malformation congénitale ou acquise, soit à un développement anormal ou à une atrophie d'une partie du cerveau. L'aliénation mentale peut survenir brusquement à la suite d'une émotion intense, d'une peur, d'une joie, ou être la conséquence d'un traumatisme violent de la région cérébrale.

La folie alcoolique, le *delirium tremens*, est fréquente chez les alcooliques invétérés, les buveurs d'absinthe et de boissons à essences, plus nocives les unes que les autres.

D'une manière générale, on peut dire que la plupart des cas d'aliénation mentale, quand ils sont susceptibles de guérison, ont la plus grande tendance à récidiver.

Il faut donc se défier des aliénés même guéris en apparence et si l'amélioration de leur état leur a valu de sortir de l'asile, il n'en reste pas moins prudent d'exercer à leur endroit une grande surveillance, surtout en ce qui touche à leur genre de manie. Eviter de les exciter et ne jamais les laisser se livrer à la boisson ni à aucun excès, car dans ce cas la rechute serait certaine et fatale.

Alimentation. — On n'accorde généralement pas assez de soins à l'alimentation, qui, en somme, est la fonction la plus importante de la vie animale.

Comme nous l'avons vu précédemment, la machine humaine, pour marcher, pour fonctionner régulièrement et sans à coup, a besoin d'être entretenue de combustible ; c'est cet apport, ce choix de nourriture qui constitue l'alimentation.

Suivant le genre de travaux auquel nous nous livrons, suivant notre âge, notre tempérament, notre climat, notre résidence, l'alimentation doit varier. Nous devons veiller à maintenir constamment l'équilibre entre la dépense journalière de force que nous demandons à l'économie et l'apport d'aliments que nous lui fournissons en échange.

Si ces conditions d'équilibre sont rompues en plus ou en moins d'un côté ou de l'autre, il y a excès ou insuffisance d'alimentation ; en cas d'excès, c'est l'apparition des phénomènes de pléthore, de congestion, d'obésité, etc. En cas d'insuffisance, c'est l'amaigrissement, la faiblesse, l'anémie, la cachexie, etc., etc. Tout ceci, bien entendu, pris dans les cas où la machine humaine fonctionne normalement, où il n'y a pas de troubles dans la nutrition et l'assimilation, car l'homme ne vit pas de ce qu'il mange, mais de ce qu'il digère.

Sans nous étendre davantage sur ce sujet, nous tenons seulement à prémunir nos lecteurs contre toute exagération dans le régime alimentaire, hors les cas de maladie, s'entend.

Le régime carné qui convient dans les pays froids et humides, comme l'Angleterre, par exemple, ne saurait être recommandé exclusivement dans les climats tempérés et surtout dans les pays chauds.

Par contre, le régime végétarien, étroitement suivi, est lui aussi excessif. *In medio stat virtus.* L'homme, de carnivore est devenu omnivore dans la suite des siècles et le régime omnivore est celui qui lui convient le mieux.

D'une manière générale et pour nous résumer, les enfants doivent manger peu de viande et ne jamais boire de vin pur, ni surtout d'alcool. Les légumes et les fruits cuits leur conviennent parfaitement.

Les femmes, les sédentaires, les oisifs doivent rechercher les aliments légers, les viandes blanches, les légumes et les fruits.

Seuls, les travailleurs manuels, surtout ceux des villes, peuvent se permettre un régime plus chargé en viandes rouges. Le vin, pris modérément, ne leur fera pas de mal, dans nos climats ; seul, l'alcool est nuisible.

Les vieillards dont l'organisme est sain, pourront se permettre quelques libations plus copieuses. Le bon vin est aux vieillards ce que le lait est aux petits enfants, disaient nos pères, et ma foi, ils n'avaient pas tout à fait tort.

On a peut-être un peu trop abusé du végétarisme et de l'abstention du vin. Il est vrai que des sophistications sans nombre ont contribué pour une grande part à ce snobisme tout particulier, qui consiste à n'arroser que d'eau claire un menu de Spartiates, mais on commence à revenir un peu à une plus saine appréciation des choses, et tout en proscrivant impitoyablement l'alcool, nous ne pouvons que conseiller l'usage modéré du bon et vieux vin de France, à qui nous devons certainement les qualités si particulières de notre race.

En cas d'indications spéciales, l'alimentation peut être diminuée (*diète partielle*), supprimée (*diète hydrique*), modifiée (*diète lactée*). Voir *Régime*.

Allaitement. — Il y a trois sortes d'allaitement : l'allaitement maternel, l'allaitement mixte et l'allaitement artificiel.

ALLAITEMENT MATERNEL. — De beaucoup le meilleur pour l'enfant et même pour la mère. Nous ne dirons qu'un mot de cette fonction normale et naturelle. Dès que le nouveau-né est au monde, il cherche le sein de sa mère, et il n'est besoin, pour ces deux êtres, d'aucune règle ni d'aucun apprentissage, la nature suppléant par un sublime instinct à leur ignorance.

Il faut seulement refréner l'avidité du nourrisson en ne le laissant téter que vingt-quatre heures en moyenne après sa naissance. Jusque-là, quelques cuillerées d'eau bouillie suffiront.

Ensuite, si la mère a suffisamment de lait, si elle consent surtout à imposer à son enfant une absolue régularité dans les repas, si elle a la force de caractère nécessaire pour le laisser crier pendant les premiers jours jusqu'à ce qu'il s'habitue à ce régime, et qu'elle ne lui donne pas le sein à tout propos, comme on administre un calmant, les choses se passeront le mieux du monde. Le nourrisson prospérera, augmentera régulièrement de poids et de taille ; la mère n'étant pas épuisée par le manque de sommeil et les montées constantes du lait, pourra mener à bien la tâche sacrée que lui a confiée la nature.

Un grand esprit a dit : « Nourrir et soigner son enfant, c'est lui donner la vie une seconde fois. » En principe, une mère doit *toujours* allaiter son enfant. Si des obstacles matériels insurmontables (obligations sociales, maladie, etc.) lui interdisent l'accomplissement de ce devoir, alors seulement elle pourra recourir à l'allaitement mercenaire ou à l'allaitement artificiel.

ALLAITEMENT MIXTE. — Sans être absolument dépourvue de lait, la mère peut n'en avoir qu'une quantité insuffisante. L'enfant cherche alors à prolonger ses repas, dont la durée ne doit jamais excéder dix à quinze minutes. Il devient nerveux, méchant ; au lieu d'abandonner le sein repu et satisfait, il pleure et ne s'endort que difficilement, tourmenté qu'il est par la faim inassouvie. La balance, consultée régulièrement, n'indique qu'une augmentation de poids insignifiante ; la diarrhée fait son apparition, s'accompagnant bientôt de dépérissement et de faiblesse. C'est dans ce cas qu'il importe de suppléer, au moyen du lait de vache stérilisé, coupé par tiers ou par moitié d'eau bouillie, à l'insuffisance de l'alimentation maternelle. On remplacera à un repas sur deux ou trois, par exemple, la tétée par une ration équivalente de lait stérilisé donné à la cuiller ou au biberon. (Voir ce mot.)

Le régime alimentaire influe beaucoup sur la sécrétion lactée. La nourrice devra faire usage des farineux : en premier lieu des lentilles, pois secs, pommes de terre, riz ; peu de viande, pas de légumes verts, du vin coupé de beaucoup d'eau ou même de la bière légère, pas de café, de thé, d'alcool, de vinaigre, de salade. Beaucoup de pain.

De l'allaitement par mercenaire, nous dirons peu de chose. On devra toujours faire examiner la nourrice choisie par un médecin qui s'assurera de la qualité et de la quantité du lait.

Rappelons-nous néanmoins cette pensée profonde : si le fait de prendre à autrui une parcelle de son superflu est souvent qualifié de crime par la loi, quel nom donnera-t-on à l'acte de ceux qui, pour satisfaire à de vains caprices mondains, confisquent au profit de leur propre progéniture la part de vie d'un autre enfant en le privant du lait de sa mère ?

ALLAITEMENT ARTIFICIEL. — Le lait d'ânesse, le lait de chèvre, le lait de vache peuvent servir pour ce genre d'alimentation, à la condition d'être soigneusement stérilisés.

Il est utile de couper le lait de vache avec de l'eau additionnée de sucre, dans la proportion suivante :

50 grammes de sucre pour 1,000 grammes d'eau bouillie, mettre trois parties de cette eau sucrée pour une de lait au début, puis de moins en moins d'eau jusqu'à six mois, âge auquel on peut donner le lait pur.

Le lait d'ânesse ou de chèvre se donne pur. On peut toujours habituer l'enfant à boire à la cuiller ou à la timbale ; si on a recours au biberon, il importe de suivre les règles indiquées à l'article *Biberon*.

Les nouveau-nés hérédo-syphilitiques doivent toujours être nourris par leur mère ou autrement par une chèvre, une ânesse auxquelles on fera suivre le traitement spécifique et qu'on sacrifiera ensuite, sans livrer leur chair à la consommation. Si l'on ne peut employer aucun de ces modes d'allaitement, on donnera le biberon et l'on fera suivre directement à l'enfant le traitement nécessaire. Jamais on ne devra donner l'enfant hérédo-syphilitique à une nourrice, ce serait la contaminer sûrement. (Voir *Hérédo-syphilis* et *Syphilis*.)

Alopécie. — Chute accidentelle des cheveux, différente de la *calvitie* qui en est la chute naturelle et sénile.

L'alopécie est toujours liée à une maladie du cuir chevelu ou survient à la suite ou au cours d'une maladie générale, comme la syphilis. L'alopécie est curable, quand elle n'est pas trop ancienne, c'est-à-dire quand les bulbes pileux ne sont pas détruits.

Pour cela, d'une manière générale, on emploiera les frictions excitantes du cuir chevelu avec l'huile de croton, la pommade au chlorure de zinc :

```
Axonge......................... 30 grammes
Chlorure de zinc...............  3     —
```
ou :

> Cérat de Galien................. 15 grammes
> Extrait de quinquina.......... 4 —

ou :

> Axonge....................... 30 grammes.
> Sulfate de quinine............. 2 —

Les lotions à l'alcool, au quinquina, les lotions excitantes donnent aussi de bons résultats. Voici quelques bonnes formules consacrées par l'usage :

Lotion de Laitier

> Teinture de savon............ 100 grammes
> Baume de Fioraventi........ 100 —
> Alcool camphré.............. 50 —
> Teinture de pyrèthre........ 50 —

Liniment de Bartholow

> Extrait fluide de jaborandi... 25 grammes
> Teinture de cantharide...... 25 —
> Savon noir................... 10 —
> Camphre..................... 50 —
> Essence de romarin.......... 7 —
> Alcool....................... 1 —
> Eau (quantité suffisante pour 100 parties).

Lotion au sulfate de quinine

> Teinture de sulfate de quinine........ 15 grammes
> — de camomille.............. 4 —

en lotions matin et soir sur le cuir chevelu.

Voir *Calvitie, Pelade, Pityriasis, Teigne.*

Amaigrissement. — Il ne faut pas confondre la maigreur habituelle, ou absence d'embonpoint, qui n'est nullement incompatible avec une santé parfaite, et l'amaigrissement brusque ou progressif survenant chez une personne ordinairement en bonne forme.

A moins qu'il ne se manifeste à la suite de privations, de travaux excessifs, l'amaigrissement marqué doit toujours faire songer à une maladie latente, qu'une occasion ne tardera pas à déceler, qu'il s'agisse de troubles de la nutrition, tels que le diabète azoturique par exemple, ou de tuberculose commençante.

L'axiome que les fabricants de bascules automatiques ont inscrit sur leurs appareils : « Qui souvent se pèse, bien se connaît, qui bien se connaît, bien se porte », mérite d'être médité et appliqué.

Quand une personne est tourmentée depuis quelques mois par une toux sèche, se manifestant surtout la nuit, que ses forces diminuent et qu'en même temps la bascule indique une perte de poids sensible, il est grand temps d'intervenir et de consulter un médecin qui fera, par l'auscultation, le diagnostic certain et instituera le régime convenable.

Il ne faut, en effet, jamais perdre de vue qu'une lésion tuberculeuse, au début, est parfaitement guérissable et qu'on ne doit jamais négliger les avertissements que nous donne la nature.

L'amaigrissement, chez les nouveau-nés, indique une alimentation défectueuse, ou trop abondante, ou mal réglée, ou encore de qualité inférieure. Un nourrisson qui maigrit doit être montré au médecin qui trouvera la cause immédiatement.

Amaurose. — L'amaurose est un affaiblissement ou une perte complète de la vue, liée le plus souvent à une maladie générale : diabète, albuminurie, anémie, syphilis.

Dans d'autres cas, elle est la conséquence d'intoxications chroniques de l'organisme, par le mercure, le plomb et leurs composés (saturnisme, intoxication mercurielle professionnelle). Les teintures à base de sels de plomb, que beaucoup de femmes emploient pour conserver à leur chevelure une apparence juvénile, produisent parfois de tels désordres dans l'organisme qu'une cécité complète peut en être le résultat le plus appréciable.

Ce qui caractérise l'amaurose, c'est d'abord sa forme insidieuse, et surtout le fait que les parties visibles de l'œil ne laissent deviner aucune altération, alors même que la vision est irrémédiablement perdue.

L'amaurose dépendant d'une des maladies ci-dessus énumérées peut guérir avec la maladie elle-même, si on soigne à temps celle-ci.

L'amaurose d'origine syphilitique, par exemple, cède parfois très rapidement au traitement spécifique : mercure et iodure de potassium. Voir *Syphilis*.

Il n'en est pas de même quand elle survient brusquement, à la suite d'hémorragies profondes, soit dans le globe oculaire lui-même, soit dans le cerveau (décollement de la rétine, paralysie du nerf optique, etc.). Dans ces cas, l'amaurose est absolument incurable.

Aménorrhée. — Suppression ou diminution des manifestations hémorragiques mensuelles spéciales à la femme. L'aménorrhée est due le plus souvent à l'*anémie* (voir ce mot).

En dehors de ce cas, la suppression des règles, chez une femme, jeune et bien constituée, doit *toujours* faire penser à une grossesse et avant de prendre des médicaments ou de se soumettre à un régime quelconque, il y a lieu de consulter un médecin qui, le plus souvent, fera immédiatement son diagnostic et donnera le traitement à suivre s'il s'agit d'une maladie, ou les précautions hygiéniques à observer si l'on se trouve en présence d'une grossesse.

Amnésie. — Perte partielle ou totale de la mémoire, dépendant d'une lésion des centres nerveux et due le plus souvent à l'intoxication tabagique. Le meilleur remède est de cesser l'usage du tabac, progressivement, non brusquement. Les traumatismes sur certaines parties du crâne peuvent provoquer de l'amnésie, partielle ou totale, également, sans que les autres fonctions intellectuelles soient intéressées par la lésion.

Ampoules. — Petites cloches remplies de liquide séreux, survenant aux mains ou aux pieds à la suite d'une compression violente : travaux manuels, excès de marche ou chaussures défectueuses.

Le traitement consiste à vider l'ampoule en évitant soigneusement d'arracher l'épiderme. Pour prévenir une nouvelle production de liquide on aura soin de laisser dans la plaie un fil bouilli et enduit de vaseline boriquée. Panser avec la poudre siccative suivante :

```
Alun............................    10 grammes
Amidon ou talc...............    100    —
```

Amygdalite. — Inflammation de l'une ou des deux amygdales, caractérisée par une grande difficulté d'avaler, les aliments solides surtout. La bouche et la gorge sont sèches, la langue chargée, on observe de la courbature et de la fièvre.

Chez les grandes personnes, des gargarismes émollients, des bains de pieds sinapisés et quelques purgatifs salins viennent assez vite à bout des amygdalites simples.

Voici une excellente formule de gargarisme, à employer aussi chaud que possible :

```
Infusion de roses rouges......    250 grammes
Miel rosat....................     30    —
Chlorate de potasse...........      5    —
```

Pour les enfants, qui ne savent pas prendre un gargarisme, on badigeonne les amygdales avec un peu de coton hydrophile placé à l'extrémité d'un bâtonnet et enduit avec le collutoire suivant :

```
Borate de soude........   }
Miel blanc.............   } par parties égales.
```

Avoir soin de brûler le tampon d'ouate après chaque usage.

Si l'amygdalite ne cède pas facilement à cette première médication, il y a lieu de craindre la formation d'un abcès et le médecin devra être aussitôt appelé.

Les amygdalites à répétition fréquente sont justiciables du traitement chirurgical; autant que possible, il vaut mieux ne faire enlever qu'une seule des deux amygdales.

Anasarque. — Hydropisie sous-cutanée ou *leucophlegmasie*, l'anasarque n'est souvent que la conséquence d'une maladie grave du cœur, du foie ou des reins. Dans ce cas, elle apparaît comme un des derniers symptômes de ces affections et il n'est plus temps de songer à la guérir.

L'anasarque aiguë ou franche peut débuter par la face et les membres. La peau, qui garde souvent sa chaleur et sa couleur normales, conserve la trace du doigt quand on la presse.

On vient à bout aujourd'hui, très facilement, d'anasarques considérables, en mettant les malades au *régime déchloruré*, c'est-à-dire en les privant totalement de sel dans les aliments et leur administrant des diurétiques, lait, tisanes de chiendent, etc., en abondance.

Anémie, chlorose, chloro-anémie. — Ces affections, si communes, surtout chez les jeunes filles et les femmes des grandes villes et même des campagnes, sont dues à un appauvrissement du sang, par suite de la diminution des globules rouges qu'il contient.

Les symptômes caractéristiques sont : pâleur et décoloration de la peau et des muqueuses, douleurs de tête, vertiges, nausées, essoufflement, étourdissements, palpitations, syncopes. Cet état peut s'accompagner de maux d'estomac, inappétence, constipation.

Chez les femmes, les époques sont irrégulières ou même presque supprimées, le flux menstruel est pâle, décoloré, plus ou moins abondant.

Les signes de l'anémie sont des plus faciles à reconnaître, même pour les personnes les moins exercées, et il suffit d'examiner une fois la teinte pâle des gencives, de la conjonctive ou membrane tapissant l'œil, pour faire un diagnostic à peu près infaillible.

L'anémie au début cède assez facilement à un traitement rationnel, il n'en est pas de même de la chlorose, qui nécessite des soins plus énergiques, est particulièrement rebelle et ouvre la porte à toutes sortes de complications.

Les moyens hygiéniques, quand on peut les appliquer, sont encore les meilleurs : séjour à la campagne, au grand air et au grand soleil, exercice, bonne nourriture, viandes rouges et vins vieux, toniques pour exciter les fonctions stomacales et stimuler l'appétit, valent mieux que les formules les plus savantes et les médicaments les plus compliqués, mais encore faut-il être en situation d'instituer un régime comme celui-ci.

Il n'y a pourtant pas à se dissimuler la gravité, sinon de la maladie elle-même, du moins de l'état d'infériorité dans lequel elle place les sujets qui en sont atteints, surtout au point de vue pulmonaire. Les anémiques, les chlorotiques négligés ou insuffisamment traités, constituent des proies tout indiquées pour la tuberculose, qui trouve là un terrain tout préparé pour une évolution rapide et fatale.

Anévrisme. — L'anévrisme est une dilatation, en

un point quelconque, d'une artère ou d'une veine et dépendant toujours d'une maladie du cœur.

Les personnes atteintes ou menacées d'anévrisme devront éviter les efforts, les mouvements violents, l'équitation, la danse ; prévenir la trop grande richesse du sang par une alimentation légère : laitage, œufs, viandes blanches, etc., eau coupée avec peu de vin, pas d'alcool, ni thé, ni café, ni tabac. Les médicaments n'ont aucune action sur l'anévrisme luimême qui ne peut être combattu que par des moyens chirurgicaux.

Angine. — On donne le nom d'angine à toutes les affections de la gorge, en général. Il y a cependant lieu de distinguer plusieurs sortes d'angines.

L'ANGINE SIMPLE ou mal de gorge ordinaire, caractérisée par un peu de difficulté à avaler ou à parler, cède le plus souvent à quelques gargarismes chauds et émollients. Suivant la région atteinte, les signes diffèrent, et le traitement aussi. Nous enverrons donc le lecteur aux articles : *Amygdalite, Laryngite et Pharyngite.*

L'ANGINE COUENNEUSE est une forme grave d'angine. Les symptômes, au début, sont analogues à ceux de l'amygdalite : les amygdales et le fond de la gorge sont rouges, gonflés, douloureux, parfois pointillés de vésicules ou recouverts de points jaunâtres et blanchâtres, ou de fausses membranes qui adhèrent par de petits filaments à la muqueuse. Quand l'angine revêt cette forme, il est de toute nécessité d'appeler le médecin qui se prononcera sur la nature exacte de la maladie. En effet, l'angine couenneuse doit toujours faire craindre le croup. (Voir *Diphtérie.*)

Il est bon de donner un vomitif à l'ipéca dès le début, puis continuer par un gargarisme antiseptique.

Angine de poitrine. — L'angine de poitrine est une maladie grave, n'ayant rien de commun avec la gorge et qui se manifeste par des crises revêtant une forme d'anxiété très pénible. Le malade ressent une douleur poignante dans la région du sternum, ce qui a fait donner à la maladie le nom de *sternalgie*. Cette douleur, très violente, s'irradie jusque dans le cou et s'accompagne de constriction intérieure, suspension momentanée de la respiration, angoisse, abattement, syncope.

L'angine de poitrine, liée le plus souvent à une affection organique du cœur ou des gros troncs artériels, n'est guère susceptible de guérison. Le traitement doit donc être, avant tout, palliatif : tranquillité d'esprit, éviter les courses prolongées, les fatigues, les excès de boisson et d'aliments, s'abstenir de toute excitation physique et morale.

Pendant la crise, faire respirer au malade un peu d'éther, ou mieux 3 à 6 gouttes de nitrite d'amyle qu'on répand sur un mouchoir. L'iodure de sodium, associé au traitement hygiénique, est le remède d'élection de cette maladie.

> Iodure de sodium............ 20 grammes.
> Eau distillée................ 300 —

Deux cuillerées par jour avant les repas.

Angine tonsillaire. — Voir *Amygdalite*.

Ankylose. — Diminution ou perte totale des mouvements dans une articulation mobile. L'ankylose succède souvent à des lésions articulaires ou à des cicatrisations vicieuses. Le seul traitement de l'ankylose des jointures et des articulations consiste dans le massage, la mobilisation lente et progressive.

Quand, à la suite d'une violente inflammation articulaire (arthrite), les os se sont soudés entre eux, qu'il existe une rétraction musculaire très grande, la guérison est difficile et lente.

Il faut toujours, à la suite d'une fracture, de l'application d'un appareil inamovible, surveiller l'ankylose possible.

Ankylostome duodénal. — Ver parasite qui habite l'intestin de l'homme et se nourrit du sang qu'il fait couler par la morsure de ses crochets sur les capillaires de l'intestin.

Quand les ankylostomes sont nombreux, le sujet qui en est porteur ne tarde pas à dépérir, en raison des pertes de sang qui résultent de leurs piqûres. C'est à cet état qu'on donne le nom d'*anémie des mineurs*, les ouvriers des mines et des carrières en étant particulièrement victimes.

La cause de la fréquence des ankylostomes chez les populations ouvrières vivant dans les mines, réside dans le manque de précautions hygiéniques, l'absence de lavabos et de latrines, qui font que les parasites et leurs œufs, évacués un peu partout, sont repris par d'autres individus.

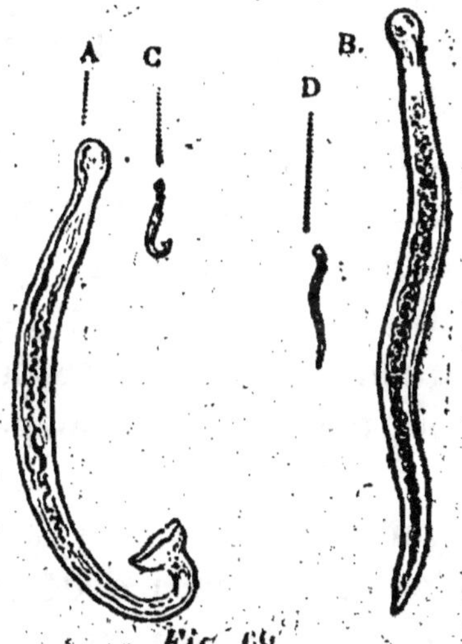

Les vermifuges (santonine, mousse de Corse, etc.), réussissent assez bien contre l'ankylostome duodénal. On traitera ensuite l'anémie consécutive, par un régime tonique et fortifiant. Il est nécessaire de recommencer plusieurs fois l'administration des vermifuges, jusqu'à ce que tous les parasites aient disparu.

Fig. 69

ANKYLOSTOME DUODÉNAL

A.-Mâle; B. Femelle; C. D. Les mêmes, grandeur naturelle.

Anorexie. — L'anorexie, ou perte d'appétit, constitue un symptôme commun à plusieurs maladies. On l'observe presque toujours au début d'une affection grave, d'un trouble digestif lié à un embarras gastrique.

Après avoir traité la maladie concomitante, on pourra faire usage des toniques amers : quassia-amara, gentiane, colombo, quinquina, etc.

Anthrax. — Réunion de plusieurs *furoncles* graves (voir ce mot), formant tumeur en un point du corps et principalement à la partie inférieure de la nuque.

Son ulcération donne issue, par plusieurs pertuis, à du pus et aboutit à l'expulsion du bourbillon. Si le chirurgien n'est pas appelé assez vite pour débrider l'anthrax, il se produit parfois de la gangrène des tissus.

Le traitement de l'anthrax consiste surtout en applications de *pansements humides antiseptiques* (voir ce mot) et en pulvérisations phéniquées. Eviter avec le plus grand soin toutes les pommades, onguents à base de corps gras, cataplasmes, etc., qui ont tendance à propager le mal.

L'apparition d'un anthrax doit toujours faire songer au diabète ; il y aura donc lieu de faire analyser les urines du malade et de s'assurer si elles ne contiennent pas du sucre. L'ingestion de levure de bière, fraîche ou sèche, produit de très bons effets dans le traitement des anthrax, surtout chez les diabétiques.

Antisepsie. — L'antisepsie est une conquête de la science moderne, grâce à laquelle la chirurgie a pu réussir les opérations les plus audacieuses avec le maximum de chances favorables.

De l'antisepsie externe nous ne dirons que peu de

chose, attendu qu'elle consiste surtout en des soins hygiéniques, lotions, bains simples ou médicamenteux, pansements humides (voir ces mots), tels que le médecin les prescrira, d'après la maladie qu'il y aura lieu de traiter.

Quant à l'antisepsie interne, le benzo-naphtol, en cachets de 30 centigrammes pour les adultes et de 10 centigrammes pour les enfants, à la suite d'un purgatif salin, nettoie avec efficacité les intestins et les débarrasse de toute matière putride.

Dans les affections des voies urinaires externes, le salol donne également de très bons résultats.

Aphtes. — Apparition de petits points blancs à forme papuleuse, sur la langue, à la partie interne des joues et au palais. Cette affection, sans gravité d'ailleurs, est due, la plupart du temps, chez les enfants en bas âge, à un défaut de propreté des ustensiles employés pour l'allaitement : biberons, tétines, etc.

Les aphtes cèdent très facilement et rapidement à des lavages alcalins ; gargarismes à l'eau de Vichy, ou à l'emploi de collutoires au borate de soude.

Borate de soude............ } par parties égales
Miel blanc.................. }

On touchera les aphtes avec un tampon de coton hydrophile trempé dans le collutoire, et on aura bien soin de brûler le tampon après chaque opération.

Apoplexie. — Due à une inflammation ou à une hémorrhagie cérébrale, l'apoplexie revêt tantôt la forme légère, tantôt la forme grave. Dans ce dernier cas, elle peut amener la mort sans que le malade reprenne connaissance. Dans la forme légère, caractérisée par des tintements d'oreilles, troubles intellectuels, perte de la parole et paralysie d'un côté du corps et de la face, tous les symptômes peuvent disparaître au bout d'un certain temps, partiellement ou totalement.

Lorsqu'il y a attaque d'apoplexie, asseoir le malade la tête en arrière, le délivrer de toute compression produite par les vêtements, lui appliquer sur la tête des compresses d'eau glacée, poser aux jambes des sinapismes en attendant le médecin qui pratiquera une saignée immédiate. L'artério-sclérose (voir ce mot) prédispose à l'apoplexie. Les artérioles qui nourrissent le cerveau, ayant perdu leur élasticité, ont de grandes tendances à se rompre sous l'influence d'une augmentation subite de la pression sanguine, due à la colère, à l'émotion, à la fatigue, et leur rupture entraine des hémorrhagies cérébrales plus ou moins importantes.

Appendicite. — Inflammation d'un diverticule de l'intestin (appendice), caractérisée au début par une constipation opiniâtre, quelquefois des vomissements, et une douleur aiguë en un point bien précis dans le ventre, au-dessus de l'aine droite. Eviter avec le plus grand soin les purgatifs, appliquer sur le ventre des compresses froides en attendant l'arrivée du médecin qui doit être appelé sans retard.

Artério-sclérose. — Durcissement des artères qui perdent leur élasticité et ne réagissent plus à chaque contraction du cœur. Cette incrustation, cette ossification des artères se développe ordinairement sous l'influence de la vieillesse, mais on l'observe chez les adultes comme succédané des diathèses alcoolique, rhumatismale, goutteuse.

Le durcissement est parfois si accentué, sur certaines artères accessibles à la palpation, comme l'artère radiale par exemple, qu'on compare celles-ci à des *tuyaux de pipe*.

L'artério-sclérose entraîne un trouble de la circulation caractérisé par des pulsations cardiaques plus énergiques et consécutivement des ruptures suivies d'hémorrhagies, d'embolies ou d'anévrismes. La sclérose des artérioles du cerveau provoque des ruptures suivies d'hémorrhagies cérébrales plus ou moins abondantes, caractérisant l'apoplexie.

Il n'existe aucun traitement capable de guérir l'artério-sclérose, en rendant aux artères leur élasticité première. Tout au plus, peut-on éviter les accidents consécutifs à cette dégénérescence en soignant la maladie qui en est la cause et en évitant toutes les causes susceptibles d'augmenter la tension artérielle. L'alcool, les excitants, les exercices violents, les excès de tout genre sont funestes aux artério-scléreux. Les vieillards, notamment, doivent s'astreindre à la sobriété la plus exemplaire, s'ils veulent éviter la fâcheuse attaque d'apoplexie qui les guette au moindre écart de régime.

Artérite. — Inflammation aiguë ou chronique du tissu des artères. Voir *Anévrisme* et *Artério-sclérose*.

Arthrite. — Inflammation aiguë ou chronique des diverses parties d'une articulation, caractérisée par la rougeur, la fièvre, la chaleur, l'enflure et surtout la douleur ; l'arthrite aiguë franche apparaît généralement à la suite d'un traumatisme violent sur l'articulation intéressée ou d'un froid humide et prolongé de la région.

Ce qui distingue l'arthrite de la goutte et du rhumatisme, c'est que tous les phénomènes inflammatoires se succèdent et se développent sur une seule articulation au lieu d'en intéresser plusieurs. Voir *Goutte* et *Rhumatisme articulaire aigu*.

L'arthrite aiguë peut se résoudre et l'épanchement

se résorber, c'est la guérison ; tantôt, il se forme un épanchement séreux abondant (voir *Hydarthrose*) ; tantôt la suppuration apparaît, mais alors le plus souvent l'arthrite n'est que le résultat d'un mauvais état général, d'une maladie infectieuse, de la tuberculose.

L'arthrite aiguë peut également, en passant à l'état chronique, déterminer l'*ankylose*. (Voir ce mot.)

L'arthrite sèche est une forme du *rhumatisme articulaire chronique*. (Voir ce mot.)

Enfin, il existe encore une forme grave d'arthrite, c'est l'*arthrite blennorrhagique*. (Voir *Blennorrhagie*.)

Contre l'arthrite aiguë franche, on prescrit les sangsues, les topiques froids et les astringents, dans le but de réduire les phénomènes inflammatoires, mais c'est surtout l'immobilisation et les révulsifs, sous forme de larges vésicatoires volants, qui réussissent le mieux ; on calme la douleur au moyen des calmants ordinaires : cataplasmes laudanisés, chloral, morphine, etc. Plus tard, on a recours au massage, à la mobilisation progressive, à l'électricité, pour éviter l'ankylose.

S'il y a formation de pus (*arthrite suppurée*), l'immobilisation dans un appareil plâtré, avec fenêtre au niveau de l'articulation, est absolument indispensable. Le médecin applique alors, sur la région malade, des pointes de feu, des mouchetures, des flèches au chlorure de zinc, etc. Parfois, dans les tumeurs blanches, par exemple, la résection des surfaces osseuses articulaires ou même l'amputation du membre sont nécessaires pour sauver les malades.

Toutes les fois qu'une arthrite suppure, il importe de soigner énergiquement l'état général ; le régime antiscrofuleux ou antituberculeux est indiqué. (Voir *Lymphatisme, Scrofule* et *Tuberculose*.)

Arthritisme. — L'arthristime n'est pas une maladie, mais un état constitutionnel particulier, héréditaire le plus souvent, dû à un ralentissement de la nutrition.

Le diabète, l'obésité, le rhumatisme, la goutte, la gravelle, la constipation opiniâtre, les hémorroïdes, la calvitie, sont, pour ne citer que les principales, des maladies dépendant généralement de l'arthritisme.

Par contre, la diathèse arthritique paraît être incompatible avec la tuberculose pulmonaire, dans la grande majorité des cas.

Soigner l'arthritisme en général vaut mieux que de soigner en particulier chacune des maladies qui viennent se greffer sur ce terrain d'élection. Aussi dirons-nous que les arthritiques, même n'ayant jamais ressenti aucune atteinte, par le fait seulement qu'ils sont nés de parents arthritiques ou rhumatisants, doivent s'astreindre à un régime hygiénique, assez anodin d'ailleurs.

L'exercice, le travail au grand air, si possible, la sobriété en sont les points principaux. S'abstenir de mets échauffants, d'alcool, d'une nourriture trop carnée ; éviter l'humidité, le froid, la constipation, telles sont les indications secondaires. D'autre part, un usage modéré des eaux minérales, telles que celles de Vittel, Pougues, Plombières, Vichy-Célestins, ne peut que fortifier le régime des arthritiques ou des candidats à l'arthritisme.

Ascaridés. — Vers intestinaux dont on se débarrasse assez facilement au moyen de la santonine, du semen-contra, de la mousse de Corse, du cousso, etc., suivis, chez les enfants, d'un purgatif au calomel à la dose de 1 à 10 centigrammes, suivant l'âge.

C'est à ce groupe d'entozoaires parasites qu'appartiennent les ascarides lombricoïdes (voir *Lombrics*) et les *ascarides vermiculaires* (voir *Oxyures*).

Ascite. — Hydropisie abdominale, caractérisée par l'épanchement dans la cavité péritonéale d'une quantité plus ou moins grande de liquide séreux, tantôt limpide, de couleur citrine, tantôt trouble et louche.

L'ascite succède généralement à une maladie du foie (cirrhose), de l'utérus, à un cancer, à la tuberculose, au mal de Bright, à une tumeur du pancréas, à la fièvre paludéenne, etc.

L'ascite, suite ou complication de maladies graves et cachectiques, ne guérit pas ; par contre, on guérit parfaitement l'ascite consécutive à l'intoxication palustre, au moyen du sulfate de quinine et des diurétiques et par le régime lacté absolu.

Il arrive parfois que l'ascite devient chronique et existe sans lésions appréciables des organes, la cavité du péritoine peut ainsi s'emplir de 10 à 40 litres de liquide. Dans ces conditions, le médecin procure un grand soulagement aux malades, en évacuant le liquide au moyen d'une ponction (paracentèse). Cette opération, très anodine, peut être répétée un grand nombre de fois et permet de prolonger les malades pendant de longues années.

Dans l'ascite chronique, en dehors de la ponction, on recommande les purgatifs (eau-de-vie allemande : 30 à 50 grammes) ; les diurétiques (nitrate de potasse : 5 à 8 grammes par jour dans un litre de vin blanc léger) ; les sudorifiques (tisane de bourrache, de buglosse), et les frictions sur le ventre, avec :

Axonge	30	grammes
Onguent mercuriel............	30	—
Poudre de camphre...........	10	—
— de scille...............	15	—
Pommade belladonée.........	30	—

pour deux ou trois frictions par jour, suivies d'un

cataplasme chaud. Suspendre ce traitement, si des signes d'intoxication mercurielle apparaissent. Voir *Stomatite mercurielle*.

Asphyxie. — Etat de mort apparente dû à l'arrêt de la respiration, et déterminé par plusieurs causes : strangulation, submersion, gaz délétères, air vicié ou confiné.

Quelle que soit la cause de l'asphyxie, il faut d'abord essayer de rétablir la respiration, pour cela supprimer tout ce qui gêne cette fonction.

S'il s'agit d'un noyé, il faut le coucher sur le côté, et s'efforcer de faire évacuer l'eau qu'il a pu absorber. Bien se garder de le suspendre par les pieds. Lui ouvrir la bouche avec un morceau de bois qu'on introduira entre les dents, puis saisir la langue avec la main enveloppée d'un linge et pratiquer les tractions rythmées suivant le procédé du Dr Laborde, c'est-à-dire tirer la langue hors de la bouche, la rentrer et la tirer de nouveau, en répétant cette manœuvre une quinzaine de fois par minute. Ne pas s'arrêter avant que les mouvements respiratoires soient complètement rétablis ; surtout ne pas se décourager.

On a vu des noyés revenir à la vie après une heure de mort apparente.

Ce que nous venons de dire pour les asphyxiés par submersion s'applique également aux cas de strangulation ; après avoir débarrassé le pendu de la corde qui le gêne, on pratiquera les tractions de la langue suivant le même mode opératoire. Les asphyxiés par gaz méphitiques ou autres seront d'abord portés au grand air, puis frictionnés et traités de la même façon. On leur fera de plus des inhalations d'oxygène.

Asthme. — Maladie d'origine nerveuse, caractérisée par des crises d'étouffement, de suffocation et de toux, survenant principalement la nuit, au milieu du sommeil et durant une, deux et trois heures.

Il importe avant tout, quand l'accès commence, de placer le malade de façon à faciliter sa respiration, desserrer ses vêtements, donner accès à l'air, lui faire respirer de l'iodure d'éthyle, brûler dans la chambre du papier nitré, des feuilles de belladone, de datura.

Le traitement de l'asthme est surtout hygiénique : on doit éviter les alcools, les poussières, l'air vif, le brouillard, mener une vie sobre et régulière.

Pour prévenir les crises, l'asthmatique devra prendre une cuillerée à bouche, par jour, avant le repas du midi, de la solution suivante :

Iodure de sodium...................... 10 grammes
Sirop d'écorces d'oranges amères... 300 —

Ataxie locomotrice. — Trouble particulier de la motilité volontaire, incoordination des mouvements. Les ataxiques projettent leurs jambes maladroitement, comme celles d'un pantin, les mouvements peuvent parfois être tellement déréglés que la marche devient impossible.

Aux membres supérieurs, l'ataxie au début apparaît seulement quand le malade veut saisir un objet de petites dimensions.

Cette maladie est la conséquence d'une altération de la moelle reconnaissant pour causes, soit une intoxication (alcool, tabac, plomb, arsenic, cuivre), soit une infection (diphtérie), soit une diathèse générale (diabète, anémie pernicieuse progressive).

Certaines formes d'ataxie (ataxie ébrieuse, titubante) reconnaissent pour cause une lésion du cervelet (atrophie, sclérose), ou une tumeur de cet organe ou même l'intoxication par l'alcool, le brome, le chloral, l'iode, la quinine.

L'ataxie est combattue très efficacement, quand il

n'y a pas de lésions incurables, par la rééducation. On apprend de nouveau aux malades à marcher et à coordonner leurs mouvements. La thérapeutique de cette maladie est du ressort du médecin, cela va sans dire. L'ataxie locomotrice peut être d'origine syphilitique. (Voir *Tabes dorsalis*.)

Athrepsie infantile. — Ensemble des phénomènes morbides qui dénotent chez l'enfant une nutrition incomplète : *entérite, diarrhée, muguet, gastro-entérite*. (Voir ces mots.) L'athrepsie infantile occasionne la plupart des décès des enfants en bas-âge, surtout dans les grandes villes, pendant les chaleurs de l'été, au moment où le lait de vache est de mauvaise qualité ou additionné frauduleusement de substances chimiques destinées à l'empêcher de tourner. L'allaitement au sein est le meilleur moyen d'éviter les maladies de l'enfance et l'athrepsie qui en est la suite. (Voir *Allaitement*.)

Atrophie. — Diminution dans le volume, dans la fonction d'un organe ou d'une partie quelconque du corps, produite, soit par la vieillesse (*atrophie sénile*), soit par dégénérescence des éléments anatomiques, soit par un défaut d'innervation lié à une maladie du cerveau, de la moelle (*atrophie musculaire progressive*), soit par diminution d'énergie vitale (*consomption*), soit par défaut d'exercice, de mouvement (*atrophies professionnelles*), etc., etc.

Attaque de nerfs. — On donne ce nom à des crises nerveuses, fréquentes surtout chez les femmes, les enfants et les personnes irritables. Elles s'accompagnent ordinairement de pleurs, de cris, de mouvements saccadés et désordonnés, mais ne sont nullement graves. L'essentiel est d'empêcher les malades de se blesser en tombant ou en se débattant. Pour cela, on les couchera sur un lit, on enlèvera les vêtements susceptibles d'entraver la circulation ou la respiration et on les entourera de couvertures et d'oreillers, afin d'amortir tous les chocs possibles.

Contre l'attaque elle-même, il n'y a rien à faire d'autre ; quand elle sera terminée, donner une cuillerée de sirop d'éther. Pour en prévenir le retour, le bromure de potassium, sous forme de sirop bromuré Henry Mure, est le meilleur médicament à employer.

Ne pas confondre l'attaque de nerfs ordinaire et bénigne avec les crises d'*hystérie* ou d'*épilepsie* (voir ces mots).

Avortement. — L'expulsion naturelle ou accidentelle, spontanée ou provoquée, d'un fœtus qui n'est pas encore viable, constitue l'avortement.

Les causes d'avortement naturel sont multiples. Elles peuvent notamment résulter, chez la mère :

1° De l'anémie ;

2° De la pléthore ou du nervosisme exagéré ;

3° D'une maladie grave, d'une fièvre maligne : variole, typhoïde, etc., albuminurie ;

4° D'une intoxication chronique : saturnisme, alcoolisme ;

5° De la syphilis ;

6° D'une affection grave de l'utérus ou de ses annexes : métrite, salpingite, ovarite.

Chez le père :

1° D'une maladie organique, influant sur la vitalité des spermatozoïdes ;

2° D'une lésion du cordon ;

3° De l'alcoolisme.

Chez le fœtus lui-même :

1° D'un décollement placentaire ;

2° D'une lésion du cordon ;

3° De l'enroulement du cordon autour du cou

L'avortement accidentel peut être la suite d'une chute sur le ventre, d'un coup, d'un traumatisme sur la région abdominale, ou résulter de manœuvres abortives criminelles, sur lesquelles nous ne nous étendrons pas ici.

Quelle que soit la cause de l'avortement et l'époque de la grossesse à laquelle il se produit, un avortement ne doit jamais être négligé et le recours au médecin s'impose comme une nécessité absolue.

Une femme chez qui les règles ont cessé d'apparaître, pendant un ou plusieurs mois, et qui les voit revenir soudain, abondantes et douloureuses, a le plus souvent avorté. Dans les premiers temps de la grossesse, la petitesse de l'embryon peut faire qu'il passe inaperçu, mais il y a toujours lieu de craindre qu'une portion du placenta reste dans l'utérus et provoque une infection grave, souvent mortelle. (Voir *Septicémie*.)

Azoturie. — Voir *Diabète*.

B

Bains. — Les bains ordinaires, froids ou chauds, constituent une des principales ressources de l'*hydrothérapie*. (Voir ce mot.)

Nous ne nous occupons ici que des bains médicamenteux ; on les divise en bains entiers et en bains partiels. Ces derniers peuvent être appliqués à un membre ou à une partie du corps ; tels sont les *bains de siège*, les *demi-bains*, les bains de pieds ou *pédiluves*, les bains de mains ou *manuluves*, etc.

On peut employer pour les bains l'eau minérale, l'eau ordinaire, additionnée ou non de substances médicamenteuses végétales (mucilages, plantes aromatiques) ou minérales (chlorure de sodium, de calcium, sulfate de fer, etc.)

La température à laquelle ils sont pris a, sur l'effet attendu des bains, une action très grande.

Les bains se divisent en *très froids, froids, frais, tempérés, chauds, très chauds*. Ils sont dits *très froids*, lorsque la température de l'eau est inférieure à 12° centigrades ; de 12 à 18°, ils sont *froids* ; *frais*, de 18 à 25° ; *tempérés*, de 25 à 30° ; *chauds*, de 30 à 38°, et *très chauds*, au-dessus de ce chiffre; on ne peut d'ailleurs supporter, d'emblée, les bains *chauds* et *très chauds* ; quand il y a indication d'administrer un bain à ces températures, il est nécessaire d'y arriver doucement, par réchauffement progressif.

Un bain pour un adulte nécessite 300 litres d'eau, 100 litres pour un enfant de 12 ans et 30 litres pour un petit bébé.

Nous allons donner quelques formules de bains médicamenteux, choisis parmi les plus fréquemment prescrits. Les doses ci-dessous s'appliquent à un bain d'adulte (300 litres d'eau) ; on devra les réduire suivant la proportion d'eau employée. (Voir plus haut.)

Bain ferrugineux
Sulfate de fer.............. 500 grammes

Bain ferro-arsenical
Arséniate de fer............ 5 grammes

Bain alcalin
Carbonate de soude.......... 250 grammes

Bain ferro-ammoniacal
Chlorure de fer............. 500 grammes
Sel ammoniac................ 25 —

Bain acide
Acide chlorhydrique......... 250 grammes

Bain d'amidon
Amidon de blé............... 500 grammes

A dissoudre dans :
Eau bouillante.............. 5 litres

et verser lentement dans l'eau du bain.

Bain aromatique

Espèces aromatiques........	500 grammes

Infusion dans :

Eau bouillante..............	10 litres

Mettre les feuilles dans un nouet de mousseline et verser le tout dans l'eau du bain.

Autre bain aromatique

Essence de thym........ ⎫		
— de romarin..... ⎬ de chaque	5 grammes
— de lavande...... ⎭		
Alcool à 90°................	40	—

Bain chloroformé

Alcool à 90°...................	250 grammes
Chloroforme	30	—

Bain salin aromatique

Carbonate de soude..............	250 grammes
— de chaux...............	10	—
Chlorure de sodium...............	100	—
Bromure de potassium. ⎫		
Iodure — .. ⎬ de chaque	0 gr. 50 centigr.
Essence de lavande..... ⎫		
— de tamarin.... ⎬ de chaque	0 gr. 1 —
— de thym........ ⎭		

Bain à l'iodure de potassium ioduré

Iodure de potassium........	20 grammes
Iode	10	—
Eau distillée................	250	—

Bain gélatineux

Gélatine pulvérisée..........	500 grammes

Dissoudre à chaud dans :

Eau	2 litres

Verser la dissolution dans l'eau du bain.

Bain de sublimé

Biiodure de mercure........	20 grammes
Chlorhydrate d'ammoniaque.	20	—
Eau distillée................	200	—

N'employer qu'après avis formel du médecin et dans

une baignoire non métallique (pierre, émail ou bois).

Bain sulfuro-gélatineux

Sulfure de potasse...........	100 grammes
Gélatine concassée..........	250	—

Verser le sulfure de potasse dans l'eau du bain et ajouter la gélatine trempée à l'eau froide (1 litre), pendant une heure et dissoute à l'aide de la chaleur.

Bain sulfureux liquide

Trisulfure de potassium solide......	100 grammes
Eau	200	—

Faites dissoudre et filtrez.

Préparez de même le *bain sulfureux liquide*, avec

Trisulfure de sodium........ 100 grammes.

Pour désinfecter l'eau des bains sulfureux, avant de la jeter, il suffit d'y ajouter :

Sulfate de zinc.............. 100 grammes

Bain de mer artificiel

Sel gris ordinaire..........	8 kilogrammes	
Sulfate de soude...........	3	—	500 gr.
Chlorure de magnésium.....	2	—	050 gr.
Chlorure de calcium........	0	—	700 gr.

à prendre à la température de 18° à 25° centigrades, correspondant à la température de l'eau de mer naturelle.

Bain de son

Son de blé...............	2 kilogrammes
Eau	5 litres.

Faites bouillir pendant 15 minutes, passez et ajoutez à l'eau du bain, ou mettez le son dans un sac de mousseline que vous malaxez dans le bain.

Bain de Barèges incolore

Chlorure de sodium...........		
Carbonate de soude cristallisé.	de chaque	00 gr.
Hydro-sulfate —		
Eau		400 gr.

Bain de Bourbonne artificiel.

Chlorure de calcium.................. 1.000 grammes
Sulfate de soude...... } de chaque 1.500   —
Chlorure de sodium.. }
Bicarbonate de soude................ 150   —
Bromure de potassium............... 20   —

Ne mettre le chlorure de sodium et le sulfate de soude dans le bain, que lorsque les autres sels sont dissous complètement.

Bain de Vichy artificiel

Bicarbonate de soude................ 1.000 grammes
Chlorure de calcium.. } de chaque 150   —
Sulfate de soude...... }
Chlorure de sodium.................. 60   —
Sulfate de magnésie................. 50   —

Ce bain n'a pas, évidemment, la valeur du bain pris à Vichy même avec l'eau des sources naturelles. On n'y aura recours que lorsqu'il sera impossible d'aller faire une cure sur place.

Bain sinapisé

Farine de moutarde fraîche.. 100 grammes

Placer dans un sachet de mousseline et malaxer dans l'eau du bain.

Bain électro-chimique de Pennès

Prendre d'une part :

Bromure de potassium.. } de chaque 1 gramme
Chlorure de baryum.... }
Fluorure de calcium.... } de chaque 2   —
Sulfate d'alumine....... }
   —   de manganèse............... 3   —
   —   de fer..................... 5   —
Phosphate de soude................. 10   —
Carbonate de soude desséché....... 200   —

Pulvériser séparément toutes ces substances et les mélanger rapidement. Verser ensuite dans une terrine et arroser avec la liqueur excitante ci-après :

Huile essentielle de lavande.. }
   —   —   de romarin... } de chaque 1 gramme
   —   —   de thym...... }
Teinture de staphisaigre concentrée au 1/5. 2   —

Ajouter de l'eau en quantité suffisante pour former une pâte avec laquelle on se savonnera tout le corps plongé dans l'eau du bain.

Bains de vapeur ou *bains d'étuve humide*. — Ces bains, qu'on prend partiels ou totaux, consistent dans un séjour prolongé d'une partie du corps ou du corps tout entier, à l'exception de la tête, dans une atmosphère chargée de la plus grande quantité possible de vapeur d'eau.

Les bains de vapeur peuvent être pris dans les établissements publics, chambres de vapeur, appareils particuliers, etc., ou chez soi, au moyen de divers procédés.

Le premier, le plus pratique, consiste à envelop-per le malade dans une toile cirée liée autour du cou et reposant bien à plat sur le sol, ou débordant un peu (voir fig. 70 ci-contre). Sous cet appareil, qu'on peut maintenir rigide à l'aide d'un cerceau, on place une lampe à esprit-de-vin sur laquelle on dispose une casserole pleine d'eau qui se vaporise petit à petit.

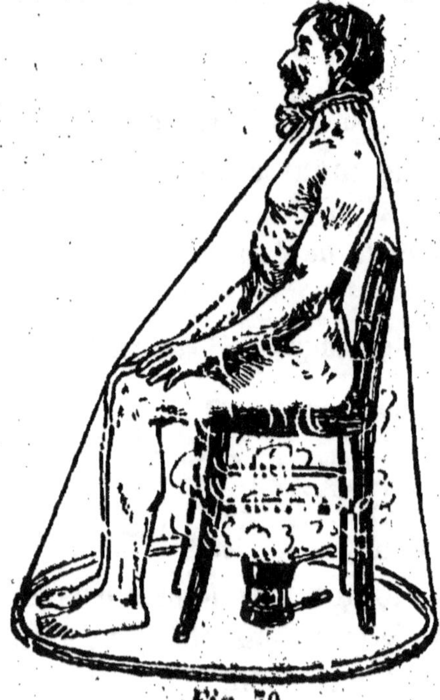

Fig. 70
BAIN DE VAPEUR

Le second procédé permet de donner le bain au malade, dans son lit même, au moyen d'un morceau de chaux vive enveloppé de linges trempés d'eau, ou placé dans un vase de terre qu'on remplit d'eau peu à peu.

Sous l'influence de la chaleur développée par la chaux, l'eau se vaporise très rapidement. Ce procédé demande une grande surveillance, car la chaleur développée est parfois si forte que les linges ou le lit peuvent s'enflammer. Il en est de même d'ailleurs du procédé précédent, surtout celui qui consiste à placer un réchaud allumé et une casserole dans le lit, même en garantissant le malade au moyen d'un cerceau qui soulève les draps (voir *figure* 71). Toutes les fois que le malade pourra être levé et

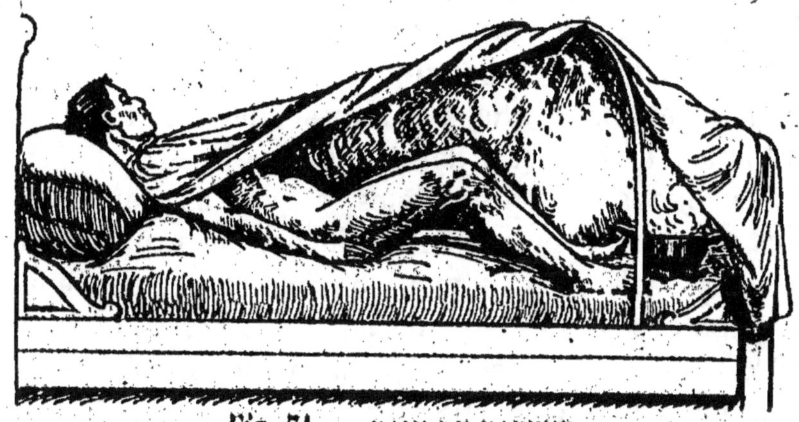

Fig. 71. — BAIN DE VAPEUR

maintenu assis sur une chaise à fond de bois, il vaudra mieux avoir recours au premier procédé.

On peut donner des bains de vapeur aromatiques en ajoutant à l'eau 500 grammes d'espèces aromatiques.

BAINS SECS GAZEUX ou *bains d'étuve sèche*. — Ces sortes de bains, qu'on ne doit prendre que sur avis du médecin et dont la durée ne doit jamais excéder 30 ou 40 minutes, consistent dans l'exposition du corps, la tête toujours exceptée, à l'influence de l'air sec et chaud (55° centigrades). Le demi-bain, jusqu'à la ceinture, est moins dangereux, pour les sujets sanguins et pléthoriques, que le bain total. Il provoque très suffisamment la sudation.

On peut prendre ces sortes de bains chez soi, d'après le même mode opératoire que les bains de vapeur humide, en supprimant l'eau et en ne conservant que la lampe sous la chaise.

Balanite. — Inflammation de la membrane muqueuse qui revêt le gland ; quelquefois le prépuce est pris en même temps et la maladie prend le nom de balano-posthite.

La balanite reconnaît pour causes principales l'accumulation de l'épithélium desquamé à la base du gland, les efforts pendant le coït, la masturbation, le contact avec des liquides leucorrhéiques, du sang menstruel ; elle peut aussi dériver d'herpès préputial, de chancre, de blennorrhagie, etc.

Les lotions sous-préputiales, à l'eau oxygénée, la plus grande propreté et l'abstinence de rapprochements sexuels jusqu'à guérison ont raison de cette affection désagréable, quand elle n'est pas liée à une autre maladie. Non soignée, elle peut provoquer la gangrène des parties atteintes.

Bandages. — On se sert d'appareils de toutes

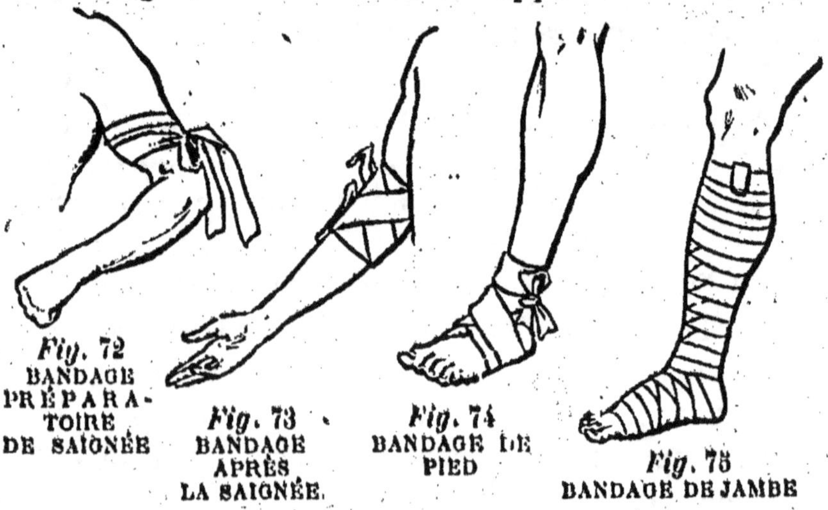

sortes, auxquels on donne le nom de bandages, soit

pour contenir une hernie, maintenir une fracture, assujettir un pansement, etc. La plupart de ces appareils sont appliqués ou prescrits par le médecin (bandages inamovibles pour fractures, luxations, arthrites, etc.), bandages compressifs (hernies, etc.).

Nous ne parlerons donc ici que des bandages compressifs que tout le monde doit savoir faire,

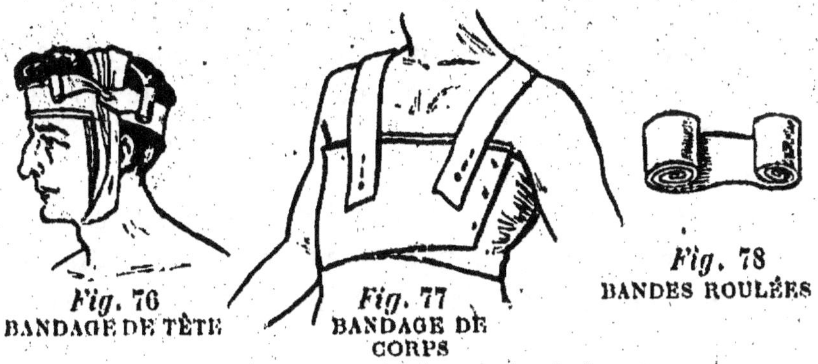

soit en attendant l'arrivée du médecin (hémorrhagies) soit au cours de pansement de plaies (saignées, varices, etc.)

Mieux qu'une longue démonstration, les figures ci-contre feront comprendre le tour de main nécessaire.

Battements de cœur. — Voir *Palpitations*.

Bégaiement. — Difficulté de prononciation, consistant dans la répétition saccadée de toutes les syllabes ou de quelques-unes seulement. Le bégaiement provient le plus souvent d'une affection nerveuse et coïncide parfois avec un *tic* (voir *Chorée*). Une émotion très vive peut suffire à déterminer le bégaiement chez un sujet jusque-là indemne de cette infirmité ; la même cause peut, d'ailleurs, chez un autre, amener la guérison.

Le traitement est celui de toutes les maladies nerveuses, en général, principalement de la chorée, de l'hystérie (voir ces mots). On y adjoint avec succès

le traitement rationnel par la gymnastique phoné-
tique, la suggestion, etc.

Biberon. — Les biberons à tubes sont aujourd'hui
condamnés par l'Académie de médecine, en raison
des dangers réels qu'ils présentent. On ne doit donc
faire usage que de biberons à tétine, sans tube, pouvant se nettoyer à l'eau bouillante et facilement dans
toutes leurs parties.

Il importe de les tenir scrupuleusement propres
en les lavant avant et après chaque tétée au moyen
d'une solution alcaline (eau de Vichy, eau boriquée
forte).

Dans l'intervalle des tétées, il sera bon également
de laisser la tétine plongée dans la même solution
alcaline. On rincera à l'eau fraîche au moment de s'en
servir.

Blennorrhagie. — Inflammation de l'urèthre et
du prépuce chez l'homme ; de l'urèthre, de la vulve,
du vagin et du col utérin chez la femme, s'accompagnant de douleur et d'écoulement muco-purulent ;
cette affection, inoculable par contact du pus de
l'écoulement avec une muqueuse, est due à la présence d'un microbe particulier appelé *gonocoque*,
d'où le nom de *gonococcie* donné aussi à la blennorrhagie.

La blennorrhagie est une maladie vénérienne,
mais non syphilitique, l'inoculation du pus gonococcique ne produit pas de chancre et ne détermine pas
d'accidents secondaires ou tertiaires, comme dans
la *syphilis* (voir ce mot).

Il y a lieu également de différencier la blennorrhagie de l'*uréthrite simple*, qui peut survenir spontanément après contact entre personnes saines (voir
Uréthrite).

La blennorrhagie débute généralement, du deuxième au sixième jour après le coït suspect, par une sensation de chatouillement à l'extrémité de la verge, des érections fréquentes et pénibles et enfin de fréquentes envies d'uriner dont la satisfaction provoque une sensation de cuisson et de brûlure douloureuse ; c'est ce symptôme qui a valu à la blennorrhagie le nom vulgaire de *chaude-pisse* sous lequel elle est surtout connue dans le public.

En même temps que le gland et le prépuce augmentent de volume et se tuméfient, apparaît, vers le sixième jour, un écoulement épais, blanchâtre, analogue à du lait et qui ne tarde pas à se colorer en jaune, puis en vert, tachant et empesant le linge.

La période inflammatoire dure environ trois semaines, puis les symptômes s'amendent sous l'influence du traitement approprié, et la guérison, qui peut être spontanée d'ailleurs, a ordinairement lieu du trentième au quarante-cinquième jour.

Les diathèses goutteuse, arthritique et herpétique, compliquent beaucoup la blennorrhagie chez les sujets déjà affaiblis, et peuvent entraîner des complications de toutes sortes : *cystite, orchite, rétrécissements, phlegmons, arthrites,* etc. La contagion immédiate du pus blennorrhagique avec les muqueuses de l'œil peut entraîner la perte de l'organe atteint en très peu de temps (*conjonctivite blennorrhagique*).

Enfin, la blennorrhagie peut passer à l'état chronique (voir *Blennorrhée*).

Les moyens préventifs, tels que les soins de propreté minutieusement observés après un coït douteux, ont souvent raison de la blennorrhagie, mais quand elle est déclarée, le traitement s'impose.

Dans les *deux premiers jours*, dès l'apparition

des premiers symptômes, on peut essayer de la méthode dite *abortive* :

Injection au nitrate d'argent

Eau distillée...................... 30 grammes
Nitrate d'argent............... 0 gr. 30 centigr.

Cette méthode, qui réussit souvent très bien au début de la maladie, peut devenir très dangereuse si on l'emploie alors que l'écoulement a déjà paru. Elle peut provoquer dans ce cas des accidents nombreux (cystite, prostatite, abcès, rétention d'urine).

Une fois cette première période écoulée, les injections et la médication interne devront marcher de front, ainsi qu'un régime très rigoureux : abstention de tous aliments et liquides excitants (mets épicés, asperges, légumes, alcool, thé, café, bière). Les grands bains ou les bains de siège prolongés, les cataplasmes émollients, les diurétiques, le repos et surtout le port d'un suspensoir relevant très haut les bourses permettent d'éviter tout accident et toute complication.

Nous allons donner ci-dessous quelques formules d'injections, choisies parmi les meilleures et les plus éprouvées, tout en rappelant que le succès dépend surtout de la façon dont on les prend, de la susceptibilité différente des individus et de leur état général plus ou moins bon.

Injections calmantes

Eau distillée................... 300 grammes
Opium pur.................... 1 —
Acétate de plomb liquide... 1 —

ou bien :

Eau distillée de roses....... 150 grammes
Acétate de plomb cristallisé. 3 —

ou encore :

Eau distillée................... 250 grammes
Proto-iodure de fer.......... 0 gr. 10 centigr.

Injections astringentes

Vin rouge de l'Hérault.......	150	grammes
Tannin pur................	1	—

ou bien :

Vin rouge de l'Hérault.......	150	grammes
Eau distillée de roses........	50	—
Extrait de ratanhia..........	1	—
Laudanum de Sydenham.....	2	—

Lotions calmantes

Julep gommeux.............	100	grammes
Acétate de potasse..........	8	—
Bromure de potassium.......	2	—

Comme médicaments internes, on prescrit le copahu, le cubèbe, le goudron, le styrax, en émulsion, pilules, sirop, électuaires, opiat et, quand les malades sont susceptibles de l'estomac, en lavements.

Il arrive fréquemment que les balsamiques ne sont pas ou sont mal tolérés par le rein ; dans ce cas, il faut s'en abstenir, sous peine de provoquer de la *néphrite aiguë* (voir ce mot).

Opiat antiblennorrhagique

Baume de copahu............	420	grammes
Poivre cubèbe...............	360	—
Cachou	60	—
Alun	40	—
Magnésie calcinée...........	30	—
Camphre pulvérisé..........	10	—
Opium brut................	3	—
Essence de menthe..........	XX	gouttes

A prendre dans du pain azyme après chaque repas, à la dose d'une cuillerée à café.

Autre opiat

Baume de copahu............	12	grammes
Poivre cubèbe...............	18	—
Poudre de jalap.............	3	—
Gomme gutte...............	0 gr. 30 centigr.	
Sirop de roses pâles........	Q. S.	

pour un opiat, à prendre en deux ou trois fois

dans la journée. Continuer jusqu'à guérison, si le médicament est bien toléré.

Opiat de Larrey

Baume de copahu............... 50 grammes
Sucre en poudre............... 400 —
Mucilage de gomme arabique. ⎱
Sirop simple.................. ⎰ Q. S.

A prendre à la dose de 5 à 10 grammes par jour, comme les précédents.

Electuaires anti-blennorrhagiques

Baume de copahu............... 50 grammes
Poivre cubèbe................. 100 —
Essence de menthe............. 2 —
Hydrochlorate de morphine.   0 gr. 05 centigr.

A prendre à la dose de 10 grammes par jour, en trois fois, dans du pain azyme.

Autre électuaire

Baume de copahu............... 30 grammes
Poivre cubèbe................. 45 —
Alcool nitrique............... 1 —
Essence de menthe............. X gouttes
Sucre en poudre............... Q. S.

A prendre à la dose de 20 grammes par jour, en deux ou trois fois, comme le précédent.

Mixture brésilienne

Baume de la Mecque............ 150 grammes
— de copahu............ 400 —
Extrait de safran............. 1 —

A prendre à raison de 30 gr. par jour, en deux fois.

Electuaire de copahu

Baume de copahu............... 50 grammes
Essence de menthe............. 1 —
Hydrochlorate de morphine.   0 gr. 05 centigr.
Tourteau d'amandes douces.   Q. S.

A prendre en trois jours, en trois fois chaque jour.

Potion de Chopart

Baume de copahu........ ⎱
Alcool nitrifié........... ⎮
Sirop de tolu........... ⎰ de chaque 60 grammes.
Eau de menthe........... ⎮
— de fleurs d'oranger. ⎰
Alcool nitrique............................. 3 —

A prendre trois fois par jour, à la dose d'une ou deux cuillerées chaque fois.

Sirop de copahu

Baume de copahu.............	80	grammes
Gomme arabique pulvérisée.	50	—
Eau distillée.................	50	—
Sirop de sucre..............	400	—
Hydrochlorate de morphine.	0 gr. 10 centigr.	
Essence de menthe poivrée.	XXX gouttes	

A prendre à la dose de 8 à 15 grammes par jour.

Emulsion au copahu

Baume de copahu...........	30	grammes
Extrait de ratanhia..........	5	—
Jaune d'œuf.................	n° 1	
Acide nitrique alcoolisé......	10	grammes
Eau distillée.................	20	—

A prendre deux fois par jour, par cuillerées à café

Sirop de styrax

Baume de styrax liquide.... 30 grammes

Faites digérer douze heures au bain-marie dans :

Eau distillée.................. 500 grammes

Passez, filtrez, faites fondre et ajoutez :

Sucre blanc cristallisé...... 1.000 grammes

A prendre à la dose de six cuillerées par jour, en trois fois.

Lavement au copahu

Baume de copahu...........	25	grammes
Jaune d'œuf.................	n° 1	
Eau distillée.................	200	grammes
Extrait gommeux d'opium....	0 gr. 05 centigr.	

ou bien :

Baume de copahu...........	15	grammes
Jaune d'œuf.................	n° 1	
Décoction de guimauve......	300	grammes
Laudanum de Sydenham....	1	—

Lavement au cubèbe

Poivre cubèbe en poudre....	25	grammes
Décoction de graine de lin..	300	—

Comme tisanes diurétiques, rafraîchissantes et purgatives, on peut faire usage des préparations suivantes, avec lesquelles on tâtera la susceptibilité du malade.

Tisanes de chiendent, d'orge perlé, d'uva ursi, de bistorte, auxquelles on ajoutera une cuillerée à café par litre et par jour, de la poudre ci-dessous :

Gomme arabique pulvérisée.	100	grammes
Extrait de réglisse.........	200	—
Sucre blanc cristallisé.......	400	—
Sel de nitro...............	30	—

Tisane de cachou

Eau bouillante.............	1.000	grammes
Cachou	5	—

Poudre diurétique calmante

Poudre de réglisse..........	3	grammes
— de guimauve.........	5	—
Sel de nitre...............	0 gr. 60	centigr.
Camphre pulvérisé..........	0 gr. 15	centigr.
Sucre blanc...... } de chaque	30	grammes
— de lait......		

A prendre en trois fois, dans la journée, dans un tiers de litre d'infusion chaude de tilleul, de feuilles d'oranger ou de chiendent.

Vin purgatif

Vin de Malaga.............	30	grammes
Poudre de coloquinte........	1	—

Faire macérer pendant trois ou quatre jours, passer et prendre par cuillerées à café jusqu'à effet.

Pilules purgatives

Aloës soccotrin en poudre... } de chaque	24	grammes
Poudre de gomme gutte......		
Essence d'anis..................	3	—
Sirop simple..................	Q. S.	

Faire des pilules de 20 centigrammes chacune et en prendre de deux à six par jour.

Contre les érections nocturnes, si douloureuses, de la blennorrhagie, on prescrit le camphre et le bromuré de potassium (50 centigrammes par jour dans une potion). Éviter de dormir sur le dos. Prendre des pilules tempérantes ci-après :

Camphre pulvérisé.⎫
Sel de nitre........⎬ de chaque 1 gramme.
Sirop simple................... Q. S.

Faire quatre pilules, en prendre une le matin et une le soir.

Lavement camphré

Camphre pulvérisé.......... 10 centigrammes
Jaune d'œuf................... n° 1
Eau distillée................. 300 grammes

Lorsqu'une blennorrhagie n'est pas guérie au bout de six semaines, lorsque les malades, ayant cessé de souffrir, voient néanmoins tous les matins une goutte de pus sourdre au méat, c'est que la maladie est passée à l'état *chronique*. Il y a alors *blennor-rhée* (voir ce mot).

Souvent, chez les personnes qui ne portent pas le gland découvert, la blennorrhagie se complique de phimosis ou de paraphimosis (voir *Phimosis*).

Les bains tièdes soulagent beaucoup les malades dans les cas de phimosis ; on peut faire de plus, pour calmer l'inflammation, quand celle-ci est con-sidérable, des injections calmantes ou faire des onctions avec la pommade belladonée. Ces injections sont poussées doucement, à l'ouverture du prépuce, entre celui-ci et le gland ; les onctions se font très légèrement par-dessus la peau.

Injection calmante

Eau distillée................ 250 grammes
Opium brut.................. 30   —

Pommade belladonée

Cérat simple................ 30 grammes
Extrait de belladone......... 15   —
Eau distillée................ Q. S.

Les complications les plus redoutables de la blennorrhagie sont l'*arthrite blennorrhagique* et la *conjonctivite blennorrhagique*. L'arthrite est due à une intoxication articulaire interne par le gonocoque. Elle se montre généralement du sixième au quinzième jour de la maladie, et siège le plus souvent au genou. La conjonctivite résulte du contact du pus gonococcique avec les muqueuses de l'œil, et ne peut résulter que d'une imprudence du malade (contact par l'intermédiaire de linges souillés, de cuvette, de baignoire mal nettoyées, etc.). Dans les deux cas, l'intervention du médecin, dès le début, est absolument nécessaire, si l'on veut éviter des accidents très graves : ankylose, suppuration de l'articulation ou perte de l'œil intéressé.

Blennorrhée, goutte militaire. — La blennorrhée reconnaît pour causes une blennorrhagie mal soignée, mal guérie ; des excès vénériens, des excès de table réveillant une ancienne blennorrhagie ; un rétrécissement ; une prédisposition arthritique, herpétique ou goutteuse, spéciale.

La blennorrhée, caractérisée par un suintement persistant, matutinal, affecte parfois beaucoup les malades et les conduit à l'hypocondrie.

Cependant, par des moyens simples : l'abstinence momentanée de rapports sexuels, un régime alimentaire rafraîchissant et quelques injections au tannin, on vient à bout de la plupart des blennorrhées.

Quand la cause de l'écoulement est un rétrécissement, quelques dilatations faciles à faire et peu douloureuses amènent très vite la guérison.

Enfin, quand tout a échoué, les grands lavages (2 litres), poussés jusque dans la vessie, triomphent du mal en dernier ressort. Ce dernier traitement doit d'ailleurs être prescrit et appliqué par le médecin pour éviter des accidents du côté de la vessie (cystite, prostatite, etc.).

Les bains froids, les bains de mer, l'hydrothérapie sous toutes ses formes sont applicables au cours de la blennorrhée.

Les injections, tisanes, sirops, etc., ne sont pas les mêmes pour la blennorrhée que pour la blennorrhagie. En voici quelques formules :

Injections astringentes

Eau distillée de roses pâles.. 200 grammes
Alun calciné.................. 1 —

ou bien :

Myrrhe pulvérisée...⎫
Cachou ....⎬ de chaque   5 grammes

Triturez dans :

Eau de chaux............... 200 grammes.

et filtrez.

ou encore :

Eau distillée................ 500 grammes
Noix de galle............... 0 gr. 15 centigr.

Injection au sulfate de zinc

Eau distillée................ 200 grammes
Sulfate de zinc............. 1 —
Laudanum de Sydenham..... 2 —

autre :

Eau distillée................ 200 grammes
Sulfate de zinc............. 1 —
Sous-acétate de plomb liquide. 1 —

Injection oléo-calcaire

Eau de chaux............... 120 grammes
Huile d'olive............... 15 —
Sous-acétate de plomb liquide. XXX gouttes

Pilules de goudron

Goudron végétal,⎫
Anis en poudre.⎬ de chaque 10 grammes
Magnésie calcinée........... Q. S.

pour 100 pilules. En prendre de 2 à 10 par jour.

Tisane iodurée

Infusion de saponaire..... 500 grammes
Iodure de potassium...... 3 à 5   —
Sirop simple............. 30   —

A prendre chaque jour, en augmentant progressivement la dose d'iodure de potassium, sans dépasser 6 à 7 grammes et suivant la susceptibilité des malades.

Sirop ferrugineux

Sirop de baume de tolu............. 250 grammes

A prendre de 2 à 4 cuillerées par jour.

Carbonate de fer........ } de chaque   5 grammes
Extrait de ratanhia.....

Blépharite. — Inflammation du bord libre, ou même de la totalité des paupières.

Cette affection, très tenace, survient le plus souvent chez les individus de tempérament lymphatique ou scrofuleux, c'est-à-dire que le traitement doit s'inspirer du régime de ces diathèses. (Voir *Lymphatisme, scrofule.*)

Localement, on doit laver les yeux chaque matin à l'eau chaude et au besoin lotionner les paupières, jusqu'à ce que les mucosités sécrétées pendant la nuit et qui agglutinent les cils, soient tout à fait ramollies.

Les pommades au précipité rouge ou blanc, à l'acétate de plomb, dont nous donnons les formules plus loin, à l'article *Conjonctivite*, contribueront à la guérison, mais il ne faudra pas se décourager, car la maladie dure fort longtemps, surtout si on ne la prend pas au début.

Bothriocéphale. — Ver parasite de l'homme, analogue au ténia, mais dont la tête n'est pas pourvue de crochets et dont les segments ou anneaux sont carrés au lieu d'être allongés comme ceux du ténia.

Le bothriocéphale, assez rare en France, se communique à l'homme par la chair des poissons d'eau douce contaminés (truite, brochet, lotte, perche, etc.). On s'en débarrasse de la même façon que du *Ténia* (voir ce mot).

Boulimie. — Faim excessive et peu en rapport avec les besoins réels de la nutrition. C'est un des symptômes de la *dyspepsie* (voir ce mot).

Bourdonnements d'oreilles. — Bruits analogues au bourdonnement de certains insectes et qu'on croit entendre dans l'oreille, bien qu'ils n'existent pas en réalité.

Les bourdonnements d'oreilles sont un symptôme commun à beaucoup de maladies. Le médecin seul a qualité pour instituer le traitement convenable, qui varie suivant la cause qui a donné naissance aux bourdonnements.

Bromure de potassium. — Médicament par excellence des affections nerveuses ; n'employer que des préparations sérieuses, par exemple, le sirop de Henry Mure, qui le renferme à l'état de pureté absolue.

Bronchite. — Inflammation de la membrane muqueuse qui tapisse les bronches, provoquée le plus souvent par un brusque changement de température ou l'exposition prolongée à un froid humide.

La bronchite se traduit par les symptômes suivants : toux d'intensité variable, plus ou moins douloureuse, sèche au début. Vers le troisième jour, expectoration de crachats mêlés d'écume blanchâtre, qui deviennent ensuite plus épais et jaunâtres.

Bien soignée, la bronchite aiguë franche guérit facilement. L'essentiel est d'éviter son passage à l'état chronique qui peut devenir un acheminement vers le catarrhe pulmonaire ou même la tuberculose. Au début, garder la chambre, et prendre des boissons pectorales édulcorées avec le sirop suivant :

Baume de Tolu.................. 2 grammes
Gomme arabique.............. 5 —
Sirop d'orgeat .... 30 —
Eau.......................... 120 —

La bronchite aiguë, surtout chez les enfants, peut devenir très grave et avoir une issue fatale, quand elle s'étend jusqu'aux dernières ramifications bronchiques ; elle est dite alors *capillaire*.

Voir *Broncho-pneumonie, Catarrhe, Grippe, Tuberculose.*

Brûlures. — Les brûlures se divisent en plusieurs degrés, suivant leur gravité et leur étendue. Les plus légères sont souvent les plus douloureuses et, contrairement à ce que l'on pourrait croire, ce ne sont pas les moins dangereuses, si elles occupent une grande surface de la peau.

Les brûlures par les acides sont plus difficiles à guérir que celles occasionnées par le feu ; celles par la vapeur d'eau sont généralement très diffuses.

On doit d'abord songer à atténuer les douleurs parfois atroces qui accompagnent les brûlures superficielles ; pour cela les ablutions d'eau froide ou, au besoin, le bain presque froid, s'il s'agit du tronc ; très froid, s'il s'agit d'un membre, ont une influence très appréciable sur les manifestations douloureuses.

Pour le traitement des brûlures légères, la glycérine phéniquée à 2 %, en compresses fréquemment renouvelées et recouvertes de taffetas gommé pour empêcher la dessiccation du pansement, a pour effet de supprimer les cicatrices, si hideuses parfois.

Pour les brûlures profondes, se compliquant de mortification des tissus sous-cutanés, il y a lieu d'agir plus énergiquement et d'employer la pommade salolée :

<pre>
Salol.............................   5 grammes
Acide borique pulvérisé....   3   —
Vaséline blanche...........   30   —
</pre>

Étendre cette pommade en légère couche, sur la brûlure, recouvrir d'un linge propre, d'un morceau de taffetas gommé et d'une couche épaisse d'ouate.

Les brûlures profondes des membres inférieurs nécessitent le repos absolu, les jambes étendues, pour éviter l'afflux du sang dans les veines ou veinules intéressées.

Une brûlure mal soignée, négligée ou tenue malproprement peut entraîner des complications graves, telles que : *lymphangite*, *phlébite*, etc. (Voir ces mots.)

Bubon. — Engorgement suppuré des glandes du cou, des aisselles, des aines. Les bubons peuvent résulter de diverses maladies, de la peste (*bubon pesteux*), de la scrofule (*bubon scrofuleux*), de la syphilis (*bubon spécifique, bubon induré et infectant*), ou du chancre simple (*bubon chancreux, bubon vénérien, bubon virulent*).

Le bubon vénérien apparaît en général du huitième au quinzième jour après l'apparition du chancre qui lui a donné naissance. Il siège de préférence au pli de l'aine, rarement des deux côtés, sa durée varie de un à plusieurs mois, et sa terminaison habituelle est la suppuration.

Le traitement abortif : glace, ponctions, etc., ne peut donner aucun résultat effectif ; s'il y a du pus, il faut lui donner issue au bistouri ; on évitera ainsi l'ouverture spontanée qui laisse une trace indélébile et une ulcération qui peut, comme le chancre, devenir phagédénique. (Voir *Chancre phagédénique.*)

Le pus du bubon vénérien est virulent et inoculable, et un traitement énergique est absolument nécessaire pour éviter les accidents consécutifs.

C

Cachexie. — L'amaigrissement, la pâleur, la perte des forces, la fièvre hectique caractérisent la cachexie, mélange à la fois d'anémie et d'empoisonnement. C'est une forme aggravée de la consomption (voir ce mot).

La cachexie n'étant qu'une conséquence d'une maladie grave, il va de soi que c'est cette dernière qu'il faut, avant tout, essayer de traiter et de guérir.

D'une manière générale, les ferrugineux, les toniques, l'arsenic associé aux phosphates (solution Henry Mure), l'alimentation (viande crue, lécithines), l'hydrothérapie, les bains de mer, les voyages, le repos moral, les distractions peuvent toujours être conseillés.

Seules, les cachexies d'origine tuberculeuse ou cancéreuse sont à peu près incurables, car elles sont l'indice que la maladie dont elles dépendent est arrivée à un degré de gravité tel qu'il y a lieu d'abandonner tout espoir de guérison.

Pour les cachexies d'origine nerveuse, voir *Mélancolie*.

Calculs biliaires. — Voir *Coliques hépatiques*.

Calculs du rein. — Voir *Coliques néphrétiques*.

Calculs de la vessie. — Voir *Gravelle*.

Calvitie. — Chute naturelle des cheveux, survenant à tout âge, sans maladie du cuir chevelu, par hérédité le plus souvent, c'est ce qui distingue la calvitie de l'*alopécie* (voir ce mot), état accidentel où les cheveux tombent, en partie ou en totalité, par suite d'une maladie des follicules pileux (pityriasis, teigne, pelade), ou à la suite d'une affection grave (fièvre typhoïde, fièvre cérébrale, syphilis).

Il n'y a pas de remède contre la calvitie acquise

proprement dite et aucune pommade, onguent ou élixir, ne parviendra à regarnir une tête chauve où les bulbes pileux sont détruits.

Il est cependant possible d'enrayer une calvitie commençante, d'abord en soignant l'état général, l'arthritisme, par exemple, et ensuite en employant les excitants locaux :

Pommade dite de Dupuytren

Moelle de bœuf.............. 50 grammes
Acétate de plomb cristallisé.. 1 gramme
Eau-de-vie vieille............ 6 grammes
Teinture de cantharide....... 0 gr. 20 centigr.
Essence de girofle........... III gouttes

Étendre tous les soirs gros comme un pois de cette pommade sur le cuir chevelu.

Pommade de Schneider

Moelle de bœuf.............. 60 grammes
Suc de citron................ 4   —
Extrait de quinquina.......... 8   —
Teinture de cantharide....... 1 gramme
Huile essentielle de cédrat.... 1   —
    —   —   de bergamote 0 gr. 50 centigr.

Laver la tête à l'eau de savon, tous les 2 jours et faire des onctions du cuir chevelu avec cette pommade.

Dans la calvitie dartreuse, on emploiera des lotions alcalines et une pommade au goudron :

Goudron végétal............. 5 grammes
Axonge...................... 30   —

Contre la calvitie d'origine syphilitique, le traitement spécifique (iodure de potassium à l'intérieur et pommade au tannin à l'extérieur) fait merveille :

Axonge..................... 30 grammes
Tannin à l'alcool............. 4   —

Cancer. — Terme générique s'appliquant à tort à des affections très différentes dans leur forme, leur évolution, leur siège, leur durée et surtout leur gravité. Nous renvoyons donc le lecteur aux divers articles où sont traitées les maladies que les anciens auteurs réunissaient sous le nom de cancers (*Cancroïde, Chancre, Epithélioma, Néoplasme, Sarcome, Squirrhe, Tumeur maligne*, etc.).

Cancroïde. — Tumeur épithéliale siégeant le plus souvent à la face et se développant insidieusement sur une ulcération primitive (verrues, plaques de séborrhée). Le cancroïde de la lèvre (*cancer des fumeurs*), siège le plus souvent à la lèvre supérieure, c'est le moins grave ; celui de la lèvre inférieure, bien que d'évolution très lente, se termine infailliblement par la cachexie et la mort, s'il n'est pris à temps.

Le traitement, essentiellement chirurgical, consiste en une ablation large de la tumeur au début.

Les autres cancroïdes du visage ne sont justiciables de l'opération que s'ils sont peu étendus, sinon les raclages et les caustiques peuvent suffire et évitent de trop grandes pertes de substance. Ils sont sujets à récidive.

D'une façon générale, il faut se défier des charlatans qui prétendent guérir les chancres et cancers par l'emploi de pommades ou autres préparations, et il est nécessaire de s'entourer des avis éclairés de son médecin dès l'apparition d'un bouton ou d'une ulcération suspects.

Carcinome. — Variété maligne d'épithélioma, à laquelle on donne à tort le nom d'éruption cancéreuse. (Voir *Epithélioma*.)

Carie des dents. — Altération de l'émail dentaire, produisant une cavité plus ou moins profonde ; détermine des douleurs aiguës, s'exacerbant au contact des objets étrangers, des boissons chaudes ou froides.

Pour prévenir la carie dentaire, il importe d'assurer l'antisepsie de la bouche par des lavages fréquents, surtout après les repas, au moyen d'un bon dentifrice :

Charbon végétal porphyrisé............... 100 grammes
Poudre de quinquina................ 20 —
Acide phénique...................... X gouttes

ou bien :

Carbonate de chaux................... 50 grammes
    — de magnésie.............. 50 —
Carmin............................. 2 —
Teinture de géranium................ V gouttes

La carie, même commencée, n'implique pas forcément la perte de la dent intéressée. Il suffit, en effet, d'un pansement fait avec soin par un dentiste expérimenté, et suivi d'une obturation de la cavité, pour prévenir les accidents ultérieurs. Si, au contraire, on tarde trop à faire soigner une dent gâtée, il peut se produire des abcès, de la périostite alvéolo-dentaire et le plus souvent il faut se résoudre à faire arracher la dent malade. Un bon conseil dans ce dernier cas : faire d'abord ouvrir et vider l'abcès avant de laisser pratiquer l'extraction, afin d'éviter la contagion aux parties voisines, les fluxions, etc.

Carie des os. — Tuberculose osseuse, caractérisée par la suppuration et la désagrégation du tissu osseux vivant, par opposition avec la *nécrose* (voir ce mot), où le tissu osseux atteint est mort et ne s'élimine pas par parcelles.

La *carie sèche* est une variété d'ostéite raréfiante, dans laquelle le tissu osseux disparaît lentement, se résorbe pour ainsi dire, sans suppuration. C'est également une manifestation tuberculeuse, qui siège de préférence sur les extrémités articulaires.

Le traitement des tuberculoses osseuses est du ressort de la chirurgie et se complète par un régime hygiénique et fortifiant.

Voir *Ostéites, Périostites, Ostéo-myélites.*

Carreau. — Tuberculose intestinale, chez les enfants, caractérisée par une induration du ventre, un amaigrissement prononcé et un trouble général des fonctions nutritives.

Le diagnostic et le traitement sont exclusivement du ressort du médecin, car beaucoup d'autres maladies infantiles ont des symptômes communs avec cette affection grave.

Catalepsie. — Symptôme fréquent de l'hystérie, survenant ordinairement à la suite d'une vive émotion morale. L'attaque de catalepsie se distingue de la syncope en ce que les mouvements de la vie végétative ou animale sont conservés ; seuls les mouvements volontaires sont abolis, le tronc et les membres restent, sans effort, dans la position où ils étaient ou dans celle où on les place, sans que le malade puisse faire un mouvement volontaire, tout en conservant la faculté du sentiment et de l'entendement.

Cet état peut se prolonger plus ou moins longtemps, et un examen trop superficiel peut faire croire à la mort réelle ; il n'y a cependant ni arrêt complet du cœur, ni refroidissement, comme dans l'état cadavérique, et on ne s'expliquerait guère, de nos jours, les inhumations précoces de gens tombés en catalepsie, récits dont notre enfance a été bercée.

Cataracte. — Opacité du cristallin, amenant une cécité complète dans l'œil atteint. Cette maladie n'apparaît guère qu'après la quarantaine, et elle est d'autant plus fréquente qu'on est plus avancé en âge. L'hérédité a une grande influence sur le développement de la cataracte, ainsi d'ailleurs que les maladies de la nutrition : diabète, albuminurie, sénilité.

Chez les sujets jeunes, où la cataracte reconnaît pour origine une violence sur l'œil ou une maladie inflammatoire, le traitement médical au début peut amener une amélioration ou même une guérison assez rapide. On emploie à cet effet les antiphlogistiques, l'iodure de potassium, le mercure, etc.

Mais, dans tous les autres cas, c'est le traitement chirurgical (énucléation du cristallin) qui réussit seul. Après l'opération, les malades doivent porter des lunettes à verres spéciaux, dites lunettes à cataracte, qui remédient à l'absence de la lentille enlevée.

Catarrhes. — On donne le nom de catarrhe à toute sécrétion exagérée des membranes muqueuses ; autant il existe de membranes muqueuses, autant il peut y avoir de catarrhes différents.

On distingue le catarrhe nasal ou *coryza* (voir ce mot) ; le catarrhe bronchique (voir *Bronchite*) ; le catarrhe pulmonaire (voir ce mot) ; le catarrhe vésical (voir *Cystite*) ; le catarrhe intestinal (voir *Diarrhée*) ; les catarrhes vaginal et utérin (voir *Leucorrhée*) ; etc.

Catarrhe pulmonaire. — Coïncide avec la bronchite chronique et est caractérisé par une expectoration épaisse, jaune verdâtre, n'engendrant ni abattement, ni fièvre, ni consomption.

Le catarrhe, n'étant qu'une des conséquences de la bronchite chronique et de l'*emphysème pulmonaire* (voir ce mot), ne peut s'atténuer qu'avec la maladie elle-même, difficile, sinon impossible à guérir, d'ailleurs, surtout quand elle se complique, comme c'est presque toujours le cas, d'asthme ou de maladie du cœur.

Tout au plus, peut-on soulager les catarrheux au moyen d'infusions émollientes et aromatiques de fleurs pectorales, de fruits béchiques (dattes, figues, etc.).

Potion pectorale

Espèces béchiques.........	2 grammes
Gomme arabique...........	8 —
Eau.....................	125 —
Sirop de sucre.............	Q. S.

A prendre par cuillerée à bouche toutes les heures.

Mixture pectorale

Gomme ammoniaque........	3 grammes
Oxymel scillitique..........	20 —
Infusion d'hysope..........	125 —
Sirop d'hysope.............	20 —

A prendre par cuillerée à bouche toutes les heures.

Les vomitifs, les purgatifs, les expectorants, administrés de temps à autre, à intervalles plus ou moins rapprochés, sont des plus utiles, car ils modèrent, par leur action, la toux et l'expectoration.

Le tartre stibié (5 centigrammes) tous les 2 ou 3 jours, la poudre d'ipécacuanha (5 à 10 centigrammes) tous les jours, le calomel (10 à 15 centigrammes) par jour, pendant longtemps sont des expectorants certains, de même que la décoction d'aunée composée et la potion au kermès.

Décoction d'aunée composée

Racines d'aunée....		
Lierre terrestre.....	de chaque	4 grammes
Hysope............		

Faire infuser dans :

Eau bouillante.............	1,000 grammes

et ajouter :

Miel blanc.................	50 —

Potion au kermès :

Infusion d'hysope...........	200 grammes
Sirop de baume de tolu......	50 —
Gomme adragante en poudre.	1 gramme
Kermès minéral.............	0 gr. 25 centigr.

Il existe aussi des poudres expectorantes assez efficaces :

Kermès minéral	0 gr. 50 centigr.
Poudre d'ipécacuanha	1 gramme
Sucre blanc	30 grammes

Diviser en 15 paquets, en prendre 1 ou 2 par jour ; ou bien :

Poudre de scille	1 gramme
— de gingembre	2 grammes
— d'ipécacuanha	2 —

Diviser en 20 paquets, en prendre 2 à 4 par jour.

Les révulsifs cutanés, frictions légères à l'huile de croton, applications répétées de teinture d'iode, cataplasmes sinapisés sur le devant de la poitrine soulagent beaucoup les malades, mais c'est encore la médication narcotique qui remédie le mieux au plus pressant besoin, en permettant le sommeil et le repos.

Le sirop diacode (30 grammes) dans une tasse de tisane à prendre le soir; le sirop de codéine (30 grammes), la teinture de belladone (6 à 10 gouttes) donnent de bons résultats ainsi que les fumigations ou les cigarettes de feuilles de *datura stramonium*.

Une cigarette confectionnée avec 20 centigrammes de feuilles de datura ou la même quantité fumée dans une pipe calment souvent la toux. On peut recommencer 3 ou 4 fois par jour en aspirant la fumée le plus possible.

Pour les femmes, on se contentera de faire brûler dans une assiette des feuilles de datura légèrement nitrées dont la fumée se répandra dans la chambre. Dans ce cas, on peut augmenter un peu la dose à employer.

Les fumigations de vapeur de benjoin, faites en **jetant de la poudre de benjoin sur des charbons ardents, sont moins dangereuses que les feuilles de datura.**

Le régime des catarrheux doit être très surveillé, la plus grande sobriété s'impose : abstention complète d'alcool et d'excitants, thé, café, tabac. Éviter le froid humide, le brouillard, la fumée de bois ou de charbon, les émanations gazeuses ou sulfureuses. Repos et nourriture saine et fortifiante. Prendre de l'arsenic sous forme de liqueur de Fowler, 5 à 15 gouttes par jour pendant quinze jours, en augmentant graduellement et en diminuant de même, pour laisser ensuite un intervalle de huit jours entre chaque période de médication.

Céphalalgie. — Douleurs de tête, symptôme commun à un grand nombre de maladies. On distingue la céphalalgie commune : mal de tête, migraine, névralgie, et les douleurs de tête plus graves qui compliquent la méningite, la syphilis à la période secondaire et tertiaire, la fièvre typhoïde, l'urémie, l'intoxication par l'oxyde de carbone, les tumeurs et abcès du cerveau, etc.

Certaines maladies nerveuses, telles que l'hystérie, l'épilepsie, donnent lieu à des céphalalgies intenses. La douleur en casque des neurasthéniques est particulièrement typique.

Contre les maux de tête légers, consécutifs à une perturbation dans l'équilibre général, fatigues, veilles, troubles gastriques, les analgésiques ordinaires : antipyrine, phénacétine, etc., suffisent généralement.

Pour les douleurs plus intenses, c'est à la cause même qu'il faut s'attaquer ; nous n'en parlerons donc pas ici, nous renverrons le lecteur aux divers articles cités plus haut.

Chancre mou. — Ulcération d'origine vénérienne, mais non syphilitique, connue sous les noms de chancre simple, chancre non infectant, chancre ordinaire, chancre vénérien, chancroïde, chancrelle, constituant un accident vénérien purement local, siégeant principalement sur les organes génitaux et apparaissant sans incubation, du premier au troisième jour après le coït contagieux.

Le chancre mou débute par une petite plaque rouge, dont le centre, souvent soulevé en forme de pustule, laisse apercevoir, si on l'enlève, une petite cavité ronde, à contours bien limités, à bords *taillés à pic*, comme à l'emporte-pièce, dont le fond est couenneux, grisâtre, chagriné. La partie enflammée s'entoure d'une aréole rougeâtre qui devient gris-perle pendant la période de réparation et de guérison.

Au contraire du chancre induré, syphilitique, que nous étudions plus loin, le chancre mou est inoculable sur le sujet qui en est porteur, et peut exister à plusieurs exemplaires sur le même individu. Le chancre mou se complique le plus souvent d'adénites ayant tendance à suppurer (voir *Bubons*). Chez les individus malpropres, dans les pays chauds ou sous l'influence d'un traitement mal compris, de pommades soi-disant curatives, vantées par des charlatans sans scrupules, le chancre mou peut se compliquer de *phagédénisme* et de *gangrène*.

L'ulcération, au lieu de tendre à la guérison, gagne au contraire en surface (*chancre serpigineux*) ou en profondeur (*chancre térébrant*), des eschares se développent à la surface ; les muscles, les nerfs, les vaisseaux et même les os peuvent être mis à nu par l'ulcère rongeant. La santé générale ne paraît pas atteinte pendant un certain temps, du fait du chancre phagédénique, mais à la longue les malades se cachectisent.

Le traitement de toutes les affections vénériennes graves, comme l'est celle-ci, est du ressort du médecin ; lui seul a qualité pour établir le diagnostic précis et son avis doit guider le malade, à l'exclusion de tout autre.

Chancre induré. — Accident primitif de la *syphilis*. On lui donne aussi les noms de *chancre infectant, chancre huntérien*. Il n'a rien de commun avec le *chancre mou* (voir ce mot), et la maladie qu'il décèle est constitutionnelle. (Voir *Syphilis*.) Le chancre induré est *toujours solitaire* ; il n'apparaît qu'après une période d'inoculation, qui varie de trois semaines à un mois, et il n'est pas inoculable sur le sujet qui en est porteur.

Sa base est dure et lorsque l'induration se résorbe elle laisse une tache violacée, caractéristique.

Pendant la durée de l'incubation, qui correspond à l'envahissement de l'organisme par le virus syphilitique, la santé des malades s'altère rapidement, ils deviennent anémiques ; d'autres manifestations de la syphilis ne tardent d'ailleurs pas à apparaître et fixent le diagnostic.

Chancres mixtes. — Il arrive parfois que les deux sortes de chancres précédemment décrites chancre mou et chancre induré) existent simultanément et côte à côte sur le même sujet, c'est ce qui constitue les chancres mixtes.

Ces deux lésions, étant absolument distinctes, évoluent quand même séparément et ne s'atténuent ni ne 'aggravent du fait de leur coexistence.

Charbon. — Maladie infectieuse et contagieuse, ui se communique le plus souvent des animaux à homme, par piqûre ou écorchure. Les dépouilles êmes des animaux charbonneux, les peaux, les laines, les crins recèlent pendant plusieurs années l'agent infectieux à l'état de virulence, et par conséquent peuvent encore transmettre la maladie.

La pustule maligne, qui est toujours le premier symptôme du charbon, apparaît, soit après quelques heures, soit après quatre ou six jours, au point d'inoculation. Son apparence est très caractéristique. Elle se présente sous la forme d'une petite ampoule qui se rompt et laisse à sa place une ulcération à fond grisâtre ou noirâtre ; les symptômes généraux qui se déclarent en même temps sont parfois des nausées, des vomissements, de la faiblesse.

Malgré sa gravité exceptionnelle qui nécessite toujours l'appel immédiat du médecin, la pustule maligne, soignée à temps, cède assez facilement à la cautérisation au fer rouge. Un traitement fortifiant devra être institué ensuite.

Chaude-pisse. — Voir *Blennorragie.*

Chlorose ou pâles couleurs. — Voir *Anémie.*

Choléra. — Maladie épidémique et contagieuse provoquée par les grandes agglomérations d'individus vivant dans des conditions hygiéniques défectueuses. Les agents de transmission du choléra sont nombreux : eau, linges, objets d'habillement et de literie souillés par les déjections de cholériques, etc. Les symptômes sont la diarrhée, le refroidissement progressif du corps, les vomissements, les crampes. Malgré la bénignité de beaucoup de cas, le traitement de cette maladie est essentiellement du domaine de l'homme de l'art.

Il est cependant nécessaire de donner ici quelques indications pour les premiers soins à donner en cas d'épidémie et en attendant l'arrivée du médecin.

La première indication est de dissiper l'embarras

gastrique initial. Pour cela, une cuillerée à bouche d'eau purgative réussit quelquefois.

En second lieu, contre la diarrhée, on donnera :

Sous-nitrate de bismuth........ 2 à 6 gr. par jour

ou bien :

Extrait de ratanhia......   0 gr. 30 centigr.
dans une potion gommeuse

Les lavements laudanisés réussissent également bien à calmer les douleurs d'entrailles :

Décoction de racine de guimauve....   250 grammes
Amidon de riz....................   15   —
Laudanum de Sydenham...........   XX gouttes

Une application de collodion riciné sur le ventre fait parfois merveille.

Dans la période de froid (période algide), les frictions excitantes sont indiquées. En voici quelques formules :

Liniment à la térébenthine

Huile volatile de térébenthine.....   10 grammes
Huile de camomille camphrée.....   30   —
Laudanum de Sydenham..........   40   —

Mêlez bien et employez en frictions très douces sur le ventre.

Liniment stimulant

Essence de térébenthine.. } de chaque 30 grammes
Ammoniaque liquide...... }

En frictions légères et applications sur la colonne vertébrale.

Contre les vomissements, on donnera de l'eau de Seltz, des morceaux de glace que le malade sucera lentement.

Contre les crampes, on donnera la potion antispasmodique suivante :

Sirop de fleurs d'oranger....   32 grammes
Eau de fleurs d'oranger......   64   —
Eau distillée de tilleul.........   64   —
Éther sulfurique.............   2   —

à prendre par cuillerées à bouche toutes les heures.

En temps d'épidémie cholérique, il importe d'éviter toute contagion immédiate, soit par des déjections de cholériques, soit par l'eau.

Le linge provenant du lit des malades, les toiles à matelas, le linge de corps des cholériques doivent être mis une heure à tremper, avant leur envoi à l'étuve, dans une solution formée de :

```
Chlorure de soude................. 1 litre
Eau................................ 9 litres
```

Les personnes approchant les malades devront changer de vêtements et faire une toilette rigoureuse à l'eau phéniquée, éviter la fatigue et ne faire usage que d'eau bouillie filtrée ou d'eau minérale.

Les cabinets d'aisance, urinoirs, etc., devront être désinfectés avec la solution suivante :

```
Eau........................ 10 litres
Sulfate de fer............. 500 grammes
Acide phénique au 100°..... 100    —
```

Enfin, dans la chambre des malades, on fera des fumigations d'acide phénique en versant, dans une ou plusieurs assiettes creuses, une partie du mélange suivant :

```
Alcool à 90°............... 100 grammes
Acide phénique............ 5      —
Eau....................... 1.000  —
```

Choléra infantile. — Voir *Diarrhée infantile.*

Cholérine. — Forme légère du choléra sporadique, apparaissant au cours de l'été et occasionnant des selles fréquentes, non douloureuses, une soif et une fièvre légères.

La diète, le repos au lit, les boissons rafraîchissantes, les tisanes émollientes, calment rapidement ce malaise peu grave, mais très sujet à récidiver, dans la saison chaude.

Chorée. — Fréquente dans le jeune âge et particulière au sexe féminin, la chorée a été aussi nommée *danse de Saint-Guy*, par suite de l'intervention particulièrement efficace que semble avoir pris ce saint dans la conjuration de certaines affections épidémiques au moyen âge, affections évidemment hystériques, caractérisées surtout par une danse effrénée,

Survient presque toujours à la suite d'une émotion vive, d'une contrariété. Le sujet devient capricieux, oublieux, inattentif, avec un besoin continuel de se mouvoir. Les mouvements choréiques débutent tantôt par la face qui devient grimaçante, tantôt par un bras, par une main, et s'accompagnent de secousses involontaires dans les épaules, le cou, la face. Ces mouvements peuvent s'étendre, augmenter d'intensité et se généraliser. Ils cessent ordinairement pendant le sommeil.

Le bromure de potassium et encore mieux l'antipyrine à doses progressives donnent de remarquables résultats dans cette maladie qui disparaît généralement en quelques mois, quand elle est bien traitée.

La chorée peut avoir une origine vermineuse ; dans ce cas on la guérit très facilement par l'emploi des vermifuges et surtout de la santonine : 5 à 25 centigrammes par jour.

Certaines chorées dépendent de la chlorose et on peut les guérir par l'emploi des aliments substantiels, du bon vin, du quinquina, des préparations ferrugineuses et des bains de mer ou de rivière.

Rien n'est plus commun que la récidive dans les affections choréiques. Il importe de les traiter au plus tôt, car, à la longue, elles peuvent entraîner de la perte de la mémoire, de l'hébétude, des hallucinations et quelquefois de la démence.

La suggestion hypnotique, employée par les médecins spécialistes, produit parfois des guérisons spontanées qui paraissent tenir du miracle, mais ne sont pas toujours aussi durables qu'impressionnantes.

Choroïdite. — Voir *Glaucome.*

Chute des cheveux. — Voir *Alopécie, Calvitie, Pelade, Pityriasis, Teigne.*

Cirrhose du foie. — Dégénérescence ou atrophie du tissu du foie, la cirrhose est due la plupart du temps à l'abus des alcools et une conséquence presque fatale de l'alcoolisme d'habitude. (Voir l'article *Alcoolisme.*)

Il va de soi que, pour traiter cette maladie, l'essentiel est d'en supprimer la cause originelle ; le régime lacté absolu et ensuite le traitement classique des affections du foie, eau de Vichy, saison à la station thermale même, si possible, amènent une amélioration sensible quand la cirrhose n'est que commençante.

Coliques de miserere. — Se produisent dans les cas d'occlusion ou d'invagination intestinales provoquées la plupart du temps par une *hernie étranglée.* Elles se caractérisent par des douleurs atroces, du ballonnement du ventre, des vomissements bilieux ou muqueux. Parfois même, lorsqu'il y a occlusion complète, les matières fécales remontent dans les voies supérieures. Les cas graves se compliquent de péritonite, par gangrène et rupture de l'intestin.

Le pronostic est toujours sombre, c'est ce qui a valu son nom à la maladie, mais la guérison peut survenir spontanément. En tout cas, il va de soi que c'est au médecin seul qu'il appartient de reconnaître et de traiter un cas aussi grave et aussi pressant à résoudre ; on ne devra jamais tenter seul les remèdes conseillés en la circonstance, tels que la balle de plomb ou le mercure métallique que l'on fait avaler aux patients pour dégager leur intestin obstrué. Inutile aussi de donner des lavements ou des tisanes ; tout au plus peut-on calmer les douleurs avec quelques cataplasmes laudanisés en attendant le médecin.

Coliques des nouveau-nés. — Voir *Diarrhée infantile.*

Coliques des peintres, coliques de plomb, coliques saturnines. — Les ouvriers qui fabriquent ou emploient le blanc de céruse, la litharge et le minium, comme les peintres, ceux qui coulent et manipulent le plomb, comme les fondeurs et les typographes, sont sujets au saturnisme ou empoisonnement par le plomb. Mais, en dehors de ces cas professionnels, il existe d'autres causes pouvant provoquer les coliques de plomb : tels sont l'emploi habituel de cosmétiques, fards et teintures à base de plomb, l'usage de boissons sucrées frauduleusement avec l'acétate de plomb ou sucre de Saturne, d'eau ayant séjourné dans des réservoirs ou conduites en plomb, etc., etc.

Quelle qu'en soit la cause, le saturnisme produit toujours les mêmes ravages dans l'économie et l'intoxication se traduit par les mêmes symptômes : lividité, pâleur terreuse de la peau, amaigrissement et apparition sur le bord des gencives d'un liséré bleuâtre.

L'accès se manifeste par des douleurs de ventre plus ou moins vives, accompagnées d'anorexie, de constipation opiniâtre, avec rétraction du ventre, parfois de vomissements. La douleur des coliques de plomb est parfois si atroce que les malades se roulent dans leur lit en se pressant le ventre avec force pour se soulager. Ces manifestations aiguës durent de deux à trois semaines, puis s'arrêtent, et le malade semble guéri, mais s'il retourne à son métier ou s'il recommence l'usage des produits toxiques momentanément suspendus, de nouveaux accès ne tardent pas à survenir, entraînant l'anémie, la cachexie, puis les paralysies, l'amaurose, les convulsions et la mort.

La première indication, en cas d'accès de saturnisme, est de rechercher les causes qui l'ont provoqué et de suspendre l'absorption du poison.

L'interdiction des peintures meurtrières, à base de céruse et de minium, et leur remplacement par l'oxyde de zinc ou blanc de zinc inoffensif, devraient être depuis longtemps édictées par la loi, comme l'a été la défense de manger dans les ateliers, pour les typographes ; mais à défaut de mesures législatives, les précautions hygiéniques ne devraient jamais être négligées par les ouvriers eux-mêmes, plus intéressés que quiconque à la sauvegarde de leur existence.

Tous ceux que leur profession oblige à manipuler le plomb ou ses composés doivent éviter autant que possible le contact des poussières métalliques sur la peau ou leur introduction dans les voies aériennes ; ils devront se laver fréquemment et soigneusement les mains, quitter leurs vêtements de travail au moment des repas, s'abstenir avec le plus grand soin de toutes boissons alcooliques, l'alcoolisme étant un facteur puissant dans le développement du saturnisme. Le régime lacté mitigé, et, comme moyen prophylactique, l'emploi rationnel de l'iodure de potassium, qui favorise l'élimination du plomb introduit et accumulé dans l'organisme, constituent le meilleur traitement préventif.

En cas de récidives ou d'accès à formes graves, il faudra se résoudre à changer de métier.

Les douleurs de l'accès lui-même se traitent par les pilules de belladone :

    Extrait de belladone............ 0 gr. 50 centigr.
    Poudre de réglisse........... q. s. pour 10 pilules

En prendre 1 à 3 par jour.

Frictions sur le ventre, avec :

    Pommade de jusquiame...... 5 grammes
    Vaseline........................ 30   —

ou :

    Pommade de sulfate de morphine..... 3 grammes
    Vaseline........................... 30   —

Appliquer également des cataplasmes laudanisés. Donner en même temps des purgatifs salins, des diurétiques (tisanes de chiendent, de queues de cerises), de l'émétique, du calomel (20 à 30 centigrammes) pendant plusieurs jours de suite, pour évacuer le plus possible du poison absorbé.

Il importe aussi de neutraliser le plus possible du plomb introduit dans l'organisme. Pour cela, le soufre fait merveille ; on donne tous les jours, pendant un mois, l'électuaire suivant :

    Fleur de soufre............. 10 grammes
    Miel blanc.................. 60   —

L'alun est également préconisé, sous forme de julep alumineux :

    Julep béchique............. 150 grammes
    Alun calciné............... 12   —

Coliques hépatiques. — Douleurs très violentes occasionnées par le passage d'un calcul dans les canaux biliaires. L'accès est brusque et dure en moyenne de six à douze heures s'accompagnant de vomissements qui sont d'abord alimentaires et deviennent ensuite glaireux et bilieux. Si le calcul reste engagé pendant quelque temps et obture complètement le passage de la bile, il survient de la jaunisse ou ictère. (Voir ce mot.) Après la crise, on retrouve les pierres dans les matières fécales, quelquefois au bout d'un ou deux jours seulement.

Contre les douleurs, le médecin pratiquera une piqûre de morphine ; en l'attendant, on aura recours à l'antipyrine en cachets, à la dose de 50 centigrammes à la fois dans un demi-verre d'eau, jusqu'à concurrence de 2 ou 3 grammes. Les bains chauds prolongés facilitent l'expulsion.

Les personnes affectées de coliques hépatiques doivent suivre un régime spécial composé de viandes maigres, poissons et légumes bouillis, fruits, thé léger, vin très étendu d'eau. Les aliments gras, l'huile, la graisse et l'alcool sont absolument prohibés.

L'usage des eaux minérales de Vichy (Grande-Grille), Contrexéville, Vittel, est à recommander.

D'une façon générale, toute maladie du foie nécessite les soins du médecin qui prescrira un régime sévère et l'emploi de l'eau de Vichy. Dans la plupart des cas, une ou plusieurs saisons annuelles à Vichy même, sont nécessaires pour arriver à une guérison complète.

Coliques intestinales. — A la suite de l'ingestion de viandes de mauvaise qualité, d'aliments avariés, il se produit dans l'intestin des fermentations putrides dont les coliques sont une manifestation certaine. Elles peuvent également survenir à la suite d'une exposition à un froid prolongé ou être dues à des parasites de l'intestin (voir *Coliques vermineuses*). Contre la douleur, prendre dix gouttes de laudanum dans un peu d'eau sucrée. Cette dose s'applique, bien entendu, aux adultes, le laudanum ne devant *jamais* être administré aux enfants du premier âge.

Il existe également des coliques d'origine nerveuse, ou *entéralgie*. Ces sortes de coliques, plus ou moins douloureuses, sans phénomènes inflammatoires, dépendent souvent d'une névralgie du grand sympathique. Les émotions vives qui troublent instantanément le travail de la digestion, donnent lieu, chez les personnes nerveuses, à des accès d'entéralgie.

Les excréments des malades ordinairement sujets à l'entéralgie sont presque toujours enveloppés de matières blanchâtres plus ou moins consistantes et ayant parfois la forme et l'aspect de longues fausses membranes (voir *Entérite*).

On guérit l'entéralgie ayant pour cause principale la constipation, en traitant cette dernière, et l'on soulage les douleurs au moyen d'applications chaudes de cataplasmes laudanisés sur le ventre.

À l'intérieur, on prescrit les potions calmantes :

Eau de laitue................	100 grammes
— de fleur d'oranger....	50 —
Sulfate de morphine.......	0 gr. XXV milligr.
Sirop de sucre.............	Q. S.

à prendre par cuillerées à café toutes les demi-heures, ou bien :

Eau de fleurs de tilleul......	40 grammes
Chloroforme................	XII gouttes
Mucilage de graines de lin...	Q. S.

à prendre par cuillerées à café tous les quarts d'heure, ou encore :

Eau distillée de menthe.......	60 grammes
— — de tilleul.......	60 —
Sirop de fleurs d'oranger.....	30 —
Éther sulfurique.............	2 —
Laudanum de Sydenham......	X gouttes

à prendre par cuillerées à bouche toutes les heures.

Les tisanes calmantes sont plus agréables à prendre, pour les malades n'ayant pas de dilatation d'estomac seulement. En voici quelques-unes :

Infusion de fleurs de tilleul........	4 grammes
— de feuilles d'oranger......	4 —

dans :

Eau bouillante....................	1.000 —

ajouter :

Sucre ou sirop de sucre.......... 50 grammes.
à boire très chaud, par verres, *ad libitum*.

Infusion de fleurs de tilleul........)
    —   — de camomille....}de chaque 4 grammes
    —   — d'oranger........)

dans :

Eau bouillante..................... 1.000 grammes

Passer et ajouter :

Sirop de sucre.................... 75 —

Voir *Entérite* et *Entéro-colite*.

Coliques néphrétiques. — Lorsque les graviers qui se sont formés dans le rein ont de la difficulté à descendre dans la vessie, ils provoquent des crises très violentes qu'on nomme coliques néphrétiques. Les crises peuvent durer cinq ou six heures et sont caractérisées par de vives douleurs dans la région lombaire, accompagnées

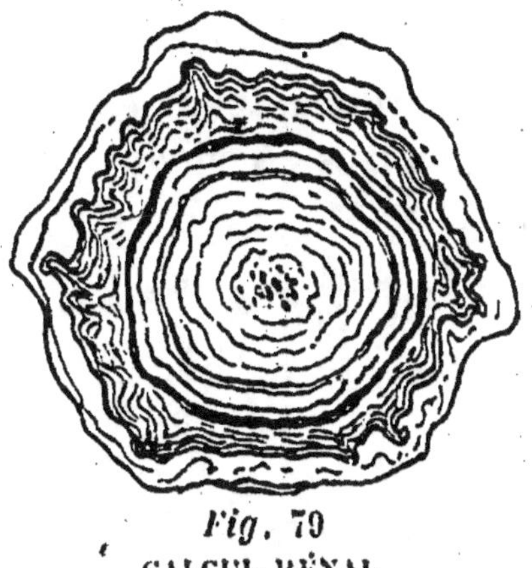

Fig. 79
CALCUL RÉNAL

ou non de vomissements. L'accès terminé, le malade émet d'abondantes urines troubles, parfois sanguinolentes et dans lesquelles on trouve des graviers, du gros sable et même de petites pierres. Parfois ces graviers, en raison de leur volume, ne peuvent être éliminés au dehors. Ils séjournent alors dans la vessie où ils ne tardent pas à augmenter en proportion. C'est ce qu'on appelle communément la *pierre*. Cette maladie est alors uniquement justiciable du traitement chirurgical.

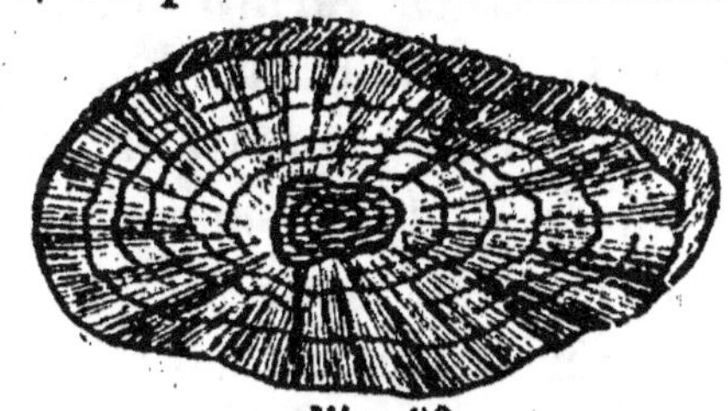

Fig. 80
CALCUL VÉSICAL

Le traitement des coliques néphrétiques est sensiblement le même que celui des coliques hépatiques (piqûres de morphine, bains chauds, antipyrine, boissons diurétiques et alcalines).

Le régime et l'hygiène préviennent les accès : les malades devront éviter les légumes riches en acide (oseille, tomates, asperges, haricots verts), les boissons alcooliques, les gibiers, la charcuterie, les viandes noires ou faisandées. Les eaux de Vichy (Grande-Grille), Vittel, Contrexéville, Châtel-Guyon, Évian sont recommandées.

Coliques utérines. — Voir *Accouchements*.

Coliques venteuses. — On ordonne pour les calmer des potions dites carminatives, facilitant l'expulsion des gaz intestinaux :

Décoction d'anis vert.......	100 grammes
Sirop de fleurs de pêcher...	20 —
Laudanum de Sydenham....	X gouttes

pour les adultes, prendre une cuillerée à bouche toutes les demi-heures.

Les coliques venteuses ou flatulentes occasionnent parfois de très vives douleurs, pouvant faire croire à des *coliques de miserere*. (Voir ce mot.) On doit les calmer au moyen de lavements laudanisés, chez les adultes, ou de cataplasmes bien chauds, arrosés de 10 à 20 gouttes de laudanum.

Coliques vermineuses. — Provoquées par différents parasites habitant l'intestin des enfants surtout. Avant tout traitement, il s'agit de découvrir à quelle sorte de parasites (ascarides, oxyures, lombrics, ténia) on a affaire. On applique ensuite le vermifuge nécessaire. Le traitement de la douleur est le même que celui des *coliques venteuses* (voir ce mot).

Comédons, loupes, tannes, points noirs. — Voir *Kystes sébacés*.

Compère loriot. — Voir *Orgelet*.

Condylomes. — Voir *Papillomes*.

Congestion cérébrale. — Peut être provoquée par l'insolation, le froid, l'abus des boissons alcooliques, la suppression brusque d'un flux de sang habituel (hémorroïdes ou menstruations). Se manifeste par des douleurs de tête, vertiges, afflux de sang au visage et aux yeux. Certaines formes de la congestion peuvent être graves. (Voir *Apoplexie*.)

L'insolation ou le refroidissement s'accompagne parfois de congestion pulmonaire. (Voir ce mot.)

Le traitement de la forme légère consiste en saignées, application de sinapismes aux jambes, purgatifs et compresses froides sur la tête.

Congestion de l'utérus. — Fréquente au moment des règles, par la fatigue d'une longue marche ou à la suite d'une station verticale prolongée, on la soigne par le repos, par les injections d'eau bouillie très chaude (45°).

La congestion chronique de l'utérus est souvent consécutive à une chute de l'utérus, chez des femmes lymphatiques ou épuisées par des grossesses multiples. L'hygiène fortifiante, les toniques, les injections très chaudes sont indiquées.

Congestion pulmonaire. — Dans la congestion pulmonaire, il faut distinguer celle qui est produite par l'inhalation de vapeurs ou de gaz irritants et celle qui résulte d'une gêne de la circulation. La toux, la difficulté de respirer, les crachements de sang, sont les symptômes généraux de cet état. Il appartient au médecin de diagnostiquer la cause de la congestion pulmonaire et d'instituer le traitement convenable.

La congestion pulmonaire chronique peut conduire à la tuberculose pulmonaire (voir ce mot). Il est donc indiqué de la prévenir par tous les moyens.

Conjonctivite. — Nous ne parlerons pas des conjonctivites survenant dans certaines maladies infectieuses, la diphtérie, principalement. Nous ne nous occuperons, en premier lieu, que de la conjonctivite franche, aiguë, caractérisée par un picotement intense, analogue à la sensation de graviers dans l'œil, survenant par suite d'irritations locales occasionnées par des poussières, des fumées, les fatigues, les longues veillées, la lumière trop vive, l'emploi des lunettes mal appropriées à la vision, l'introduction de corps étrangers (voir ce mot).

La première précaution à prendre, s'il s'agit de corps étrangers, est de les enlever, mais, dans tous les cas, le traitement consistera en lavages de l'œil avec de l'eau boriquée tiède, accompagnés de collyres astringents, dont voici quelques formules :

Eau distillée...................	120 grammes
Eau de roses.................	30 —
Sulfate de zinc................	0 gr. 30 centigr.

ou bien :

Eau distillée................	75 grammes
Sous-acétate de plomb,.....	0 gr. 1 centigr.

ou bien :

Eau de roses,...............	90 grammes
Laudanum de Sydenham.....	1 gramme
Sulfate de zinc...............	0 gr. 15 centigr.

ou encore :

Eau distillée................	30 grammes
Sulfate de zinc...............	0 gr. 10 centigr.
Laudanum do Sydenham.....	X gouttes

La conjonctivite catarrhale succède souvent, chez les sujets lymphatiques ou scrofuleux, de préférence, à la conjonctivite simple négligée ou mal soignée.

Au contraire de la conjonctivite franche, aiguë, la conjonctivite catarrhale n'est pas douloureuse, mais elle s'accompagne d'une grande sécrétion de larmes et de mucus s'accumulant, la nuit surtout, sur le bord des paupières, sous forme d'une croûte jaunâtre. A ce degré, la conjonctivite demande à être soignée énergiquement, si l'on ne veut pas la voir passer tout à fait à l'état chronique ou même devenir purulente et entraîner la perte irrémédiable et rapide de l'œil atteint, quelquefois des deux yeux.

Le médecin prescrit, dans ce cas, le traitement abortif, énergique :

Eau distillée................ 15 grammes
Nitrate d'argent............. 0 gr. 15 centigr.

Ce collyre ne se verse pas dans l'œil avec un compte-gouttes, comme les précédents ; on retourne les paupières et, à l'aide d'un pinceau trempé dans le liquide, on badigeonne vivement la muqueuse enflammée. Un second pinceau trempé dans une dissolution de sel gris, passée et filtrée, est immédiatement passée au même endroit, pour neutraliser l'excès du nitrate d'argent.

Il va de soi que ce traitement ne peut être institué que par le médecin, nous le mentionnons simplement à titre d'indication. En attendant, et pour prévenir le développement du mal, on couvrira l'œil ou les yeux atteints avec des compresses trempées dans le collyre au sous-acétate de plomb dont la formule est donnée plus haut et on recommandera au malade d'ouvrir de temps en temps les paupières, pour laisser pénétrer le liquide dans l'œil.

Chez les personnes de constitution lymphatique ou scrofuleuse, en plus du traitement local, on devra améliorer l'état général par des fortifiants et des toniques (quinquina, huile de foie de morue, liqueur de Fowler, etc.).

Conjonctivite purulente des nouveau-nés. — En naissant, l'enfant est exposé à des souillures qui peuvent infecter ses yeux. Pour cette raison, il faut toujours laver les yeux de l'enfant nouveau-né avec de l'eau boriquée tiède et, pendant quelques jours, faire suivre ce lavage de l'instillation de quelques gouttes de jus de citron mélangées à parties égales d'eau bouillie, introduites dans l'œil avec un compte-gouttes ou un petit tampon d'ouate hydrophile.

Une précaution aussi simple et aussi élémentaire, si elle était appliquée partout, diminuerait de 80 % le nombre des aveugles dits de naissance, qui ne sont en réalité que des victimes de l'ophtalmie purulente des nouveau-nés, — lisez de l'ignorance ou de l'indifférence coupable de leurs parents.

Consomption. — L'amaigrissement, la dyspepsie, la perte des forces et de l'appétit, la fièvre hectique caractérisent la consomption, mais nombreuses sont les maladies qui l'amènent progressivement.

Au nombre de celles-ci, il faut citer en première ligne la tuberculose pulmonaire et laryngée, la pneumonie ulcéreuse et caséeuse, les tuberculoses des os ou des ganglions, les cancers, le paludisme ; mais ce sont surtout les affections des voies digestives et de leurs annexes qui entraînent le plus souvent la consomption.

La consomption n'étant qu'un effet, il n'y a pas à lui opposer d'autre traitement que celui de la maladie qui en est la cause. Nous renvoyons donc les lecteurs aux différents articles où ces maladies sont décrites. (Voir aussi *Cachexie* et *Mélancolie.*)

Constipation. — Les causes banales de la constipation bénigne sont les occupations sédentaires, l'alimentation trop riche et échauffante, l'abus de la viande et des condiments excitants. Elle peut survenir chez les arthritiques et les nerveux et provoque l'inappétence, le ballonnement du ventre, les maux de tête, les congestions, les hémorrhoïdes (voir ce mot).

Les formes graves de la constipation, constituant la rétention quasi-complète des matières fécales, sont dues à des hernies étranglées, à des invaginations intestinales (voir *Coliques de miserere*), à la paralysie de l'intestin, etc. Mais ce sont là des affections graves dont la constipation n'est qu'un symptôme, et nous ne nous y arrêterons pas ici.

Dans la constipation habituelle, alternant ordinairement avec la diarrhée, la palpation du ventre au niveau de chacune des fosses iliaques permet de découvrir des sortes de tumeurs plus ou moins volumineuses, constituées par des pelotes d'excréments durcis. On leur donne le nom de *scybales* quand elles sont petites et de *tumeurs stercorales* quand elles atteignent une grande dimension.

Tant que la constipation ne dérange pas la santé habituelle, elle n'a rien de grave ; cependant on ne doit pas la négliger en raison des complications qu'elle peut entraîner et le mieux est encore de l'éviter par un régime alimentaire rationnel : beaucoup de légumes verts, de laitages, des viandes blanches, des fruits cuits, peu de vin, coupé avec de l'eau de Vichy, des grands lavements froids, de temps à autre, avec de l'eau boriquée bouillie (deux litres).

L'exercice, la gymnastique, l'hydrothérapie, le massage du ventre, sont également indiqués.

Contre la constipation chronique, basée sur l'atonie de l'intestin, en plus du régime, il y a lieu de s'inquiéter de débarrasser chaque jour l'intestin, puis de l'exciter modérément afin de l'amener tout doucement à reprendre ses fonctions normales.

Les purgatifs ne doivent pas être conseillés, ils ne font qu'aggraver la constipation, les laxatifs doux doivent leur être préférés : le miel à raison de 60 grammes par jour ; le petit-lait clarifié (une tasse le soir en se couchant) ; le lait d'ânesse à jeun ; la pulpe de casse ou de tamarin (50 grammes pour un litre d'eau) ; les pruneaux cuits avec quelques follicules de séné ; la graine de lin en nature (30 grammes dans un verre d'eau pure), etc.

Comme moyens mécaniques, en outre des grands lavements froids, on prescrit également les douches ascendantes rectales d'eau tiède ou d'eau de Vichy coupée de moitié d'eau bouillie ordinaire, à prendre une ou deux fois par semaine pendant cinq à dix minutes.

Contrepoisons. — Voir *Empoisonnement.*

Contusions. — Ce sont de véritables plaies sous-cutanées produites par un choc, une pression violente, un coup à l'aide d'un instrument contondant, etc.

Elles sont caractérisées par un épanchement plus ou moins abondant de sang dans l'épaisseur des tissus de la peau.

En cas de forte contusion du tronc ou des membres, il importe de s'assurer s'il n'y a pas de fracture (voir ce mot), et au voisinage des articulations, s'il n'y a pas d'entorse, de luxation, d'épanchement de sang ou de synovie (voir *Arthrite, Entorse, Luxation*)

La contusion grave est parfois compliquée immédiatement d'épanchements sanguins étendus et même de gangrène de la peau. L'infiltration et l'épanchement entraînent une irritation locale, souvent suivie d'inflammation, de *phlegmon*, d'*ostéite*, de *phlébite*, (voir ces mots). Plus tard, elle peut se compliquer de lésions chroniques, telles que la *nécrose*, les *kystes hématiques*, les *abcès froids*, ou amener des rétrécissements, des paralysies, des hyperthrophies, suivant la structure et la fonction des organes intéressés. Certains épanchements se transforment en masses qu'on appelle des *hématomes.*

Lorsqu'une contusion existe, quelle qu'en soit la gravité, il faut toujours rechercher avec le plus grand soin s'il y a une plaie à la peau, afin de la traiter aussi rigoureusement que la contusion ; dans beaucoup de cas, en effet, les accidents ultérieurs proviennent de ce que les inflammations cutanées ont retenti sur les tissus contusionnés.

Le sang épanché ou infiltré dans les tissus se résorbe en général très vite et une contusion sans désorganisation de la substance des organes ne présente aucune gravité par elle-même.

Dans les contusions légères, on applique des compresses imbibées de la solution suivante :

Alcool camphré........ ⎱
Eau blanche.......... ⎰ par parties égales

Un bain local ou général sera prescrit, si possible. S'il y a épanchement de sang, on comprimera avec une bande roulée et on imbibera le pansement avec de l'eau blanche ou une décoction d'arnica :

Racine d'arnica............. 8 grammes
Eau bouillante............... 500 —

Un peu de vulnéraire ou une tisane d'arnica préparée avec une pincée de fleurs d'arnica dans une tasse d'eau bouillante, s'administrent à l'intérieur, pour stimuler la circulation. La teinture d'arnica aromatique, à la dose d'une cuillerée à bouche dans un verre d'eau sucrée est recommandée également dans les contusions provoquées par une chute ou un traumatisme **violent**. En voici la formule que l'on peut préparer soi-même, à la campagne surtout.

Teinture d'arnica aromatique

Anis.................... 100 grammes
Fleurs d'arnica............. 50 —
Girofle... ⎱
Gingembre ⎰ de chaque..... 10 —
Cannelle
Alcool à 90°............... 900 —

Faites macérer pendant huit jours, passez et filtrez. Conservez en flacon bouché à l'émeri, à l'abri de la lumière.

La formule du vulnéraire, quoique un peu compliquée, mérite d'être donnée ici :

Feuilles fraîches de basilic.	
— de calament	
— d'hysope	
— de marjolaine	
— de mélisse	
— de menthe poivrée.	
— d'origan	
— de romarin	
— de sarriette	de chaque 16 grammes
— de sauge	
— de serpolet	
— de thym	
— de grande absinthe.	
— d'angélique	
— de fenouil	
— de rue	
— d'hypericum	
Fleurs de lavande	
Alcool de vin à 56°	750 grammes

Laisser macérer toutes ces substances dans l'alcool, pendant huit jours, décanter, filtrer, ajouter 150 grammes de sirop de sucre.

À employer comme stimulant, à la dose de 15 grammes dans un verre d'eau.

Convalescence. — Etat de faiblesse, de chloro-anémie succédant aux maladies aiguës un peu fortes, au moment du retour à la santé.

La durée de cet état particulier est en rapport étroit avec la gravité de la maladie, sa durée et l'énergie du traitement qui en a triomphé.

La convalescence mal surveillée peut entraîner des rechutes plus graves que la maladie initiale, aussi exige-t-elle des soins tout particuliers : chaleur douce, séjour à la campagne, dans un lieu ensoleillé, alimentation choisie et mesurée, substantielle, progrossivement, de facile digestion, bon vin très étendu d'eau, vêtements chauds, exercice modéré, repos moral, absence de tout chagrin ou irritation.

On excitera l'appétit par les préparations amères : infusion de houblon, de petite centaurée, macération de quinquina, vin de gentiane (50 à 100 grammes par jour) ; l'arsenic, sous forme de solution de biphosphate arsénié Henry Mure, relève rapidement les forces et abrège les convalescences.

Les eaux minérales naturelles de Bussang, de Spa, d'Orezza sont aussi très efficaces.

Voici, pour terminer, quelques formules d'aliments légers à donner aux convalescents.

Chocolat au lichen

Sucre blanc concassé......	1.750	grammes
Cacao caraque torréfié......	1.500	—
Cannelle de Ceylan.........	15	—
Extrait de lichen sec........	150	—

Broyer au mortier et bien amalgamer.

Se prépare à l'eau ou au lait, comme du chocolat ordinaire.

Racahout des Arabes

Sucre blanc concassé.......	60	grammes
Cacao caraque torréfié......	15	—
Fécule de pommes de terre..	40	—
Farine de riz...............	40	—
Vanille.....................	2	—

Broyer au mortier, réduire en poudre fine et bien amalgamer.

S'emploie à la dose de 2 à 3 cuillerées à soupe dans 250 grammes d'eau, de bouillon de poule ou de lait.

Convulsions. — Caractérisées par des mouvements involontaires, désordonnés, une agitation partielle ou continue, plus ou moins intense, ayant seulement pour siège un certain nombre de muscles (convulsions partielles) ou intéressant tous les muscles (convulsions générales), pouvant se compliquer de perte de

connaissance, de spasmes intérieurs, de paralysie
temporaire des sens et de trouble momentané des
fonctions intellectuelles, les convulsions ne sont
qu'une manifestation nerveuse due aux causes les
plus diverses.

La chlorose et l'anémie, chez les albuminuriques ;
les intoxications mercurielle et saturnine ; le tétanos,
l'empoisonnement aigu par la strychnine, par les
solanées, etc., s'accompagnent souvent de convulsions.

D'autre part, la surexcitation cérébrale par le travail intellectuel, les passions, les émotions vives, la
frayeur, le trouble des sens causé par une odeur désagréable ou très violente, un bruit imprévu, le chatouillement, occasionnent parfois des convulsions
légères.

Les convulsions qui signalent l'apparition d'une
maladie aiguë n'ont en général rien de grave, celles
qui les accompagnent ou les terminent sont en général mortelles.

Au cours de la convalescence des maladies aiguës,
l'apparition de convulsions est à peu près sans gravité.

Chez les enfants, la dentition lente et laborieuse,
les vers intestinaux, l'alimentation mauvaise par une
nourrice alcoolique produisent des convulsions, ainsi
du reste que les autres causes ci-dessus.

Elles se manifestent parfois, d'une façon épidémique et par simple esprit d'imitation, chez les
petites filles surtout (voir l'article *Chorée*). Elles
accompagnent l'*hystérie*, l'*éclampsie*, l'*épilepsie* (voir
ces mots), et souvent le travail de la menstruation,
au moment de la formation, les névralgies intermittentes, la grossesse, etc.

Mais les causes les plus fréquentes et aussi les
plus graves des convulsions, tant chez les adultes que

chez les enfants, sont les maladies aiguës ou chroniques du cerveau et de ses enveloppes (voir *Méningite*) ou de la moëlle et le paludisme, dans certaines fièvres pernicieuses.

C'est assez dire que nous ne pouvons donner d'indications précises s'appliquant aux diverses manifestations nerveuses générales, sympathiques ou essentielles, qui caractérisent les convulsions.

Les convulsions générales, intermittentes et régulières cèdent au sulfate de quinine, traitement héroïque de toutes les infections paludéennes.

Les convulsions sympathiques, survenant à la suite d'indigestions, de vers, de troubles de la dentition, disparaissent avec la cause qui leur a donné naissance et sans laisser de traces.

Pour calmer les accès, on donnera la solution suivante à la dose de 10 à 30 gouttes par jour, selon l'âge :

Carbonate de potasse.,......	5 grammes
Eau distillée................	100 —

ou bien la liqueur ammoniacale anisée :

Alcool......................	200 grammes
Ammoniaque................	50 —
Huile volatile d'anis.........	10 —

A la dose de X gouttes, quatre fois par jour, pour les adultes et de III gouttes matin et soir pour les enfants, dans un demi-verre d'eau sucrée, c'est un excellent stimulant.

On emploie aussi l'éther, le sirop de chloroforme, le musc, le castoréum, la valériane, le datura, la jusquiame, mais ce sont des médicaments d'un maniement trop dangereux pour que nous en conseillions l'emploi, autrement qu'après ordonnance du médecin.

Dans les convulsions d'origine nerveuse exclusive, l'usage prolongé du bromure de potassium donne de très bons résultats, à la condition d'employer une bonne préparation, comme le sirop bromuré Henry Mure, par exemple.

Coqueluche. — Maladie d'origine probablement microbienne, contagieuse, épidémique, sévissant de préférence sur les enfants. Débute par un catarrhe bronchique avec de la fièvre, qui disparaît ensuite pour faire place à des accès de toux spasmodiques suivis d'expectoration filante. Ces accès, très pénibles, durent une moyenne de dix à douze minutes et sont plus fréquents la nuit que le jour.

Pendant la quinte, tenir l'enfant sur les genoux, la tête un peu basse et soutenue par la main, et enlever de sa bouche les glaires visqueuses.

D'innombrables remèdes et préparations ont été à tour de rôle employés contre la coqueluche, avec plus ou moins de succès, mais aucun ne peut se recommander dans tous les cas sans exception, car tel traitement excellent pour un malade demeure parfois sans effet sur un second.

Nous citerons donc, comme susceptibles de soulager les pauvres petits malades, les différentes formules suivantes qui toutes ont été éprouvées et méritent d'être retenues, tout en n'étant pas des panacées universelles.

Dans la première période de la maladie, au début du catarrhe bronchique, tisanes aromatiques :

> Feuilles de menthe poivrée..   10 grammes
> Eau bouillante................ 500   —

ou :

> Serpolet..................... 15 grammes
> Eau bouillante.............. 1 litre

en infusions chaudes, sucrées, à prendre *ad libitum*.

Potion sédative

> Sirop de baume de tolu.... 30 grammes
> Eau distillée de laitue........ 100   —
> Extrait de belladone........ 0 gr. 5 centigr.

à prendre par cuillerées à dessert toutes les heures.

Vomitifs :

Sirop d'ipécacuanha....... 5 à 15 grammes

suivant l'âge de l'enfant.

Dans la deuxième période, dite période convulsive, au cours de laquelle les accès, de plus en plus fréquents, semblent parfois devoir provoquer l'asphyxie, une médication plus énergique s'impose ; les tisanes aromatiques peuvent être continuées, ainsi que les vomitifs, et on y adjoindra les purgatifs légers : calomel (cinq centigrammes au plus), huile de ricin (10 à 15 grammes).

Les narcotiques tels que la codéine, le sirop diacode, diminuent le nombre et la violence des quintes. Nous les mentionnons simplement :

Sirop de codéine

Codéine..................... 0 gr. 50 centigr.
Eau distillée............... 100 grammes
Sirop de sucre............. 50 —

Dose : une cuillerée à café une ou deux fois par jour, de 3 à 7 ans.

Potion de codéine

Sirop de codéine........... 30 grammes
Infusion béchique.......... 150 —

Dose : une cuillerée à café toutes les heures, ou toutes les deux heures, de 3 à 7 ans.

Les antispasmodiques sont peut-être préférables :

Potion antispasmodique

Carbonate de potasse........ 15 grammes
Poudre de cochenille........ 15 —
Eau distillée............... 100 —
Sirop de sucre.............. 100 —

Dose : 1 à 3 cuillerées à bouche par jour, de 3 à 7 ans.

Poudre antispasmodique

Gomme arabique pulvérisée. 20 grammes
Oxyde blanc de zinc........ 1 gramme
Poudre de valériane........ 0 gr. 50 centigr.

Mélanger bien intimement et diviser en paquets de 30 centigrammes. En prendre de 1 à 3 par jour, de 3 à 7 ans.

Le professeur Bouchardat donnait comme infaillible la préparation suivante, sur laquelle nous arrêterons nos citations :

Mixture contre la coqueluche

Tannin pur.....................	0 gr. 30 centigr.
Extrait de belladone..........	0 gr. 5 —
Extrait de ciguë...............	0 gr. 20 —
Infusion de séné..............	60 grammes
Eau distillée de fenouil.......	30 —
Sirop de guimauve...........	25 —

À prendre par demi-cuillerée à bouche toutes les deux heures.

« Cette mixture donne bientôt lieu à des déjections liquides et à peine l'enfant a-t-il pris la mixture en totalité que la coqueluche disparaît pour ne plus revenir. » (Bouchardat.)

La coqueluche, qui n'est pas une maladie sérieuse en elle-même, peut le devenir par ses complications du côté des bronches et donner naissance à des *bronchites* ou à des *broncho-pneumonies*. (Voir ces mots.)

L'hygiène joue un grand rôle dans le traitement. Il faut de toute nécessité éloigner les autres enfants de la famille et, dès qu'il sera possible, faire changer d'air le petit malade et désinfecter tous les objets qui lui ont servi.

Corps étrangers. — Peuvent causer des désordres très différents, suivant l'endroit du corps où ils ont pénétré.

Dans l'estomac : Si les corps étrangers sont de petit volume, non piquants et non toxiques, ils peuvent être rejetés facilement au moyen d'un vomitif : pièces de monnaie, boutons, arêtes de poissons, morceaux d'os, billes, pierres, etc. S'ils ne cèdent pas à cette médication, et si, d'autre part, ils ne passent pas dans les matières fécales à la suite d'un purgatif à l'huile de ricin, on devra avoir recours au chirurgien.

Dans l'œil : Tant que les corps étrangers ne sont pas fichés dans la cornée, quelques lavages à l'eau boriquée les font disparaître. S'il s'agit de parcelles de métal, on peut les retirer à l'aide d'un aimant, après quoi il sera toujours temps de pratiquer des lavages antiseptiques tièdes et de se servir d'un collyre astringent. Mettre un bandeau sur l'œil malade pendant quelques jours.

Sous l'ongle : Pour l'enlèvement d'une écharde enfoncée sous l'ongle, toutes les fois que l'emploi de la pince n'aura pas donné de résultats et que l'écharde sera visible, on peut opérer ainsi :

On ramollit l'ongle en trempant un bout d'allumette dans une solution de potasse caustique au $1/10^e$, qu'on promène sur le point le plus proche de l'écharde, dans une longueur de quelques millimètres. On enlève la bouillie cornée ainsi produite au moyen d'un éclat de verre raclant l'ongle, on applique une nouvelle couche de potasse, on racle de nouveau, et on finit par atteindre l'écharde qu'on retire alors facilement.

Dans l'oreille : S'il s'agit d'un insecte : mouche, moucheron, puce, etc., une goutte d'huile qu'on laisse couler dans le conduit auditif suffit souvent à faciliter l'expulsion. S'il s'agit de corps durs, pierres, noyaux de fruits, éponges, il y a du danger à pratiquer soi-même l'extraction. Ce soin incombe au praticien.

Dans le nez : Donner une injection d'eau tiède et de glycérine, à l'aide d'une petite seringue de verre et provoquer l'éternuement.

Cors et durillons. — Epaississement de l'épiderme provenant, aux pieds, de chaussures défectueuses, et aux mains du frottement des outils, dans certaines professions. Le traitement consiste d'abord à ramol-

lir l'épiderme par un bain prolongé, puis gratter avec
un canif aseptisé la surface du cor ou du durillon.
Appliquer ensuite une couche de la mixture suivante :

<pre>
Acide salicylique...........   1 gramme
Collodion..................:.   15 grammes
</pre>

Deux ou trois jours après, par un nouveau bain,
enlever ce topique et recommencer jusqu'à guérison.

Coryza, catarrhe nasal. — Communément appelé
rhume de cerveau et dû à l'inflammation de la muqueuse des fosses nasales, il provient d'un refroidissement de toute nature, surtout de froid aux pieds,
On obtient de bons résultats en prisant dès le début
de la poudre suivante :

<pre>
Salicylate de bismuth.}
Menthol............... } de chaque 0 gr. 15 centigr.
Acide borique..................... 3 grammes.
</pre>

ou bien :

<pre>
Poivre cubèbe...............   5 grammes
Carbonate de fer...........   1 gramme
</pre>

à prendre en 3 paquets, par 24 heures.

Le coryza aigu franc, pris à temps, c'est-à-dire tout
à fait au début, guérit facilement. L'inflammation a
cependant tendance à se propager des fosses nasales
au pharynx, puis de là au larynx et aux bronches. La
contagion se produit par les mucosités qui, pendant
le sommeil notamment, coulent dans l'arrière-bouche
grâce à la position déclive de la tête.

Un bon moyen d'empêcher cette fâcheuse complication consiste à dormir la face tournée en bas, vers
l'oreiller. Deux nuits dans cette position, assez incom-
mode d'ailleurs, et quelques lavages antiseptiques
des fosses nasales pendant la journée suffisent parfois à prévenir la bronchite consécutive au coryza.

Les coryzas à répétition fréquente sont l'indice

d'une affection de l'arrière-gorge : il y aura lieu, dans ce cas, de consulter des médecins spécialistes.

Coryza chronique. — Il se produit parfois en dehors de toute diathèse scrofuleuse, syphilitique ou cancéreuse et même de toute lésion locale.

On en vient à bout facilement avec des prises de la poudre suivante :

Sucre en poudre.............	20 grammes
Calomel à la vapeur.........	1 gramme
Oxyde rouge de mercure....	1 —

Dose pour huit jours. Interrompre le traitement pendant le même laps de temps et recommencer jusqu'à guérison.

Sucre en poudre.............	18 grammes
Protochlorure de mercure...	1 gr. 20 centigr.
Oxyde rouge de mercure....	0 gr. 60 centigr.

Mêmes doses et mêmes applications.

On prescrit aussi avec avantage des lotions, répétées trois fois par jour, avec la solution ci-dessous :

Eau distillée.................	400 grammes
Sublimé corrosif............	0 gr. 10 centigr.
Teinture de musc...........	IV gouttes

Coryza des nouveau-nés. — Le rhume de cerveau est particulièrement ennuyeux chez les nouveau-nés, en ce sens qu'il peut, par l'oblitération des narines, gêner ou même empêcher totalement les mouvements de succion de la bouche et interrompre l'alimentation au sein.

Il cède assez facilement à de légers graissages de l'intérieur du nez avec de la vaseline boriquée.

Les insufflations très légères de la poudre ci-dessous préviennent ou guérissent les ulcérations de la muqueuse nasale :

Sucre candie pulvérisé......	15 grammes
Calomel....................	1 —

Les fausses membranes adhérentes qui obstruent

les narines dans les cas graves ou négligés sont cicatrisées avec les insufflations d'alun :

Poudre de sucre candie......... 30 grammes
—   d'alun calciné........... 3   —

Coryza fétide. — Voir *Ozène*.

Coryza syphilitique. — Manifestation locale de la diathèse syphilitique ; il est justiciable exclusivement du traitement spécifique de la maladie elle-même. (Voir *Syphilis*.)

Cosmétiques. — On donne ce nom à toutes les préparations ou substances employées pour entretenir les qualités de la peau.

En fait, il en est bien peu, surtout parmi celles que leurs fabricants parent de toutes les vertus, qui en réalité remplissent les conditions exigées. Quelques-unes même sont particulièrement dangereuses et non seulement altèrent la peau la plus saine au lieu de la conserver, mais encore amènent une intoxication générale ; tels sont les fards et cosmétiques à base de plomb ou de mercure dont l'emploi continu, quoiqu'à petites doses, donne lieu à des accidents très graves. (Voir *Saturnisme*, *Coliques de plomb*, *Amaurose*.)

Parmi les substances et préparations ne présentant d'inconvénients que si on les emploie sans discernement, on peut ranger :

1° Les huiles végétales : huile d'olive, huile de noisette, huile d'amandes douces, etc. ;

2° Les huiles essentielles et essences : roses, géranium, violette, girofle, cannelle, lavande, bergamote, santal, néroli, menthe ;

3° Les baumes-résines : tolu, benjoin, styrax, etc. ;

4° Les astringents : alun, tannin, noix de galle, etc.;

5° Les acides : vinaigre de vin ou d'alcool, acide acétique, jus de citron, etc. ;

6° Les matières colorantes végétales ou animales : cochenille, carmin, orcanète, etc. ;

7° Les graisses animales, végétales ou minérales : axonge ou graisse de porc, glycérine, vaseline, lanoline, etc. ;

8° L'alcool de vin ou de grains, excipient comme les graisses, de la plupart des parfums et résines ;

9° Les substances minérales : sous-nitrate de bismuth, talc, oxyde de zinc, alun, etc.

Doivent être au contraire impitoyablement proscrites les substances minérales telles que l'arsenic, le sous-nitrate de plomb, le carbonate de plomb ou blanc de céruse et le mercure sous toutes ses formes.

Comme il n'est pas sans intérêt de savoir préparer soi-même, à l'occasion, l'eau de toilette qui vous convient le mieux, nous donnons ci-dessous quelques formules excellentes, empruntées pour la plupart au célèbre formulaire de Bouchardat. Au lecteur de choisir celle qui lui plaira le plus et s'adaptera le mieux à la nature de sa peau.

D'une manière générale, les peaux grasses et luisantes se trouvent mieux des eaux de toilette astringentes, à base d'alcool ou de vinaigre. Les peaux sèches et rudes s'accommoderont mieux au contraire des préparations à base d'huile, de graisse ou de glycérine.

Eau de violette

Poudre d'iris de Florence........	50 grammes
Faites macérer dans :	
Alcool à 36°....................	500 grammes

Distiller au bain-marie.

Eau sans pareille

Alcool rectifié à 96°..........	1.500	grammes
Alcoolat de romarin.........	125	—
Essence de citron...........	8	—
— de cédrat..........	4	—
— de bergamote.......	5	—

Eau de toilette, bouquet

Eau sans-pareille...................... 150 grammes
— de miel odorante .... 32 —
Alcoolat de jasmin..................... 18 —
Eau de violette................ } de chaque 10 —
Alcoolat de girofle............ }
Alcoolat de souchet long....... }
— de lavande............. } de chaque 8 —
— de calamus aromaticus . }
— de néroli.................... X gouttes

Alcoolat de miel composé

Miel de Narbonne........ } de chaque 250 grammes
Coriandre.............. }
Zestes frais de citron................. 30 —
Poudre de girofle..................... 10 —
Noix muscade.......... }
Benjoin.............. } de chaque 15 —
Storax calamite....,..... }
Vanille.............................. 12 —
Eau distillée de roses.... } de chaque 100 —
— de fleurs d'oranger. }

Faire macérer ces substances pendant quatre ou cinq jours dans :

Alcool à 85°..................... 1.500 grammes

Distiller ensuite au bain-marie et ajouter :

Teinture de musc.............. III gouttes

Eau de miel anglaise

Eau distillée......................1.000 grammes
Miel blanc.......................... 30 —
Teinture de safran.................. 25 —
— d'ambre...................... 2 —
Essence de néroli....... } de chaque 2 —
— de bergamote.. }

Eau de lavande anglaise

Alcool à 90°...................... 750 grammes
Eau de roses........................ 350 —
Essence de bergamote................ 4 —
Huile de lavande.................... 15 —
Fleur de lavande.................... 30 —
Ammoniaque liquide................. 2 —
Ambre gris......... } de chaque 0 gr. 20 centigr.
Musc.............. }

Distiller jusqu'à obtention d'un litre de produit.

Vinaigre aromatique anglais

Acide acétique concentré.............	65 grammes
Camphre..........................	64 —
Huile essentielle de lavande.........	0 gr. 50 centigr.
— — de girofle..........	0 gr. 20 centigr.
— — de cannelle.........	0 gr. 10 centigr.

Vinaigre antiseptique

Sommités sèches de grande absinthe.	
— — de petite absinthe..	
Romarin............................	
Menthe.............................	de chaque 10 grammes
Sauge..............................	
Rue des jardins....................	
Fleurs de lavande..................	
Écorce de cannelle.................	
Girofle pulvérisé..................	de chaque 8 —
Noix muscade concassée.............	
Ail haché..........................	
Calamus aromaticus.................	6 —
Camphre............................	16 —
Vinaigre radical...................	64 —
— très fort................	400 —

Ces eaux et vinaigres s'emploient à la dose d'une cuillerée à bouche par jour dans l'eau servant aux ablutions ou mieux en lotions après le savonnage, à la dose d'une cuillerée à café dans un litre d'eau.

Pommade au raisin pour les lèvres

Raisins frais, noirs, bien mûrs.......	125 grammes
Huile d'amandes douces.............	250 —
Cire blanche......................	125 —
Racine d'orcanette pulvérisée........	10 —
Essence de géranium...............	II gouttes

Placer sur le feu le raisin, privé de sa peau et de ses pépins, dans une casserole de porcelaine, avec l'huile et la cire ; laisser réduire doucement. Ajouter l'orcanette, presser, exprimer avec la main au travers d'un linge fin. Mélanger l'essence de géranium et verser dans de petits moules huilés. Laisser en place jusqu'à complet refroidissement ; sortir les bâtonnets ainsi formés et les envelopper séparément dans du papier d'étain pour les conserver jusqu'à l'usage.

Coup de chaleur, coup de soleil. — V. *Insolation.*

Couperose. — Voir *Acné.*

Coups. — Voir *Contusions.*

Coupures et écorchures. — Si la section est légère, nette, franche, qu'il n'y ait pas de corps étrangers dans la plaie, il suffit, pour la plupart du temps, de laisser saigner quelques instants et d'obturer au moyen d'une couche de collodion salicylé. En ce qui concerne les écorchures, surtout si elles occupent une certaine étendue, les laver d'abord soigneusement avec de l'eau boriquée, faire ensuite un pansement avec de la gaze salolée.

Il importe de prendre toutes les précautions antiseptiques pour une écorchure ou une coupure, même de très minime importance, en raison des complications qu'une infection microbienne peut entraîner.

Voir *Tétanos* et *Contusions.*

Coxalgie. — Arthrite sèche ou suppurée de l'articulation de la hanche, survenant surtout chez les enfants lymphatiques et scrofuleux. Comme pour toutes les arthrites, l'immobilisation absolue de l'articulation est le traitement de choix de la coxalgie. On y parvient au moyen d'appareils divers, plus ou moins compliqués, que le médecin seul a qualité pour prescrire et sur lesquels nous ne nous étendrons pas ici.

Nous renverrons le lecteur aux articles : *Arthrite, Hydarthrose, Lymphatisme, Ostéite, Scrofule, Tuberculose,* et nous ajouterons seulement que la coxalgie, bien soignée, guérit sans laisser de raccourcissement, par conséquent sans infirmité incurable du malade. Le tout est de s'adresser au médecin dès qu'un enfant se plaint d'une douleur dans l'articulation de la hanche, à la suite d'un coup, d'une chute, etc., ou même sans cause apparente, surtout si l'enfant est de tempérament lymphatique ou issu de parents scrofuleux ou tuberculeux.

Le traitement est fort long et un séjour à Berck est presque toujours nécessaire, pour assurer la guérison et activer la convalescence.

Crampes. — Contraction subite, passagère et douloureuse des muscles de la jambe, du pied, du menton, du bras, des doigts.

Les crampes peuvent survenir la nuit, spontanément ; elles résultent d'une fausse position des membres et disparaissent assez facilement au moyen de quelques massages de la partie contracturée.

Les personnes sujettes aux crampes du mollet feront sagement de s'abstenir des longues immersions en mer ou en rivière, la crampe se produisant souvent au cours des mouvements de natation et pouvant faire courir aux nageurs les plus grands dangers.

Il existe aussi des crampes d'origine professionnelle, telle que la crampe des écrivains, par exemple, qui oblige ceux qui en sont atteints à renoncer à l'écriture manuscrite, pour employer la machine à écrire.

Il n'existe aucun traitement capable d'empêcher les crampes essentielles de se reproduire.

Il n'en est pas de même des crampes symptomatiques, celles qu'on remarque, par exemple, dans le *choléra* ou au cours de la *grossesse* (voir ces mots). Celles-ci disparaissent assez facilement avec la cause qui les a engendrées.

Crampes d'estomac. — Voir *Gastralgie*.

Crachement de sang. — Voir *Hémoptysie*.

Crevasses, engelures, gerçures. — Occasionnées

par le froid, elles cèdent assez facilement à la pommade suivante, appliquée une ou deux fois par jour :

Menthol	0 gr. 75 centigr.
Salol	0 gr. 50 centigr.
Huile d'olives	1 gr. 50 centigr.
Lanoline	40 grammes

La douleur est atténuée dès les premières applications, la peau s'adoucit et les crevasses disparaissent.

Croup. — Voir *Diphtérie*.

Cysticerque. — Larve du ver solitaire ou *ténia* (voir ce mot) se rencontrant dans la chair des animaux domestiques : bœuf, mouton, porc. Chez ce dernier animal, il constitue la maladie dite *ladrerie* (voir ce mot).

Cystite. — Inflammation de la vessie, reconnaissant plusieurs causes diverses et pouvant exister à l'état aigu (*cystite généralisée, cystite du col, cystite cantharidienne*), et à l'état chronique (*cystite chronique catarrhale, cystite chronique ulcéreuse*).

La cystite aiguë généralisée est une affection grave, très douloureuse, qui reconnaît pour causes ordinaires : un excès de table, un refroidissement de la région abdominale, des excès vénériens, une rétention d'urine volontaire, une action chirurgicale, la propagation d'une inflammation des organes voisins (*blennorrhagie*), la présence d'un corps étranger, de graviers, de calculs dans la vessie et, chez la femme, la compression de la vessie par la tête du fœtus, pendant l'accouchement.

Elle est caractérisée par une douleur extrêmement vive, s'irradiant à l'hypogastre, au périnée et à la région des reins, les besoins fréquents d'uriner, la difficulté de la miction, l'émission, après de longs efforts, d'urine rougeâtre, chargée de mucus clair, filant, parfois de sang plus ou moins pur (*hématu-*

rie). La vessie, très distendue, forme au-dessus du pubis une tumeur douloureuse au toucher.

Le hoquet, l'agitation, la fièvre, le délire, la sécheresse de la langue, les sueurs visqueuses, ayant l'odeur urineuse caractérisent, dans les formes graves, la rétention de l'urine dans les reins et sa résorption dans l'économie. Il peut également se former du pus, des abcès, de la gangrène, une pyélite ou une néphrite mortelles.

C'est assez dire qu'en présence de tels symptômes l'intervention immédiate du médecin s'impose.

En l'attendant, on donnera des bains de siège, on appliquera des sangsues au périnée et on administrera des lavements tièdes laudanisés (20 gouttes de laudanum), pour calmer les douleurs.

On observera la diète absolue, le repos au lit et des boissons chaudes, en très petite quantité.

Le médecin soulagera les malades, en pratiquant des sondages, pour évacuer l'urine accumulée.

Le pronostic n'est pas toujours aussi sombre qu'il le paraît, et parfois des cystites très graves guérissent en très peu de temps. Néanmoins, comme les récidives peuvent être fréquentes, il est indispensable d'instituer un régime alimentaire très sévère et très prolongé, tout excès alcoolique ou vénérien doit être proscrit pendant un an au moins, si l'on veut éviter le passage de la cystite aiguë à l'état chronique.

CYSTITE DU COL. — Provient, en général, de la propagation de l'inflammation de l'urèthre et de la prostate, des cathétérismes répétés à la suite de rétrécissements, par exemple, d'une *blennorrhagie* mal soignée, etc.

Prise au début, cette affection guérit assez vite ; négligée, elle conduit à la cystite aiguë généralisée.

Cystite cantharidienne. — D'origine professionnelle, le plus souvent, elle sévit surtout sur les ouvriers fabriquant les vésicatoires, sur les paysans qui recueillent les mouches cantharides sans avoir pris la précaution de se munir de gants de caoutchouc ; elle survient aussi à la suite d'applications de grands vésicatoires, au cours d'une maladie pulmonaire, par exemple.

En général, cette forme de cystite est sans gravité, ne s'accompagne pas de rétention d'urine et cède très facilement à un traitement anodin : tisanes de chiendent, de queues de cerises, de bourgeons de sapin; cataplasmes sur le périnée et l'hypogastre, bains de siège répétés, lavements laudanisés.

On la prévient, chez les malades à qui les vésicatoires sont ordonnés, en saupoudrant ceux-ci de camphre et en lavant aussitôt la plaie produite, pour éviter l'absorption cantharidienne.

L'usage de certains aphrodisiaques à base de cantharidine doit être absolument défendu, cela va s'en dire, car la cystite, dans ce cas, survient fatalement.

Cystite chronique catarrhale. — C'est une affection à peu près incurable, qu'on ne peut qu'atténuer par un traitement fort long, de l'application duquel le médecin est seul juge.

Cystite chronique ulcéreuse. — Forme excessivement grave, survenant à la suite de cystite aiguë ou de cystite catarrhale chronique et ayant presque toujours une issue fatale, en raison des complications qu'elle provoque : perforation de la vessie, péritonite, etc.

D

Dartres. — Manifestations cutanées de formes diverses, reconnaissant généralement pour cause un état particulier de l'organisme, connu sous le nom d'*herpétisme*. Les maladies de la peau qui dépendent d'une autre diathèse : rhumatisme, scrofule, syphilis, présentent des caractères particuliers ne permettant pas de les confondre avec l'herpès et cèdent au traitement des affections qui les ont engendrées. Il n'en est pas de même des affections herpétiques qui sont très difficiles à guérir et peuvent avoir, sur les organes internes, les plus fâcheuses répercussions.

Les dartres sont très souvent héréditaires ; autrement elles sont dues à des excès de travail, à une nourriture insuffisante, échauffante ou de mauvaise qualité.

Pendant le jeune âge et l'adolescence, les manifestations dartreuses sont externes, mais par suite d'un traitement abortif ou répressif, par le fait seul de l'âge, parfois, elles se localisent sur les muqueuses, donnant ainsi naissance à des maladies nombreuses et chroniques : emphysème, bronchite, asthme, diarrhée, gastralgie, dyspepsie, métrite, etc.

Suivant leur forme d'évolution, les dartres se divisent en dartres *furfuracées* (voir *Pityriasis*) ; dartres *papuleuses* (voir *Lichen*) ; dartres *vésiculeuses* (voir *Eczéma*) ; dartres *pustuleuses* (voir *Impétigo*) ; dartres *squameuses* (voir *Psoriasis*) et dartres *tuberculeuses* (voir *Lupus, Lèpre.*)

Les dartres étant la résultante d'un état général mauvais, on conçoit facilement qu'on ne les puisse traiter localement avec beaucoup de succès.

Il est préférable d'en prévenir l'apparition et,

quand elles existent, de se mettre au régime lacto-végétarien, des viandes blanches, pas de gibier, de poissons, de crustacés, de salaisons, ni excitants, ni alcools.

En associant à ce régime, les bains alcalins, sulfureux, simples ou gélatineux, les bains de son, de fécule, d'amidon, le sirop antiscorbutique (15 grammes par jour), le sirop de raifort; l'arséniate de soude (5 à 10 milligrammes par jour), les tisanes amères : houblon, petite centaurée, pensée sauvage, gentiane, fumeterre, etc., on arrive à modifier l'état général d'une façon favorable.

Voici quelques formules de tisanes composées, très employées :

Tisane sudorifique

Décoction de gaïac râpé..........	30 grammes
Dans eau.......................	1.500 —
Écorce de daphne mezereum......	20 —

À prendre quatre verres par jour, deux le matin, deux le soir.

Tisane antiherpétique de Gibert

Salsepareille de Virginie.............	60 grammes
Écorce de daphne mezereum..........	4 —
Semences de coriandre. / Poudre de réglisse.... \ de chaque	5 —

pour une infusion dans :

Eau distillée bouillante.............	1.000 —

Laisser décanter, sucrer et prendre cinq fois par jour, par verres à bordeaux.

Tisane d'orme pyramidal

Écorce d'orme pyramidal........	60 grammes
Eau...........................	2 litres

Laisser bouillir jusqu'à réduction de moitié et prendre deux à trois verres par jour.

Les pommades, employées avec plus ou moins de succès, sont innombrables, nous n'en citerons que quelques-unes :

Pommade à l'iodure d'arsenic

Iodure d'arsenic............ 0 gramme 15 centigr.
Axonge.................. 25 grammes

Pommade alcaline composée

Sous-carbonate de soude...... 10 grammes
Chaux éteinte.............. 5 —
Extrait d'opium............ 0 — 50 centigr.
Axonge.................. 80 —

Cérat antiherpétique

Cérat simple.............. 30 grammes
Sulfure de mercure........ 2 —
Camphre.................. 0 — 50 centigr.

Pommade au calomel

Calomel à la vapeur................ 1 gramme
Axonge.......................... 30 grammes

Pommade de Banyer

Litharge................... 30 grammes
Alun calciné.... } de chaque 25 —
Calomel........ } de chaque 25 —
Térébenthine de Venise..... 125 —
Axonge.................. 500 —

Employer en frictions douces, dose : 10 grammes par jour.

Pommade au goudron

Goudron de Norvège........ 20 grammes
Axonge.................. 30 —

S'emploie dans l'eczéma et l'impétigo.

Pommade à l'huile de cade

Huile de cade.............. 20 grammes
Axonge.................. 30 —

S'emploie pour les dartres furfuracées, squameuses et vésiculeuses.

Les préparations arsenicales et mercurielles font également très bien, tant à l'intérieur qu'à l'extérieur, ainsi que l'iodure de potassium, mais leur emploi doit être prescrit par le médecin, suivant la gravité de la maladie à traiter. Voir l'article *Acné*.

Les eaux minérales naturelles, telles que celles de Bagnères-de-Luchon, Aix-les-Bains, Enghien, Saint-

Gervais, Saint-Nectaire, Royat, Luxueil, Cauterets, Uriage, sont indiquées dans le traitement de toutes les affections de la peau ; il importe seulement de choisir la station qui convient le mieux au genre de maladie, et l'avis du médecin est nécessaire.

Dartre rongeante. — Voir *Lupus*.

Défaillance. — Premier degré de la *syncope* (voir ce mot).

Délire. — Manifestation revêtant des formes très différentes, d'une foule d'états morbides, dans lesquels les facultés intellectuelles sont plus ou moins désordonnées. Les fièvres graves s'accompagnent le plus souvent de délire : les liqueurs spiritueuses, certaines substances végétales, telles que les solanées vireuses, le haschich, l'opium ; certaines substances minérales, telles que le mercure, le plomb, etc., etc., absorbées par l'économie, provoquent du délire. La folie n'est qu'une forme accentuée, continue ou intermittente du délire.

Le délire peut, d'ailleurs, être général ou partiel, le malade peut divaguer seulement sur un point particulier et conserver sa lucidité sur les autres (délire des grandeurs, délire de la persécution).

Le délire nerveux peut survenir à la suite d'une émotion très vive, d'un grand choc nerveux, physique ou moral.

Le délire alcoolique aigu ou *delirium tremens*, délire tremblant, s'observe chez les alcooliques invétérés, revient par accès et s'accompagne de tremblements, d'hallucinations terrifiantes ou pénibles, d'agitation, de rougeur et de chaleur de la face.

Le délire n'étant qu'une manifestation d'un état morbide variable, nous ne pouvons indiquer de traitement s'appliquant à tous les cas,

Tout au plus, dirons-nous qu'il est nécessaire de surveiller les malades atteints de délire, pour éviter qu'ils se blessent ou attentent à leurs jours ; les calmants, le repos et le traitement de la maladie concomitante sont les seules indications générales.

Délivrance. — Expulsion des annexes du fœtus, c'est-à-dire de tous les organes qui lui avaient été nécessaires pendant la vie intra-utérine, et qu'il abandonne au moment de la naissance.

La délivrance se fait généralement seule, sans intervention, par les dernières contractions de l'utérus ; cependant, il arrive fréquemment que les annexes, ou une partie seulement, se trouvent retenues dans l'utérus (*rétention placentaire*). Il est alors indispensable de les y aller chercher avec la main (*délivrance artificielle*), pour éviter de très graves accidents d'infection et de septicémie. (Voir *Accouchement, Avortement, Fièvre puerpérale, Septicémie.*)

Démence. — Perte totale ou partielle des facultés de l'intelligence. (Voir *Aliénation mentale.*)

Dentition des enfants (Accidents de la). — Les premières dents sortent habituellement du sixième au huitième mois après la naissance. Ce sont les incisives médianes de la mâchoire inférieure qui se montrent généralement les premières, ensuite les incisives correspondantes de la mâchoire supérieure ; les incisives latérales, les petites molaires et les canines, ne se montrent que plus tard, quelquefois après un temps d'arrêt assez long. En dernier lieu, apparaissent les quatre grosses molaires, qui forment les *vingt dents de lait* de la première enfance.

Les dents de lait ou dents caduques tombent entre la septième et la neuvième année, pour faire place aux *dents permanentes* ou de la seconde dentition, au nombre de vingt-huit ou de trente-deux, celles du dernier groupe, dites *dents de sagesse* apparaissent, en dernier lieu, vers la vingtième année.

La bonne ou la mauvaise dentition sont généralement héréditaires ; le tempérament lymphatique, la mauvaise alimentation, le défaut d'assimilation des phosphates, le rachitisme, prédisposent aux malformations dentaires, à la carie précoce.

L'évolution des dents, leurs maladies, chez l'enfant comme chez l'adulte, occasionnent souvent des phénomènes locaux d'inflammation buccale, se propageant aux bronches et aux intestins, et des accidents sympathiques d'origine nerveuse : convulsions, spasmes, chorée, coliques, diarrhée, etc.

Dans la première enfance, on voit souvent apparaître sur la face et les membres d'un enfant qui fait des dents, de l'*érythème*, de l'*eczéma*, de l'*impétigo* : on donne à ces accidents le nom de *feux de dents*.

Quand les accidents se propagent à la muqueuse gastro-intestinale, à l'appareil pulmonaire, on voit apparaître la *diarrhée*, les *vomissements*, l'*entérite simple* ou *cholériforme*, la *congestion pulmonaire légère*, la *bronchite*, etc.

Enfin, du côté du cerveau, mais plus rarement, le *spasme de la glotte*, l'*éclampsie*, les *accidents méningiformes* ; plus tard, le *strabisme*, la *chorée*, l'*amaurose* peuvent apparaître au cours d'une dentition difficile.

Ces cas sont heureusement l'exception et, la plupart du temps, les troubles occasionnés par la dentition sont bénins et disparaissent dès l'éruption des dents ; dans les cas graves, il faudra appeler le médecin, qui pratiquera, s'il y a lieu, le débridement des gencives.

En général, on facilite la sortie des dents en donnant à mâcher aux enfants une racine de guimauve ou de grande consoude. Éviter les hochets en ivoire ou en métal, qui indurent à la longue les gencives et vont ainsi à l'encontre du but proposé.

Voici la formule d'un excellent collutoire, avec lequel on frottera les gencives d'un enfant qui souffre des dents :

> Miel blanc................. 15 grammes
> Chlorate de potasse..... 0 — 50 centigr.

Ne jamais employer les sirops et collutoires contenant de l'opium, du laudanum, de la codéine, de la morphine, qu'on ne doit, sous aucun prétexte, administrer aux enfants.

Lorsque l'agitation est excessive, que l'irritabilité morale de l'enfant est considérable et que les douleurs des gencives provoquent des cris, on donne le sirop suivant :

> Sirop de sucre................ 150 grammes
> Bromure de potasssium..... 8 —

A prendre par cuillerée à soupe tous les soirs.

Désinfection. — Au cours des maladies infectieuses ou contagieuses, il est indispensable de détruire les germes morbides que produit le malade, en expectorant, par exemple, ou qui sont disséminés sur les étoffes, la literie, les vêtements, les objets de pansement. C'est ce qui constitue la désinfection et les agents médicamenteux employés dans ce but sont appelés désinfectants.

Les plus connus, même les plus employés, sont : le soufre, l'acide phénique, le thymol, le phénol, le sulfate de fer, le chlore, etc., pour les appartements, les cuvettes, tuyaux de conduite, fosses d'aisances, etc., etc.

Pour les étoffes, linges, literie, vêtements, objets de pansement, l'étuve sèche ou à vapeur sous pression convient le mieux, après guérison ou décès d'un contagieux.

Désinfection des matières fécales, cuvettes, seaux, fosses d'aisances : lait de chaux à 2 0/0 ; chlorure de chaux à 5 0/0 ; sulfate de cuivre dissous, en solution à 5 0/0 ; sublimé corrosif au 1/1000°.

Désinfection des crachats : Eau bouillante pour laver quotidiennement les crachoirs, solution phéniquée à 5 0/0 pour le liquide qui doit constamment les garnir jusqu'à moitié de leur hauteur.

Désinfection des plaies : Eau bouillie pour les lavages et liquides antiseptiques, aux doses formulées par le médecin. Se défier des antiseptiques à doses trop fortes qui deviennent ainsi caustiques et peuvent causer des désordres souvent plus graves que l'infection qu'ils étaient destinés à combattre ; tels sont notamment le sublimé et l'acide phénique.

Désinfection des appartements, meubles, etc. : Fumigations de soufre (50 grammes par mètre cube du volume de la pièce à désinfecter). Disposer de la fleur de soufre par petits tas de 50 grammes au plus sur des briques ou des tuiles, les arroser d'alcool et mettre le feu, après avoir bien fermé hermétiquement toutes les issues. Laisser la pièce bien close pendant vingt-quatre heures et aérer ensuite pendant le même laps de temps avant d'y habiter de nouveau.

Pour les parquets, planchers, carrelages, laver avec une solution de sublimé au 1/1000°.

Déviation de la colonne vertébrale. — Voir *Lordoses* et *Scoliose*.

Déviations utérines. — Par suite de causes diverses, l'utérus peut prendre une position autre que la normale, il peut être en *antéversion*, en *antéflexion*, en *rétroversion* ou en *latéroversion*, droite ou gauche.

Le résultat de ces déviations utérines se traduit toujours par de la dysménorrhée, des coliques, une grande sensibilité de la partie abdominale, de la constipation ou de l'incontinence d'urine, etc., etc.

Le traitement varie avec la cause qui a amené la déviation. Il est du ressort de la gynécologie.

Diabète. — Il existe plusieurs variétés de diabète : le *diabète sucré*, diabète vrai ou *glycosurie* ; le diabète *insipide* ou *polyurie* et le diabète *azoturique*.

DIABÈTE SUCRÉ. — Caractérisé par la présence de sucre dans les urines, le diabète vrai est une des nombreuses manifestations de l'*arthritisme* (voir ce mot) ou bien, plus rarement, est d'origine nerveuse.

Le diabète intermittent est une maladie assez commune et nullement inquiétante ; il n'en est pas de même du diabète continu, qu'on observe à tout âge, rarement chez des enfants ou des vieillards, mais ordinairement à l'âge adulte.

Les symptômes du début de cette affection grave sont très peu précis ; cependant, d'une manière générale, toute personne qui s'affaiblit et maigrit d'une façon appréciable, qui se plaint d'un appétit et d'une soif intense, doit être soupçonnée diabétique, et il faut analyser ses urines.

La *polyurie* (abondance des urines), la *polydipsie* (soif intense), la *polyphagie* (appétit excessif), sont les trois grands signes révélateurs du diabète.

La diminution brusque de la vision, et enfin la glycosurie, confirment le diagnostic du diabète sucré.

Dans cette forme de diabète, les urines pâles, inodores, poissant le linge et les doigts, renferment du sucre non cristallisable, en plus ou moins grande quantité (3 à 50 pour 100 du poids de l'urine).

L'haleine des diabétiques a souvent une odeur fade, aigrelette ou acide, désagréable à distance, qui est très caractéristique.

Avec le diabète coïncide souvent une albuminurie (voir ce mot), qui complique beaucoup la maladie, en raison de l'affaiblissement consécutif qui se manifeste alors.

Ce serait une erreur de croire qu'on ne guérit pas du diabète ; sans parler des gens qui conservent vingt ans et plus une glycosurie très sérieuse, on cite de nombreux exemples de malades complètement guéris de leur diabète par l'établissement d'un régime rigoureusement suivi.

Le régime alimentaire est, en effet, à peu près le seul traitement à opposer à la marche envahissante de cette maladie. Se mettre au régime lacté, prendre de l'antipyrine à raison de 50 centigrammes à 3 grammes par jour. Faciliter les fonctions de la peau au moyen de l'exercice, des bains, des massages et frictions. Éviter les alcools, les aliments féculents et sucrés, remplacer le pain ordinaire, qui contient de l'amidon et doit être proscrit, par du pain de gluten qui, débarrassé complètement d'amidon, conserve néanmoins des propriétés nutritives.

Les *furoncles*, les *anthrax* (voir ces mots) sont des complications fréquentes du diabète, sous l'influence duquel la cicatrisation et la guérison des plus petites plaies deviennent très difficiles.

Un diabétique qui maigrit, qui tousse, qui expectore beaucoup est menacé de phtisie pulmonaire et, en tout état de cause, la diathèse glycosurique doit toujours être considérée comme une complication de toute autre maladie existante.

C'est pourquoi, dès l'apparition des symptômes que nous venons d'énumérer, est-il nécessaire de se mettre, sans retard, entre les mains du médecin.

La thérapeutique du diabète est assez pauvre, le régime étant préférable aux médicaments. Voici néanmoins quelques-unes des formules recommandées :

Bols de Bouchardat

Thériaque...................... 2 grammes
Extrait d'opium........... 0 — 25 centigr.

A prendre un bol tous les soirs.

Eau de chaux composée

Gaïac râpé.................. 100 grammes
Sassafras râpé............. 10 —
Semences de coriandre..... 5 —
Réglisse râpée............. 20 —

Faire macérer deux jours dans :

Eau de chaux................ 1.500 grammes

Décanter, passer. Boire un verre à bordeaux par jour.

Diabète insipide. — Le principal symptôme de cette forme de diabète est la soif inextinguible qui dévore les malades et les porte à boire, à défaut de boissons ordinaires, tous les liquides qui leur tombent sous la main, au besoin même leur propre urine.

Les gens qui urinent très abondamment, excrétant par jour 5 à 15 litres de liquide à peine coloré, neutre ou légèrement acide, renfermant peu d'urée et presque pas de sels, sont atteints de polyurie.

Les polyuriques urinent plus qu'ils ne boivent ; leur peau est sèche, terreuse, leur amaigrissement extrême et ils sont rapidement voués à la consomption, si l'on ne porte remède à leur état.

La polyurie se complique très souvent de *glycosurie* ou *d'azoturie*. On la traite par l'usage d'un régime fortement animalisé : les toniques, les ferrugineux, l'arséniate de soude (10 à 25 milligrammes par jour). L'hydrophérapie : bains de vapeur, bains froids, bains sulfureux, etc., produit aussi de bons résultats, mais le médecin doit en tout cas être consulté dès le début de l'affection.

Diabète azoturique. — Cette forme de diabète existe rarement seule et complique presque toujours le diabète insipide ou polyurie.

L'azoturie est une preuve de trop grande combustion organique des tissus ; l'urée, dont l'élimination normale est de 20 grammes pour 1.000, peut s'élever dans les urines des malades atteints de diabète azoturique, à 30, 40 et 50 pour 1.000.

On la combat par l'arséniate de soude (10 à 25 milligrammes par jour), le quinquina sous toutes ses formes, l'hydrothérapie, etc.

C'est en tout cas une maladie sérieuse qui réclame, comme les précédentes, les soins éclairés du médecin, dès le début.

Diarrhée. — Voir *Coliques intestinales, Dysenterie, Dyspepsie, Embarras gastrique, Entérite, Entéro-colite, Gastrite,* etc.

Diarrhée infantile. — Les diarrhées chez l'enfant proviennent toujours d'une mauvaise alimentation ou de troubles dyspeptiques. Si l'enfant est nourri au sein, on espacera les tétées et on veillera à ce qu'elles ne soient pas trop copieuses ; on donnera de l'eau de Vichy, par cuillerées à café, cinq minutes avant chaque repas. S'il est au biberon, on agira de même quant à la quantité de nourriture, mais on aura bien soin de donner du lait stérilisé. Lorsque les selles présentent une coloration verte, il y a infection intestinale, et c'est là, à plus forte raison, qu'il y aura lieu de surveiller l'alimentation.

On imposera pendant vingt-quatre heures une diète absolue, c'est-à-dire qu'on ne donnera à l'enfant qu'une cuillerée à café d'eau bouillie toutes les deux heures, et dans l'intervalle la même dose du sirop suivant :

Acide lactique................. 2 grammes
Sirop simple.................. 98 --
Essence de citron............ I goutte

Éloigner soigneusement tous les linges souillés par les déjections et pratiquer une désinfection sérieuse.

La diarrhée peut survenir également au moment du sevrage, par suite de l'ingestion prématurée d'aliments solides ou trop abondants. Dans ce cas, il faudra revenir de suite au lait stérilisé ou bouilli, coupé d'eau de chaux.

Diarrhée verte. — Voir *Diarrhée infantile*.

Diète. — Voir *Alimentation et Régime*.

Dilatation de l'estomac. — La distension chronique des parois stomacales peut être consécutive, soit à une altération de ces parois (fièvre typhoïde, gastrite chronique, gastro-entérite des nouveau-nés), soit à un rétrécissement du pylore, soit enfin, et c'est le cas le plus fréquent, à une atonie chronique amenée insensiblement par des excès de nourriture ayant déterminé une augmentation anormale et continue de la cavité stomacale (gros mangeurs, gros buveurs). Sous l'influence de repas trop copieux, de quantités de liquides absorbées (buveurs de bière), l'élasticité et la tonicité des parois de l'estomac sont considérablement amoindries, l'organe fatigué ne se contracte plus avec suffisamment d'énergie et n'assure pas, entre chaque repas, l'évacuation complète des aliments, dont une partie reste constamment dans la cavité, provoquant des fermentations gazeuses et acides, des éructations nidoreuses, une sensation de pesanteur, de réplétion, etc.

La dilatation de l'estomac, quand on la néglige, conduit fatalement à la dyspepsie, puis à l'amaigrissement et à la cachexie qui en sont la conséquence.

Pour rendre à l'organe distendu et fatigué son énergie première, il faut d'abord lui ménager le travail à faire. Pour cela, on instituera le régime sec (abstinence de potages, d'aliments gras, féculents ou sucrés, suppression des liquides pendant le repas, boissons chaudes en petite quantité et prises deux ou trois heures après le repas.

On associera à ce traitement les toniques amers, les alcalins (bicarbonate de soude, eau de Vichy), les antiseptiques intestinaux (benzo-napthol).

Enfin on supprimera les fermentations stomacales par l'usage des poudres absorbantes (craie, charbon de Belloc). Voir l'article *Dyspepsie*.

Diphtérie. — Maladie d'origine microbienne, sévissant principalement sur les enfants de trois à sept ans. Débute par une rougeur vive au fond de la gorge et un gonflement des amygdales, sur lesquelles on voit apparaître une tache blanchâtre s'épaississant et prenant la consistance d'une membrane, qui se multiplie avec une rapidité telle, qu'en trente-six heures le fond de la gorge peut être complètement envahi. Une complication terrible peut alors survenir par suite de l'extension au larynx de cette production de fausses membranes. C'est ce qu'on nomme le *croup*.

Il est compréhensible que, dans ce cas, la respiration devient extrêmement difficile, la voix se trouve modifiée, et une toux sèche reprend par petites quintes à intervalles très rapprochés. Si le méde cin n'intervient à temps, l'asphyxie peut être complète.

En somme, étant donnée la marche presque foudroyante de cette maladie, dès qu'un enfant souffre de la gorge et que sur les amygdales on aperçoit des points blancs, il ne faut pas hésiter à appeler le médecin. Avant son arrivée même, on donne un vomitif à l'ipéca, pour provoquer l'expulsion des membranes si elles sont déjà formées. Le praticien jugera ensuite s'il est nécessaire de faire, à titre curatif ou préventif, une injection de sérum de Roux, remède véritablement magique auquel tant d'existences humaines doivent déjà d'avoir été conservées.

Il arrive souvent que les enfants, au milieu de la nuit, se réveillent brusquement, en proie à un accès de suffocation avec toux caractéristique, sifflante, laissant supposer à l'entourage qu'il s'agit d'une attaque de croup. La soudaineté de ce début permet au contraire de diagnostiquer qu'on se trouve en présence d'une forme spasmodique de laryngite (*laryngite striduleuse* ou *faux croup*), maladie nullement dangereuse et qu'on calmera facilement au moyen d'une application d'eau très chaude sur le cou de l'enfant. Malgré tout, il sera bon de faire garder la chambre au petit malade pendant quelques jours.

Dysenterie. — Maladie infectieuse, épidémique, qui éclate au moment des grandes chaleurs, principalement chez les sujets faibles et anémiés. La mauvaise qualité de l'eau, l'usage des boissons froides et des fruits verts en favorisent l'éclosion. Les selles, d'abord gluantes, ne tardent pas à présenter une coloration blanc jaunâtre analogue au blanc d'œuf, elles sont quelquefois striées de sang. Outre ces signes, on observe dans les garde-robes des membranes vulgairement nommées raclures de boyaux.

Le traitement consiste à prendre chaque jour de petites doses de sulfate de soude (15 à 20 grammes) et des lavements au nitrate d'argent que le médecin prescrira. Les aliments solides devront être écartés, et le régime consistera en lait, œufs battus dans du bouillon, panades, et comme boissons l'eau de riz, l'eau albumineuse.

Cette maladie étant éminemment contagieuse, on devra désinfecter les linges souillés et tous les récipients ayant contenu des déjections. Le sulfate de fer ou de cuivre suffira à cet office.

Dysménorrhée. — Irrégularité des époques menstruelles, s'accompagnant ou non de douleurs : maux de cœur, coliques utérines très violentes.

La dysménorrhée reconnaît les mêmes causes que l'*aménorrhée* (voir ce mot) et le même traitement est à conseiller.

Néanmoins, pour régulariser les époques et calmer les douleurs qui en accompagnent le retour, il importe que les femmes sujettes aux règles difficiles gardent le lit un jour ou deux avant le retour présumé du flux menstruel.

Tout le temps que dureront les coliques utérines, elles devront s'appliquer sur le ventre des serviettes chaudes et prendre un lavement calmant à garder :

Eau de guimauve......................	50 grammes
Laudanum de Sydenham...............	X gouttes

ou :

Eau de guimauve......................	50 grammes
Chloral hydraté.......................	4 —

Les capsules d'apiol, principe actif de la graine de persil (30 centigrammes), six par jour au moment des règles ; l'acétate d'ammoniaque (15 grammes en quatre fois dans les vingt-quatre heures) ; l'extrait de quinquina (25 centigrammes par jour) ; les infusions chaudes de thé, de mélisse, de safran, d'armoise, sont également très recommandables.

Dyspepsie. — La dyspepsie, comme son nom l'indique, est la difficulté de digérer ; elle est commune à un grand nombre de maladies de l'estomac.

Due tantôt à une paresse musculaire, tantôt à l'altération des sécrétions de l'estomac, il est aisé d'entrevoir la multiplicité des causes qui peuvent entraîner la dyspepsie : alimentation défectueuse, travaux sédentaires, veilles, chagrins. La *dilatation stomacale* est la conséquence de la trop grande ingestion d'aliments et de liquides (gros mangeurs, gros buveurs). (Voir *Dilatation d'estomac.*) On remarque aussi des troubles dyspeptiques au cours de certaines maladies du foie, du cœur, des reins, dans l'anémie et pendant la grossesse.

La dyspepsie s'accompagne d'inappétence, parfois de crampes d'estomac. Après les repas, la digestion se fait lentement avec douleurs à l'épigastre, éructations, pesanteur, régurgitations de liquides âcres, nausées, vomissements.

Le traitement varie avec la forme de la dyspepsie. S'il y a excès d'acidité du suc gastrique, on emploie les alcalins : eaux de Vichy (source des Célestins), d'Évian, de Pougues, de Saint-Galmier.

Si, au contraire, c'est l'acidité qui fait défaut, on suppléera à cette insuffisance par une solution d'acide chlorhydrique.

Il existe de nombreux remèdes contre la dyspepsie en général, mais, chaque cas particulier dérivant d'une cause différente le plus souvent, aucune formule ne peut s'appliquer à tous les malades.

Nous ne donnons donc ici que les prescriptions

intéressant la dyspepsie chez les anémiques oû chloro-anémiques :

Les amers, quina, quassia, colombo, gentiane, sont indiqués pour exciter la tonicité musculaire. Le régime alimentaire se compose en général de viandes blanches, lait, boissons alcalines et eaux ferrugineuses (Orezza, Forges, Bagnols-de-l'Orne).

S'il existe en même temps de la dilatation d'estomac (voir ce mot), la quantité de liquide à ingérer devra être réduite au strict minimum.

Elixir de gentiane

Eau..........................	500	grammes
Alcool à 80°..................	250	—
Gentiane pulvérisée..........	40	—
Carbonate d'ammoniaque......	8	—

Laisser macérer pendant 8 jours, filtrer, ajouter :

Sirop de sucre...............	300	grammes

A prendre 15 à 20 grammes par jour.

Potion stimulante

Sirop de sucre...............	100	grammes
Teinture de vanille...., } de chaque	20	—
— de cannelle...., }		

A prendre 2 à 4 cuillerées à bouche par jour.

Décoction de glands

Glands de chêne torréfiés..........	15	grammes
Eau...........................	100	—

Laisser bouillir 10 minutes, passer et ajouter :

Sirop de sucre...............	50	grammes

A prendre en deux ou trois fois.

Poudre digestive

Cannelle en poudre..........	15	grammes
Sucre en poudre..............	250	—

8 à 10 grammes par jour, avant le repas.

Poudre du docteur Odier

Magnésie calcinée...... } de chaque	50	grammes
Sucre en poudre....... }		
Oxyde de bismuth..............	5	—

Diviser en paquets de 1 gramme et prendre un paquet toutes les trois heures, entre les repas.

Elixir sacré

Rhubarbe...............................	40 grammes
Aloès soccotrin........................	25 —
Petite cardamome......................	15 —
Alcool à 21° Cartier..................	1,000 —

Laisser infuser pendant trois ou quatre jours, filtrer et prendre à la dose de 30 grammes par jour, comme tonique.

Poudre stimulante

Gingembre pulvérisé...................	10 grammes
Cannelle —	20 —
Anis vert concassé...................	40 —
Poudre de quinquina calisaya.........	10 —

Mêler avec soin, diviser en paquets de 50 centigrammes et en prendre un ou deux par jour.

E

Eau de Vichy. — Les eaux de Vichy doivent leurs propriétés remarquables à leur température et aux principes entrant dans leur composition (acide carbonique, bicarbonate de soude, bicarbonate de potasse, magnésie, strontiane et chaux, chlorure de sodium, petites quantités de sels ferrugineux, phosphates et arsenicaux). La température de ces eaux varie de 12° à 43° suivant les sources, et leur composition oscille de 7,811 de principes actifs à 9,165 par litre.

Les bains d'eau de Vichy ne sont pas moins utiles que les eaux prises à l'intérieur, mais, là encore, l'expérience d'un médecin et sa science particulière des eaux de Vichy peuvent seules vous tracer une ligne de conduite profitable, d'autant plus que ces bains sont extrêmement actifs.

Pour les eaux prises en bouteilles, il faut toujours bien désigner le nom de la source et exiger le disque bleu « Vichy-État » sur le goulot de chaque bouteille.

Grande-Grille. — L'une des plus chaudes (42°50) et l'une des plus actives, quoique n'étant pas des plus minéralisées (7,91 de principes actifs par litre). C'est l'eau du *foie* et des *obstructions.* Affections lympathiques, maladies des voies digestives, engorgement et calculs du foie, engorgement de la rate, obstructions viscérales, etc.

Hôpital. — L'une des plus riches en bicarbonate de soude, d'une température de 3° Elle est toujours bien tolérée, c'est l'eau des *voies digestives* par excellence. Affections des voies digestives, pesanteurs d'estomac, digestions difficiles, inappétence, gastralgie, dyspepsie.

Mesdames-État. — L'association du bicarbonate de soude au fer et à l'arsenic, contenus dans cette source, la rend précieuse aux tempéraments débilités qui ont besoin d'une médication fortifiante non susceptible de fatiguer l'estomac.

Célestins. — La plus froide (14°40) et la plus riche en bicarbonate de soude (5,103 par litre). C'est l'eau *des voies urinaires et des grandes diathèses.* Affections des reins, de la vessie, gravelle, goutte, diabète, albuminurie, etc.

Hauterive-État. — La plus gazeuse (2,183 d'acide carbonique par litre) et l'une des plus froides (15°) ; *la meilleure en bouteilles,* à prendre chez soi.

Mêmes propriétés particulières que les Célestins, convenant d'ailleurs à toutes les maladies pour lesquelles on prescrit l'eau alcaline.

Eaux de toilette. — Voir *Cosmétiques.*

Eclampsie. — Convulsions graves survenant au cours de l'accouchement et amenées par l'*albuminurie* négligée au cours de la *grossesse*. Voir *Albuminerie, Accouchement, Convulsions* et *Grossesse.*

Ecorces d'oranges amères. — Ces écorces sont très efficaces contre les douleurs d'estomac ou des intestins ; elles constituent la base des sirops Henry Mure aux divers bromures, etc.

Ecoulements. — Voir *Blennorrhagie* et *Leucorrhée.*

Ectropion. — Renversement des paupières, de l'inférieure surtout, en dehors. On y remédie par une petite opération chirurgicale.

Ecthyma. — Maladie de la peau, caractérisée par l'apparition en divers points du corps (mains, fesses, pieds, membres) de grosses pustules rouges, enflammées, ayant l'aspect de furoncles, mais dépourvues de bourbillon et dont le volume varie entre celui d'un pois et celui d'une lentille.

L'ecthyma est inoculable et dû à la pénétration sous la peau d'un microbe particulier, le *staphylococcus pyogenes aureus.*

L'ecthyma aigu succède le plus souvent à la gale ou à la *phthiriase* (voir ces mots) ; il peut se terminer par gangrène ou passer à l'état chronique.

L'ecthyma chronique des enfants est souvent mortel, quand les sujets sont déjà affaiblis, anémiés par d'autres maladies ou vivent dans des conditions hygiéniques défectueuses.

L'ecthyma fébrile n'est autre que l'*urticaire* (voir ce mot).

Quant à l'*ecthyma syphilitique*, ce sont des syphilides pustuleuses improprement dénommées.

Eczéma. — L'eczéma, qui sévit surtout sur les sujets arthritiques ou scrofuleux, est une maladie de la peau caractérisée en général par de petites vésicules aplaties, nombreuses et agglomérées, quelquefois produisant un suintement séreux suivi de desquamation de l'épiderme. Les démangeaisons sont insupportables dans la période aiguë. Cette affection, pouvant devenir facilement chonique, nécessitera alors un traitement très long ; on ne devra pas la négliger dès le début.

Le traitement diffère suivant la nature de l'eczéma : eczéma vésiculeux, eczéma herpétique, eczéma squameux, etc., etc. ; mais d'une façon générale, on se trouve bien du régime et du traitement que nous avons indiqué à l'article *Arthritisme.*

Contre les démangeaisons, faire des lotions avec une solution chaude :

```
Borax.................................  5 grammes
Eau...................................  500      —
```

Ou bien :

```
Carbonate de soude...............  5 grammes
Eau...............................  1,000     —
```

Les poudres dessiccantes ci-dessous sont également recommandables contre le prurit de tous les eczémas :

```
Amidon de riz.....................  100 grammes
Oxyde de zinc.....................  10      —
```

Ou bien :

```
Amidon de riz.....................  50 grammes
Sous-nitrate de bismuth...........  100      —
```

Les arsenicaux à l'intérieur donnent aussi de bons résultats ; en plus de la liqueur de Fowler (5 à 15 gouttes par jour), on donne, à la dose de une à quatre cuillerées par jour, le sirop d'arséniate de soude :

```
Sirop simple......................  150 grammes
Arséniate de soude................  0 gr. 5 centigr.
```

La liqueur arsenicale de Biett (12 à 20 gouttes par jour) :

Eau distillée...................... 250 grammes.
Arséniate d'ammoniaque........... 0 gr. 40 centigr.

La limonade nitrique :

Eau distillée...................... 1.000 grammes
Sirop de sucre..................... 50   —
Acide nitrique..................... XII gouttes

Nombreuses sont les pommades employées avec plus ou moins de succès dans l'eczéma ; nous en donnons plusieurs, choisies parmi les meilleures :

Pommade boriquée

Vaseline.......................... 30 grammes
Acide borique pulvérisé........... 10   —

Pommade au goudron

Axonge............................ 30 grammes
Goudron de Norwège................ 10   —

Pommade au calomel

Axonge............................ 30 grammes
Calomel........................... 2   —

Pommade au précipité rouge

Axonge............................ 30 grammes
Précipité rouge................... 2   —

L'eczéma syphilitique ne se guérit que grâce au traitement spécifique (voir *Syphilis*).

Eléphantiasis. — Maladie caractérisée par le développement exagéré que peut prendre une partie du corps ou un membre, par suite d'inflammations diverses.

L'éléphantiasis est une maladie des pays chauds et sévit surtout sur les Arabes ; on n'en observe que des cas fort rares dans nos pays et sur des personnes ayant séjourné longtemps dans les pays chauds (explorateurs, missionnaires, fonctionnaires coloniaux, etc.).

Embarras gastrique. — Dû le plus souvent à des écarts de régime (excès de table, veilles, surmenage), d'autres fois à l'ingestion de viandes avancées ou avariées, ou d'aliments mal tolérés. Dans tous ces cas, il se produit des maux de tête, de l'inappétence, des nausées, des vomissements, quelquefois des coliques, de la diarrhée.

La diète suivie d'un purgatif salin (sulfate de soude : 40 grammes ou citrate de magnésie : 50 grammes) a généralement raison des embarras gastriques peu sérieux ; mais si les symptômes précédents persistent, si la fièvre ne tombe pas, il y a lieu de songer à une maladie infectieuse telle que la *fièvre typhoïde* (voir ce mot), dont l'embarras gastrique est souvent le début.

Embolie. — Accident causé par la migration d'un caillot sanguin, le plus souvent, qui, circulant dans une veine ou une artère de petit calibre, en obstrue la *lumière*, c'est-à-dire interrompt la circulation artérielle ou veineuse, en un point déterminé.

Si l'embolie se déclare dans une des grosses artères ou à l'intérieur du muscle cardiaque, elle peut, non seulement, être mortelle, mais même foudroyante. Dans un membre, l'oblitération d'une grosse veine ou d'une artère entraîne le plus souvent la gangrène. C'est ce qui a lieu chez les vieillards artério-scléreux, où le diamètre des artères est restreint et l'élasticité nulle. (Voir *Artério-sclérose.*)

Contre l'accident lui-même, il y a peu de chose à faire, mieux vaut en éviter l'apparition. La *phlébite* (voir ce mot) ou inflammation interne des veines, les *varices, ulcères variqueux,* sont les causes déterminantes des embolies, mais il y en a d'autres, telles que l'introduction de l'air dans une veine, au cours d'une saignée mal faite, par exemple.

Emphysème pulmonaire. — On donne ce nom à la dilatation exagérée et persistante du tissu pulmonaire, reconnaissant pour causes les accès souvent répétés d'asthme, catarrhe pulmonaire, bronchites chroniques. Fréquente chez les vieillards. L'emphysémateux respire mal et a souvent des accès de suffocation. Le traitement s'adresse surtout aux maladies qui ont provoqué l'emphysème ; quant aux lésions elles-mêmes, on a peu de prise sur elles, sauf chez les enfants, où l'emphysème disparaît de lui-même.

Nous avons indiqué à l'article *Catarrhe pulmonaire* quelles étaient les indications à suivre pour soulager les malades dans la mesure du possible ; nous n'y reviendrons pas ici.

On vit très longtemps avec l'emphysème pulmonaire, surtout si cet emphysème est d'origine professionnelle (chanteurs, instrumentistes, sonneurs de cor) ; s'il est survenu accidentellement à la suite d'un effort violent (accouchement, défécation) ou par hérédité.

Le pronostic est moins favorable quand l'emphysème pulmonaire coïncide avec une maladie du cœur ou des poumons. On doit donc toujours s'efforcer de prévenir l'apparition de l'emphysème en évitant le développement de la bronchite aiguë et surtout de la bronchite chronique.

Empoisonnement. — En cas d'empoisonnement, on doit d'abord se préoccuper de savoir à quelle substance on a affaire. C'est quelquefois difficile, surtout chez les enfants, aussi doit-on tout de suite aller chercher le médecin ou à son défaut le pharmacien.

En attendant sa venue, la première chose à faire est de chercher à faire évacuer le plus possible du poison absorbé, stimuler l'état général et exciter les voies d'excrétion : intestins, reins, peau.

Donner des vomitifs en abondance ; si l'on n'a ni

ipéca, ni émétique sous la main, introduire deux doigts dans la bouche et chatouiller la luette; donner de l'eau tiède en abondance.

Pour exciter l'excrétion du poison on peut faire suer l'empoisonné en le couvrant beaucoup, on lui donne des lavements pour évacuer son intestin, beaucoup de tisane à boire pour le faire uriner, mais ce dernier moyen est d'un emploi plus tardif quand on croit que tout le poison a envahi le corps en passant dans l'intestin.

Contre l'empoisonnement par les acides, on donnera de la magnésie calcinée (10 grammes), du bicarbonate de soude (10 grammes), des cendres de bois arrosées d'eau et filtrées à travers un linge, de l'eau de savon, du lait.

L'eau albumineuse (5 blancs d'œufs battus pour un litre d'eau) est très bonne. L'huile est dangereuse dans les cas d'empoisonnement par le phosphore (allumettes).

Dans les cas d'empoisonnement par les narcotiques, les stupéfiants : pavots, datura, belladone, ciguë, digitale, jusquiame, aconit, donner du café noir très fort, réchauffer le malade, le frictionner énergiquement, etc.

A chaque alcaloïde végétal correspond un antidote différent. Il nous est impossible de les signaler ici, car la prescription, l'emploi et les doses ne peuvent être indiqués que par le médecin ou le pharmacien, après examen du malade et selon son âge, son tempérament et la quantité du poison absorbé.

Enflure. — Voir *Anasarque*, *Ascite*, *Œdème*.

Engelures. — Voir *Crevasses*.

Enrouement. — Voir *Laryngite*.

Entéralgie. — Voir *Coliques intestinales*.

Entérite. — On donne ce nom à l'inflammation de l'intestin grêle ; elle peut exister à l'état aigu ou à l'état chronique et suivant l'âge du malade être plus ou moins grave, soit qu'elle revête la forme simple, vermineuse, typhoïde, cancéreuse ou tuberculeuse.

A l'article *Diarrhée infantile* (voir ce mot), nous avons parlé de l'entérite des jeunes enfants à la mamelle, nous n'y reviendrons pas.

Chez les enfants un peu plus âgés, qui reçoivent une alimentation solide, l'entérite se manifeste par la faiblesse, la pâleur, l'inappétence, les alternatives de diarrhée et de constipation ou une diarrhée permanente rebelle.

Plus tard, si la maladie passe à l'état chronique, on la reconnaît par le gros ventre, l'amaigrissement rapide, la diarrhée persistante.

L'entérite de la seconde enfance reconnaît pour causes l'alimentation insuffisante, mal réglée ou trop abondante, l'abus de la viande, une mastication défectueuse due parfois à une dentition mal surveillée, l'abus des lavements ou des purgatifs, etc.

Le meilleur moyen de faire cesser l'entérite est de rechercher et de supprimer la cause qui l'a provoquée, mais en tout état de cause la première chose à faire est d'instituer une diète sévère de deux jours au moins (eau bouillie, tisane de riz, eau de Vichy, eau albumineuse), ensuite diète lactée (lait bouilli coupé d'eau de Vichy, potages au riz et au lait, crème de riz). Mettre une flanelle sur le ventre, donner du sous-nitrate de bismuth à petites doses (50 centigrammes à 1 gramme par jour), après les repas ; donner quelques lavements froids d'un quart de litre, avec de l'eau bouillie.

L'entérite aiguë qui ne céderait pas à ce traitement réclame les soins du médecin, si l'on veut éviter qu'elle passe à l'état chronique.

Chez l'adulte, l'entérite due à des écarts de régime ou à l'ingestion de viandes avariées (voir *Embarras gastrique*) cesse rapidement au moyen de la diète et d'un purgatif salin (30 grammes de sulfate de soude ou 40 grammes de citrate de magnésie).

L'entérite peut devenir chronique si l'on n'y prend garde, surtout si elle a succédé à une *constipation opiniâtre*, à la *dyspepsie* (voir ces mots).

L'eau de Vichy, l'eau de chaux, les grands lavements froids à l'eau boriquée et surtout le régime lacté s'imposent dans ce cas.

Voici quelques formules contre la *diarrhée aiguë franche* chez l'adulte :

Poudre de Dower

Poudre de sulfate de potasse........	4 grammes	
— de nitrate de potasse........	4	—
— d'ipécacuanha................	1	—
— de réglisse................	1	—
Extrait sec d'opium pulvérisé.......	1	—

Mêlez et employez à la dose de 30 à 50 centigrammes par jour.

Lavement laudanisé

Décoction de guimauve.............	250 grammes
Laudanum de Sydenham...........	0 gr. 50 centigr.

Lavement antidiarrhéique

Eau bouillie........................	300 grammes
Gomme adragante.................	1 gramme
Amidon de riz.....................	10 grammes
Laudanum de Sydenham...........	XX gouttes

Contre la *diarrhée chronique* de l'adulte, le sulfate de quinine, à la dose de 50 centigrammes par jour, réussit parfois ; le vieux bordeaux, pur, une demi-bouteille par jour aux repas, la décoction de noix de galle (2 grammes pour un litre d'eau), le tannin (50 centigrammes par jour) en potion, la tisane de cachou, etc., sont aussi à recommander :

Tisane de cachou

Cachou concassé...................	4 grammes
Eau bouillante....................	500 —

Tisane de riz cachou

Tisane de cachou.......	de chaque 500 grammes
— de riz...........	
Sirop de consoude...................	60 —

Sirop de ratanhia

Extrait de ratanhia................. 16 grammes
Sirop de sucre.................... 500 —

A prendre 50 grammes par jour dans de l'eau de riz.

Conserve de roses rouges

Poudre de roses de Provins........ 32 grammes
Eau distillée de roses pâles.......... 64 —
Sucre en poudre.................. 250 —

A prendre 10 grammes par jour.

Entéro-colite. — Ce n'est qu'une forme plus marquée de l'entérite des nouveau-nés. Elle se manifeste par une diarrhée verte, panachée, sanguinolente, le ballonnement du ventre, etc. L'intestin grêle et le gros intestin sont pris à la fois. (Voir *Diarrhée infantile*.)

Entorses, foulures. — L'entorse est une lésion traumatique des ligaments et de la synoviale des articulations, produisant la distension, l'éraillement et la rupture de ces parties, sans toutefois que les surfaces articulaires cessent d'être en rapport, sinon il y a *luxation* (voir ce mot).

L'entorse est *simple* quand les ligaments et la synoviale seuls ont été intéressés ; elle est dite *compliquée* quand il y a épanchement de sang en dedans et en dehors de l'articulation, ce qui déplace parfois les tendons voisins de celle-ci, et les chasse au dehors de leur gaine rompue. Parfois, les ligaments, plutôt que de se rompre, arrachent la partie de l'os sur lequel ils sont insérés. Ce fait se produit souvent dans l'entorse des malléoles (entorse de la cheville). C'est alors une fracture par arrachement des malléoles, justiciable de l'art du médecin.

L'enflure, la rougeur de la région, parfois une ecchymose, une douleur vive à la pression sur les points correspondant aux ligaments, la saillie anormale des tendons déplacés, caractérisent l'entorse.

La cheville, le poignet, le genou, l'articulation de la base du pouce sont les points d'élection des entorses les plus fréquentes, qu'un coup, une chute, un faux mouvement suffisent à motiver.

Quand il n'y a ni fracture ni épanchement, c'est-à-dire quand on se trouve en présence d'une entorse simple, le traitement consiste :

1° A appliquer aussitôt après l'accident une forte bande de toile sur la partie atteinte. La bande doit être enlevée deux fois par jour et la région nettoyée ;

2° Plonger l'articulation dans un bain chaud élevé progressivement à 45° pendant 10 à 15 minutes ;

3° Massage, pétrir énergiquement les parties malades pendant dix à quinze minutes. Replacer ensuite la bande. Observer le repos jusqu'à guérison.

On a guéri des entorses en plongeant le membre atteint dans l'eau froide aussitôt après l'accident. Quoique la douleur s'accroisse immédiatement, la guérison n'en a pas moins lieu en peu de temps.

Après la guérison de l'entorse, on rendra à l'articulation ses fonctions au moyen des douches, des bains de barèges et surtout du massage.

Pour masser une entorse, on enduit la peau d'une couche de vaseline ou d'huile d'olive, et l'opérateur presse doucement sur les parties malades, en glissant, de façon à suivre le trajet des tendons et des ligaments. Si une douleur articulaire persistait, s'il y avait de la rougeur et de la chaleur, il y aurait lieu de craindre une *arthrite* (voir ce mot).

Entropion. — Renversement du bord libre des paupières vers le globe de l'œil. Comme *l'ectropion* (voir

ce mot), l'entropion se guérit au moyen d'une opération chirurgicale anodine.

Ephélides, taches de rousseur. — Eviter le soleil,
l'air vif, faire des lotions le soir en se couchant avec
la solution suivante :

Borax............................... 5 grammes
Eau de roses....................... 50 —
Teinture de benjoin................ 1 gramme

Ne pas s'essuyer, laisser sécher sur place. Voir,
pour l'entretien de la peau, l'article *Cosmétiques*.

Epilepsie, mal caduc, mal sacré, haut mal. —
Il ne faut pas confondre les attaques d'épilepsie avec
les crises d'*hystérie*. (Voir ce mot.) Dans l'épilepsie,
le malade tombe brusquement, n'importe où, perd
connaissance, a la face congestionnée, les yeux fixes,
la bouche écumante. Il revient à lui après une dizaine
de minutes, conservant de la fatigue musculaire, des
maux de tête, de l'hébétude, et ne se souvenant
jamais de ce qui s'est passé dans son vertige ou dans
sa crise.

Pendant la crise, il faut soulever la tête du malade,
desserrer ses vêtements, veiller à ce qu'il ne se blesse
pas, lui jeter de l'eau froide à la figure. L'usage constant et régulier du bromure de potassium permet seul
de prévenir ou d'espacer les attaques.

Employer le bromure de potassium sous forme de
sirop bromuré Henry Mure, dont l'efficacité est con-
sacrée par quarante ans de succès et qui peut être
pris à haute dose sans aucune fatigue pour l'estomac.

On recommande aussi quelques préparations an-
tiépileptiques de quelque valeur, telles que :

Zincater ou éther zincé
Chlorure de zinc................... 10 grammes
Alcool à 90°....................... 20 —
Ether sulfurique................... 40 —

A prendre 2 à 4 gouttes par jour dans de l'eau sucrée.

Pilules de Méral

Extrait aqueux d'opium............... 2 grammes
Musc en poudre...................... 1 —
Camphre............................. 3 —
Nitrate d'argent................ 0 gr. 15 centigr.
Sirop de sucre...................... Q. S.

Faire 50 pilules et en prendre une le matin et une le soir ; augmenter cette dose progressivement jusqu'à 6 pilules par jour.

Pilules de Dupuytren

Oxyde de zinc...................... 1 gramme
Poudre de valériane................ 2 —
Castoreum...................... 0 gr. 20 centigr.

Diviser en 12 pilules, à prendre en trois fois dans la journée. Continuer très longtemps.

L'épilepsie qui reconnaît pour cause l'hérédité est à peu près incurable, tout au plus peut-on diminuer le nombre des crises et en atténuer la violence. Le mariage doit être déconseillé aux épileptiques et avant de donner leur consentement pour l'union d'un de leurs enfants, tous les parents vraiment soucieux de leurs devoirs doivent se renseigner sur l'existence possible de la tare épileptique chez le futur conjoint.

L'épilepsie reconnaît souvent pour cause déterminante la folie chez les ascendants, l'alcoolisme, le saturnisme, les grandes intoxications.

L'épilepsie symptomatique résultant, chez les enfants, du travail de la dentition, de la présence de vers intestinaux, chez l'adulte de la suppression de la menstruation, de la grossesse, de certaines névrites, est parfaitement curable. Il suffit de combattre ou de supprimer la cause qui l'a provoquée. L'épilepsie syphilitique, due le plus souvent à une *gomme* du cerveau ou à d'autres manifestations tertiaires de la syphilis, cède parfois au traitement spécifique. (Voir *Syphilis.*)

Les épileptiques, ayant leurs attaques partout où ils se trouvent, ne doivent jamais sortir seuls pour n'être point exposés à se faire écraser dans la rue ; de même ils ne doivent jamais avoir de feu sans que le foyer soit muni d'une grille protectrice, si l'on veut éviter qu'ils ne se trouvent brûlés vifs au cours de leur accès.

Epistaxis *(Saignement de nez).* — Le plus souvent consécutif à un coup violent sur le nez, déterminant la rupture de quelques vaisseaux, le saignement de nez peut être aussi la conséquence de la suppression d'un autre flux sanguin habituel. Parfois l'épistaxis n'est qu'un symptôme de début d'une fièvre éruptive, rougeole, scarlatine.

S'il s'agit d'une cause locale, on introduira dans le nez des bourdonnets d'ouate trempés dans du perchlorure de fer ou dans une solution d'antipyrine (1 gr. pour 10 gr. d'eau). Placer le malade à l'air frais et la tête haute. La compression de la narine qui donne du sang et l'élévation du bras correspondant suffisent quelquefois à arrêter l'hémorrhagie nasale. Si l'épistaxis est rebelle, le médecin pratiquera le tamponnement des fosses nasales.

Chez les personnes en bonne santé, une épistaxis n'est qu'un signe de pléthore, et il n'y a qu'à laisser couler le sang, qui s'arrête de lui-même.

Epithélioma. — Tumeur formée par le développement exagéré et anormal des cellules d'un épithélium de revêtement ou d'un épithélium glandulaire. C'est à l'une des variétés d'épithélioma (*épithélioma pavimenteux stratifié*) que l'on donne le nom de cancroïde (voir ce mot).

Tous les épithéliomas sont de nature maligne et finissent par déterminer la cachexie et la mort, si l'on n'intervient à temps par une opération chirurgicale bien faite. Voir *Cancer*, *Cancroïde*, *Carcinome*, *Sarcome*, *Squirre*, *Tumeur maligne*.

Erythème. — Inflammation non contagieuse de la peau, caractérisée par l'apparition, en certains endroits du corps ou sur toute la surface de la peau, de taches rouges de dimensions et d'intensité variables.

La terminaison a généralement lieu, au bout d'une quinzaine de jours, après résolution ou desquamation superficielle.

Voir *Coup de soleil* et *Intertrigo*.

Epuisement. — Affaiblissement d'une fonction ou de l'ensemble des fonctions de l'organisme, suivi en général d'un amaigrissement excessif. Cet état, suite de travaux, de veilles ou d'excès de toutes sortes, mène rapidement à la *cachexie*, à la *consomption* (voir ces mots), si l'on n'y porte remède.

Le repos, le séjour à la campagne, loin des affaires ou des plaisirs, constituent le meilleur traitement à opposer à l'épuisement qui n'est lié à aucune maladie organique.

Erythème centrifuge. — Voir *Lupus*.

Erysipèle. — Affection contagieuse, caractérisée par de la fièvre, de la rougeur, de la tuméfaction de la peau, accompagnées de chaleur vive, de douleurs, et suivies d'un suintement séreux. Peut survenir à la suite d'une blessure infectée. Siège de préférence à la face, aux membres supérieurs. Peut disparaître d'un point et réapparaître sur un autre. Particulièrement dangereux lorsqu'il siège à la face ou au cuir chevelu, l'érysipèle bénin peut s'amender en quelques jours.

Les purgatifs salins, les boissons acidulées, les

applications permanentes, sur les parties malades, de compresses trempées dans une infusion de fleurs de sureau boriquée, ainsi que l'antisepsie de la bouche, sont indiqués. Isolement dans une chambre à 38° et désinfection complète après guérison.

L'érysipèle des nouveau-nés, consécutif à la mauvaise cicatrisation de la plaie du cordon ombilical ou à la vaccine, est grave et demande l'intervention immédiate du médecin.

Esquinancie. — Voir *Amygdalite.*

Esthiomène. — Variété de lupus siégeant à la vulve et provoqué par des écoulements vaginaux chroniques. L'esthiomène est, en général, une manifestation de la tuberculose cutanée. (Voir *Lupus* et *Tuberculose.*)

Evanouissement. — Voir *Syncope.*

Exostose. — Tumeur osseuse développée à la surface des os, avec la substance desquels elle se confond. Les exostoses peuvent siéger en n'importe quel point du squelette, mais de préférence sur les os longs (fémur, tibia, péroné, humérus), et sur les os du crâne.

En général, une exostose qui ne produit qu'une gêne peu appréciable, peut être conservée sans inconvénient. Il n'en est pas de même de celles qui compriment un vaisseau sanguin, un tronc nerveux ou un organe important. Dans ce cas, on doit avoir recours à l'intervention du chirurgien.

Les exostoses syphilitiques sont une des manifestations tertiaires de la syphilis (voir ce mot), et, contrairement à toutes les autres, elles peuvent disparaître à l'aide du traitement spécifique (iodure de potassium à l'intérieur, emplâtre de Vigo sur la tumeur). Ce sont les plus douloureuses.

F

Fibrome. — Tumeur dure, élastique, mobile, se développant lentement et siégeant de préférence dans l'utérus. (Voir *Polypes de l'utérus*.)

Fièvre. — Symptôme d'un grand nombre de maladies. L'apparition de la fièvre est caractérisée par l'accélération des battements du pouls, les frissons, l'accroissement de la température du corps, facile à mesurer au thermomètre, la soif et la courbature musculaire.

Très souvent l'état fiévreux coïncide avec un *embarras gastrique* (voir ce mot), mais il peut aussi n'être que le prélude d'une maladie grave.

Toute personne qui se sent de la fièvre doit prendre le lit et se mettre à la diète en attendant le médecin.

Fièvre intermittente. — Connue sous le nom de fièvre des marais ou fièvre paludéenne, est commune dans tous les pays marécageux ou humides, et due à un microbe isolé par Laveran, microbe transmis par les moustiques du genre *Anopheles*.

La fièvre intermittente se manifeste sous la forme d'accès revenant à intervalles réguliers périodiques (fièvre quotidienne, tierce, quarte, etc.). Tous les accès éclatent brusquement. Ils sont parfois précédés de malaises, de frissons, troubles gastriques. L'accès régulier se compose de trois stades : frissons, chaleur, sueur.

Le médicament spécifique du paludisme, c'est la quinine. On commence par prescrire un purgatif, puis on administre 75 centigr. ou 1 gr. de sulfate de quinine divisés en deux doses : la première aussitôt l'accès terminé, la seconde quatre ou cinq heures avant l'apparition supposée du prochain accès.

Cette médication préventive sera continuée pendant une semaine. Si, quelque temps après, ou même plusieurs années, les accès de fièvre réapparaissent, on reprendra le traitement.

Les préparations de quina, de fer et d'arsenic, sont des adjuvants puissants du traitement à la quinine contre le paludisme chronique.

On peut prévenir l'apparition de la fièvre intermittente, dans les pays où elle règne de façon endémique, en détruisant les moustiques ou en évitant leurs piqûres, d'abord, et ensuite en prenant à petites doses (1 cuillerée à soupe le matin à jeun) de l'arséniate de soude :

Eau distillée.......................... 300 grammes
Arséniate de soude.................... 0 gr 5 centigr.

Fièvre jaune. — Maladie épidémique excessivement grave, fort rare dans nos pays et sur laquelle, vu son pronostic très sombre, nous ne nous étendrons pas davantage, car elle est exclusivement du ressort immédiat du médecin.

Fièvre puerpérale. — Voir *Accouchement.*

Fièvre typhoïde. — La fièvre typhoïde est une maladie infectieuse, épidémique, causée par l'absorption d'eaux contaminées.

Débute par de la lassitude, de l'inappétence, de violents maux de tête, un embarras gastrique, des épistaxis, suivis de frissons, de fièvre et de diarrhée. La fièvre qui, au cours de la maladie, peut atteindre 40°, tend à disparaître vers la troisième semaine et la convalescence s'établit ensuite.

Cette maladie étant très grave, la surveillance du médecin est nécessaire dès le début et doit s'exercer jusqu'à complète guérison. Les complications les plus sérieuses peuvent en effet survenir, telles que : hé-

morragies intestinales, péritonite, pneumonie, etc.
Comme nous l'avons dit plus haut, la fièvre typhoïde
est contagieuse ; les malades devront surtout être
isolés, leur linge désinfecté ainsi que tous les objets
leur ayant servi.

En cas d'épidémie de fièvre typhoïde, la première
précaution à prendre pour se préserver de la contamination est de ne faire usage que d'eau bouillie et
filtrée, ou d'eau minérale naturelle.

Fissures de l'anus. — Voir *Hémorrhoïdes.*

Fistules. — Canaux anormaux faisant communiquer une cavité muqueuse avec une autre, un foyer
de suppuration avec la peau, etc. Les fistules peuvent siéger à l'anus *(fistules anales)*, sur la plèvre
(fistules pleurales), sur le poumon *(fistules pulmonaires)*, sur les glandes salivaires *(fistules salivaires)*,
à l'urèthre ou au vagin *(fistules uréthrales, uréthro-
vaginales)*, à la vessie *(fistules vésicales, vésico-rec-
tales, vésico-vaginales)*, sur l'appareil lacrymal *(fistules lacrymales)*, etc.

Le traitement de ces affections est exclusivement
du ressort de la chirurgie.

Flueurs blanches. — Voir *Leucorrhée.*

Fluxion de poitrine. — Voir *Pneumonie.*

Foie (Maladies du). — Voir *Cirrhose, Coliques
hépatiques, Hépatite, Kyste hydatique.*

Fractures. — Dès qu'il y a fracture, il faut immobiliser la partie atteinte ; s'il s'agit de la jambe ou
du bras, placer ce membre entre deux planchettes
qu'on maintiendra à l'aide d'une bande en attendant
l'arrivée du médecin. S'il y a doute au sujet d'une
entorse (voir ce mot), ne pratiquer aucune manœuvre
ni aucun massage avant de prendre l'avis du méde-

cin. En cas de fractures de côtes, maintenir le tronc immobile et légèrement serré, au moyen de larges bandes de toile. (Voir *Bandages*.)

S'il s'agit d'une fracture du crâne, immobiliser complètement le blessé et lui placer des compresses d'eau froide sur la tête.

Furoncle. — Plus connu sous le nom de *clou*, se présente sous la forme d'une petite induration cutanée rouge, chaude, pointue, douloureuse, contenant une humeur sanguinolente et un bourbillon au centre. Un furoncle peut donner lieu à l'inflammation des parties voisines.

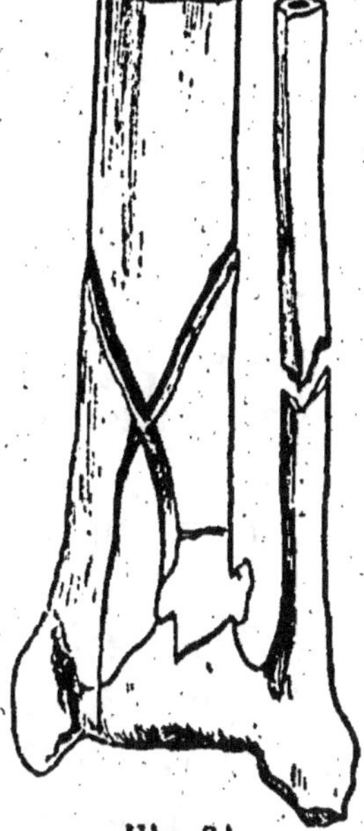

Comme traitement abortif, on peut essayer des badigeonnages à la teinture d'iode, à l'alcool camphré. En cas d'échec, on devra faire pratiquer l'incision par le médecin et appliquer des *pansements humides*. (Voir ce mot.) Lorsque les furoncles se répètent trop souvent, ils sont l'indice d'une maladie générale, le diabète, par exemple. (Voir *Diabète*.)

La réunion en un même point de plusieurs furoncles graves peut amener un *anthrax*. (Voir ce mot.)

G

Gale. — Maladie cutanée, parasitaire, due à la présence sous la peau d'animaux microscopiques, du genre des acariens et nommés *sarcoptes*. Son développement dure de huit à vingt jours.

La contagion par le linge, les vêtements, le simple contact avec un galeux sont les seules causes de cette affection pas mal répugnante, mais heureusement assez bénigne.

Les démangeaisons intenses que produisent les acariens en cheminant dans l'épaisseur de la peau pour y déposer leurs œufs, n'ont lieu que la nuit et sont le meilleur moyen de diagnostic de la gale. Cette maladie ne guérit jamais spontanément, quoi qu'on ait pu dire à ce sujet.

Le traitement était autrefois fort long et l'histoire rapporte que Napoléon souffrit de la gale pendant plusieurs années avant de s'en débarrasser.

Aujourd'hui, on anéantit les sarcoptes en une seule séance de deux heures. Le traitement ci-après qui, à l'hôpital Saint-Louis, à Paris, donne 98 p. 100 de guérisons sans récidive, est très facile à suivre :

On commence par frictionner tout le corps avec du savon noir commun, à l'exception de la tête, toujours exempte de parasites ; cette application a pour but de nettoyer et de déterger la peau en enlevant toutes les substances étrangères qui pouvaient la souiller.

Immédiatement après, on place le malade dans un bain chaud où il continuera à se frictionner encore pendant une heure avec le savon. Le bain, consécutif à la friction, a pour effet d'ouvrir tout grands les pores de la peau, en produisant un gonflement et une véritable macération de l'épiderme.

Il ne reste plus qu'à faire une application générale de pommade d'Helmerich pour détruire tous les sarcoptes. Cette dernière opération doit être faite rudement, en appuyant fortement et avec le plus grand soin de ne négliger aucune partie du corps.

Les vêtements doivent être passés pendant ce temps à l'étuve sèche ou au moins soumis à une fumigation sulfureuse intense pour détruire tous les parasites qui s'y seraient réfugiés. Le malade les endossera, sans essuyer la pommade qui doit rester en contact avec la peau le plus longtemps possible.

Pommade d'Helmerich

Soufre sublimé...................... 100 grammes
Sous-carbonate de potasse.......... 50 —
Axonge............................. 400 —

Chez les individus scrofuleux, dartreux ou seulement malpropres, la gale engendre des maladies secondaires de la peau, *impétigo*, *lichen*, *ecthyma*. C'est la *grosse gale*, *gale des épiciers* ou *gale pustuleuse*.

Ces complications doivent toujours être traitées et guéries et la peau remise en bon état, avant qu'on puisse recourir au traitement que nous venons d'indiquer.

Les bains mercuriaux ou arsenicaux guérissent également de la gale, mais comme ils présentent de graves dangers d'intoxication, nous ne conseillerons de les employer que sur avis conforme du médecin.

Gangrène. — La cessation, en un point quelconque du corps, de la circulation capillaire entraîne la mort des tissus non irrigués, et c'est à cette mort locale et partielle qu'on donne le nom de gangrène.

La gangrène se complique d'infection putride aiguë, au moment de la formation des eschares (lésions gangreneuses, sèches ou humides), d'infection purulente pendant leur période d'élimination et d'infection putride chronique pendant la période de suppuration de la plaie laissée par la gangrène.

La destruction ou la ligature d'un gros tronc artériel, rarement d'un tronc veineux, au cours d'un traumatisme, d'une opération chirurgicale, ou par suite d'inflammation (voir *Embolie*) ; le froid excessif, les brûlures du second degré (gelure des extrémités), l'oblitération des capillaires au cours de la glycosurie (voir *Diabète*), de l'*artério-sclérose* (voir ce mot) sont les causes principales de la gangrène.

Les diabétiques, les vieillards, les malades qui gardent le lit pendant longtemps, y sont exposés. C'est au médecin qu'il appartient d'avertir les proches du danger que courent les malades et d'instituer le traitement à suivre. Tout ce que nous pouvons recommander, c'est la plus grande propreté pour les malades longtemps alités et l'absence de toute compression en un point quelconque du siège et des membres inférieurs.

Si malgré toutes les précautions, une eschare gangréneuse se produit, on doit en favoriser la chute par des *pansements humides antiseptiques* (voir ce mot) et des lotions désinfectantes et antiputrides :

Lotion au permanganate

Eau distillée...............	100 grammes
Permanganate de potasse...	1 —

Lotion phéniquée

Eau distillée...............	1.000 grammes
Acide phénique............	1 —

On peut ensuite panser les plaies mises à nu par la chute des eschares, soit avec une poudre absorbante, soit avec du cérat.

Poudre absorbante

Charbon végétal porphyrisé.) de chaque 150 grammes
Poudre de quinquina gris..)

Cérat antiseptique

Cérat ordinaire,...................	80 grammes
Extrait alcoolique de quinquina.....	10 —

La gangrène pulmonaire, qui se manifeste parfois à la suite de maladies aiguës du poumon, n'est pas susceptible de guérison et les malheureux qui en sont atteints ne tardent pas à périr par auto-infection,

Gastralgie (*Crampes d'estomac*). — Douleurs violentes siégeant à l'épigastre, se manifestant après les repas et amenées par une affection d'estomac, le plus souvent par des troubles digestifs. (Voir *Dyspepsie*.)

Les accès de gastralgie reviennent tantôt avant, tantôt après le repas et sont généralement accompagnés de constipation ou d'alternatives de diarrhée et de constipation. Les douleurs, souvent très violentes, peuvent se répercuter jusque dans la région du foie, dans le dos et produire des éructations, des nausées, des vomissements de matières glaireuses ou acides.

La gastralgie chronique peut mener à l'*hypochondrie*. (Voir ce mot.)

Traiter la cause en suivant un régime approprié, faire usage de lait coupé avec de l'eau de Vichy-Célestins ; de sirop bromuré Henry Mure avec infusions chaudes de tilleul ; des eaux de Plombières, Pougues, Evian, Vals ; les préparations de pepsine

Chlorhydrate de morphine...	0 gr. 1 centigr.
Poudre neutre de pepsine....	1 gramme .

à prendre avant les repas sont quelquefois très efficaces, si la gastralgie reconnaît pour cause une atonie stomacale, comme dans l'*anémie*, la *chlorose* (voir ces mots). On doit y adjoindre les préparations amères, ferrugineuses et toniques, infusions de houblon, de gentiane, de quassia amara, quinquina, rhubarbe, etc.

La poudre de noix vomique et le sirop de strychnine (une cuillerée par jour) donneront aussi de bons résultats dans ces cas.

Rien n'est plus difficile que de prescrire un traitement s'appliquant à la gastralgie, en général, car, par exemple, les eaux minérales, excellentes quand la maladie provient d'un état anémique ou chlorotique, ou est liée à une affection du foie, deviennent tout à fait nuisibles si la gastralgie se complique d'un état inflammatoire chronique de l'intestin.

D'autre part, il ne faut pas perdre de vue que la gastralgie primitive étant une affection nerveuse, on s'expose à trouver des anomalies surprenantes dans la susceptibilité stomacale des malades qui, un jour, ne pourront, sans souffrir atrocement, supporter un régime excellent et absorberont une autre fois, impunément, de la charcuterie, des fromages fermentés, des salaisons, etc.

Il est donc absolument nécessaire de consulter le médecin qui seul a qualité pour découvrir la vraie cause des douleurs stomacales et instituer le traitement rationnel.

Néanmoins, on devra s'efforcer de calmer les souffrances des malades au moment de l'accès :

Potion contre la gastralgie

Eau distillée...............	40 grammes.
Sucre blanc.................	5 —
Chlorhydrate de morphine..	0 gr. 10 centigr.

Potion antispasmodique

Sirop de fleurs d'oranger..........	32 grammes
Eau distillée de tilleul.............	64 —
— — de fleurs d'oranger...	64 —
Éther sulfurique....................	2 —

Potion de vanille

Infusion de vanille..........	5 grammes

dans :

Eau bouillante...............	150 —
Sirop de cannelle...........	30 —

Potion aromatique

Alcool à 90°.................	10 grammes
Essence d'orange............	VI gouttes
— de romarin........	IV —
Eau distillée...............	150 grammes
Sirop de gomme............	50 —

à prendre par cuillerées à bouche toutes les heures.

Gastrite. — La *gastrite aiguë*, ou inflammation de l'estomac, qui peut devenir chronique est due, le plus souvent, à des excès de table, des fatigues ou des chagrins. L'irrégularité des repas, les veilles prolongées, l'abus des purgatifs, des condiments âcres, des épices, des remèdes soi-disant stomachiques, y prédisposent et y mènent à peu près sûrement, à moins que l'accès aigu ne se manifeste pas et que la maladie, lente, insidieuse, revête la forme chronique, d'emblée.

La gastrite aiguë complique souvent la dyspepsie. Elle se manifeste par une douleur violente à l'épigastre, avec sensation de brûlure, des malaises, de l'inappétence, de la constipation, des renvois aigres, des vomissements muqueux et alimentaires, le tout accompagné de maux de tête et de fièvre. La langue est recouverte d'un épais enduit blanchâtre ; la faiblesse musculaire, l'amaigrissement sont les conséquences de cet état qui se complique souvent d'*entérite*, de *dysenterie* ou d'*hépatite*. (Voir ces mots.)

La gastrite aiguë qui se déclare à la suite de l'ingestion de liquides corrosifs, soit accidentellement (acides sulfurique, nitrique, etc.), soit habituellement (alcools, boissons à essences concentrées), nécessite l'intervention immédiate du médecin en raison des complications de brûlures, d'érosions ou de perforations qui peuvent se produire sur-le-champ.

La première chose à faire en cas de gastrite aiguë ordinaire est d'observer une diète absolue et de prendre de l'eau de gruau additionnée d'une ou deux cuillerées d'eau de chaux, ainsi que des potions calmantes : extrait d'opium (5 à 10 centigrammes), chlorhydrate de morphine (1 à 2 centigrammes).

S'il y a des vomissements, la glace pilée par cuillerées à café, les glaces au café et à la vanille, l'eau de Seltz donneront de bons résultats.

Des bains tièdes, des lavements laudanisés, des flanelles chaudes sur le ventre et sur l'épigastre font aussi très bien.

L'accès calmé, il faut s'efforcer d'en éviter le retour en instituant un régime approprié qui est à peu près celui de la *dyspepsie* (voir ce mot) : potages légers, lait coupé d'eau de Vichy, source Hôpital ou Célestins, fécule, crème de riz, poissons blancs, abstention de viandes, sauces, mets épicés et boissons alcooliques.

La *gastrite chronique* débutant insidieusement, sans passer par l'état aigu, est une maladie d'autant plus sérieuse qu'elle a été négligée plus longtemps ; elle peut se compliquer d'ulcères, de *cancer* de l'estomac (voir ces mots). On obtient quelquefois du soulagement dans ces cas par les lavages de l'estomac, mais le traitement doit être institué par le médecin.

Gastro-colite. — Inflammation simultanée de l'estomac et du côlon. Voir *Dysenterie*.

Gastro-entéralgie. — Réunion, sur un même malade, de la *gastralgie* et de *l'entéralgie*.

Gastro-entérite. — Inflammation simultanée des muqueuses de l'estomac et de l'intestin. Voir *Gastrite, Entérite, Dyspepsie*.

Gastrorrhagie. — Hémorragie de la muqueuse de l'estomac. Voir *Hématémèse*.

Gastrorrhée. — Vomissements de liquide clair, aqueux, coloré ou non, filant, insipide ou salé, provenant de l'estomac et rejeté sans accompagnement de matières alimentaires.

La gastrorrhée est souvent le symptôme d'une inflammation de la muqueuse de l'estomac, d'une dilatation ou d'un cancer de cet organe. Son traitement varie avec la cause qui lui a donné naissance.

Gingivite (*Inflammation des gencives*). — Causée soit par le manque de soins de la bouche, par la présence de dents cariées ou bien par des intoxications minérales (sels de mercure, de plomb), (voir *Stomatite mercurielle*), ou par le diabète.

Pour le traitement des gingivites simples, voir l'article *Carie des dents*. Pour les autres cas, traiter et supprimer la cause : intoxication mercurielle ou saturnine et faire ensuite usage de la poudre suivante, destinée à raffermir les gencives :

Poudre de quinquina................ 30 grammes
    — de ratanhia..... } de chaque 10 —
Chlorate de potasse....{

Glaucome. — Maladie de l'œil, ainsi appelée parce que la pupille prend souvent une coloration jaune verdâtre, vert de mer. Elle consiste en une augmentation de tension à l'intérieur du globe oculaire, causée soit par la sécrétion trop abondante des liquides de l'œil, soit par l'oblitération ou l'engorgement de petits vaisseaux intra-oculaires. L'œil devient dur et très sensible à la pression.

Le GLAUCOME AIGU (*Choroïdite séreuse*) donne lieu à des crises ordinairement nocturnes, caractérisées par des douleurs intolérables de l'orbite, du larmoiement, un affaiblissement considérable de la vision. Cet état s'accompagne parfois d'embarras gastrique, de fièvre et de vomissements ; le globe oculaire devient excessivement dur, la pupille présente une coloration jaune sale, et l'on y perçoit nettement des battements artériels.

Un accès de glaucome aigu est chose grave et il importe d'aviser au plus tôt à instituer le traitement nécessaire, car s'il y a quelquefois rétablissement spontané de la vision, le mal peut être foudroyant et amener la cécité complète en un seul accès, ou provoquer des décollements de la rétine, des hémorrhagies intra-oculaires, de la cataracte, etc., qui mènent à bref délai au même résultat.

La première indication consiste à diminuer par tous les moyens la pression interne, on emploie avec succès l'esérine en instillations, et surtout la pilocarpine.

Le GLAUCOME CHRONIQUE a une marche très insidieuse, c'est une maladie de la seconde moitié de la vie, l'hérédité y prédispose, ainsi que la fatigue des yeux, l'arthritisme, les congestions à l'époque de la ménopause, etc.

Si on le néglige, le glaucome chronique conduit insensiblement à la cécité. Le traitement de l'état général importe ici beaucoup plus que le traitement local ; on évitera la fatigue, les veilles prolongées, la constipation ; les malades porteront des verres bien appropriés à leur vue et des conserves contre le soleil et les poussières.

Ils ne devront sous aucun prétexte se laisser instiller dans l'œil, pour la recherche d'un corps étranger par exemple, soit de la cocaïne, soit de l'atropine. Une seule application de l'un de ces produits pourrait suffire en effet à provoquer un accès de glaucome aigu.

Glossite. — Inflammation de la langue, s'accompagnant de douleurs, d'ulcération et de gonflement, pouvant aller jusqu'à la suffocation.

La glossite reconnaît généralement pour causes, soit l'ingestion de liquides bouillants, âcres ou caustiques, soit la morsure de la langue dans l'épilepsie, la chorée, etc., soit une plaie produite par une dent brisée ou cariée, soit enfin une stomatite mercurielle ou d'origine syphilitique. (Voir *Stomatite* et *Gingivite*.) Une piqûre de guêpe sur la langue, fait qui se produit fréquemment chez les enfants qui mangent gloutonnement des fruits renfermant un de ces insectes, amène le gonflement de la langue, pouvant aller jusqu'à l'asphyxie si l'on y remédie à temps par la trachéotomie.

Le traitement de la glossite aiguë simple doit être prompt et énergique : on appliquera de nombreuses sangsues au cou et sous le menton, on prescrira la diète absolue, les gargarismes et boissons rafraîchissantes ou nitrées. Le chlorate de potasse en lavages de la bouche est très efficace.

Chlorate de potasse................... 10 grammes
Eau distillée .... 500 —

Si ces moyens ne suffisaient pas et qu'il y eût menace d'asphyxie, le médecin pratiquerait de profondes scarifications dans le tissu même de la langue ou, dans les cas très graves, pratiquerait la trachéotomie et placerait une canule pour permettre au malade de respirer.

Glycosurie. — Voir *Diabète sucré*.

Goitre. — Hypertrophie de la glande thyroïde (*goitre simple*) formant, à la partie antérieure du cou, une tumeur plus ou moins développée, d'abord molle et pâteuse, plus tard de consistance ferme, sauf quand la formation de kystes dans son épaisseur la rend fluctuante, mais sans inflammation ni altération de la couleur de la peau.

Le goitre constitue un symptôme banal pouvant se rapporter à différentes causes.

Endémique et héréditaire dans les contrées humides et froides (vallées des Cévennes et des Alpes), il accompagne souvent le *crétinisme*. Son développement paraît lié à certaines conditions climatériques, hygiéniques et météorologiques, telles que la constitution des eaux potables (eaux de fonte des neiges, privées d'oxygène, chargées de sels calcaires ou magnésiens), l'humidité de l'atmosphère, l'absence d'iode dans l'air, etc. Peut-être le goitre est-il d'origine parasitaire, on n'est pas fixé sur ce point.

Le nombre des goitreux en France atteint le chiffre de 450,000 et celui des crétins de 30,000. Le goitre sévit de préférence sur les sujets lymphatiques et scrofuleux ; le sexe féminin y est plus particulièrement prédisposé, et son apparition coïncide souvent avec la suppression des règles, parfois avec leur apparition.

Le régime alimentaire du *lymphatisme* et de la *scrofule* (voir ces mots), le séjour à la campagne, de préférence au bord de la mer, l'hydrothérapie, etc., constituent le meilleur traitement du goitre et préviennent son apparition chez les sujets prédisposés.

L'extirpation totale de la glande hypertrophiée étant fatale aux malades, on la réduit à une opération partielle où une portion du corps tyroïde est conservée pour assurer les fonctions de cette glande indispensable à la vie.

Goitre exophthalmique (*Maladie de Basedow*). — Maladie probablement d'origine nerveuse, qui n'a de commun avec le goitre simple que la tuméfaction et l'hypertrophie de la glande thyroïde, et s'accompagne de manifestations du côté du cœur et des centres nerveux, provoquant l'exophtalmie ou proéminence des yeux, par suite d'une gène de la circulation dans les veines du cou et de l'augmentation du réseau des veines de l'orbite.

Cette maladie sévit de préférence sur le sexe féminin et sur les sujets anémiques, chlorotiques, hystériques et nerveux, et se développe à la suite d'émotions vives ou d'exercices violents.

Le traitement consiste à soigner la maladie initiale, l'anémie par le traitement approprié, les lésions du cœur par les préparations de digitale, les phénomènes nerveux par le bromure de potassium. On évitera les émotions vives, les fatigues, le surmenage. Le séjour à la campagne, l'hydrothérapie, le régime hygiénique donneront d'excellents résultats et entraîneront souvent la guérison.

Gommes. — Productions morbides dues à la syphilis tertiaire, siégeant sur toutes les parties du corps, sur les os, et même dans l'intérieur des viscères : foie, poumon, cerveau, etc.

De consistance et de volume variable, les gommes du tissu cellulaire sont généralement dures, sans limites bien nettes, à peu près indolores. Parfois, elles se recouvrent d'une eschare qui, en tombant, laisse apercevoir sous la peau décollée, une masse pulpeuse, grisâtre ou rosée ; d'autres fois, elles se ramollissent, s'ulcèrent et laissent écouler un liquide filant, visqueux, colloïde, mêlé ou non de pus. La suppuration se termine lentement et la cicatrisation se fait de même, en laissant une cicatrice indélébile, analogue à celles des abcès froids. **Les gommes du tissu musculaire suppurent rarement et s'indurent, en s'organisant sous forme de tissu fibreux.**

Les gommes sous-périostiques peuvent s'organiser en tissu osseux et former des *exostoses* (voir ce mot), ou bien être le point de départ d'une *carie* ou d'une *nécrose*.

Les gommes viscérales peuvent entraîner l'atrophie plus ou moins complète des organes au détriment desquels elles existent.

Toutes ces manifestations de la syphilis constitutionnelle sont justiciables du traitement spécifique, et nous renverrons le lecteur à l'article *Syphilis*.

Gourmes, impétigo des enfants. — Réunion de petites pustules douloureuses, saillantes, rouges, donnant lieu à la formation de croûtes molles, suintantes, jaunâtres, épaisses, irrégulières, se renouvelant dès qu'elles sont tombées.

Siégeant de préférence à la figure, au cuir chevelu, aux mains, la gourme est une maladie contagieuse qui sévit sur les enfants de constitution lymphatique ou scrofuleuse et qui s'entretient par la malpropreté.

Un vieux préjugé populaire veut qu'il soit dangereux de faire disparaître la gourme chez les enfants, sous le prétexte que la suppression de ce prétendu exutoire entraînerait l'éclosion d'une autre maladie. C'est une erreur profonde contre laquelle nous ne saurions trop nous élever.

Les soins hygiéniques bien entendus, bains fréquents dans la première enfance, lotions alcoolisées, la plus grande propreté des vêtements, surtout de ceux qui touchent à la peau, une bonne alimentation suffisent à prévenir l'apparition de la gourme ou des croûtes e la tête. Si, malgré tout, cette maladie se déclare, on la traitera à la figure et aux mains par des lavages à l'eau d'amidon chaude pendant la période aiguë. puis plus tard avec de l'eau de noyer faible. Quand la région atteinte devient sèche, saupoudrer les parties malades avec :

Sous-nitrate de bismuth.....	10 grammes
Poudre de talc..............	60 —

Pour ce qui concerne le cuir chevelu, il faudra :

1° Couper les cheveux ras ;

2° Faire tomber les croûtes par des onctions quotidiennes à l'huile d'amandes douces, ou bien par des applications de cataplasmes de fécule presque froids, laissés pendant la nuit ;

3° Quand les croûtes sont tombées, faire des lotions

alcalines, puis des onctions avec une pommade à l'oxyde de zinc.

Le traitement général sera celui du lymphatisme et de la scrofule : huile de foie de morue, sirop d'iodure de fer, sirop de raifort iodé, séjour à la campagne et de préférence au bord de la mer.

Goutte. — La goutte est une maladie constitutionnelle, très souvent héréditaire et beaucoup plus fréquente chez l'homme que chez la femme. La bonne chère, les excès de vin, l'absence d'exercice favorisent son développement. Les migraines, les saignements de nez, les éruptions eczémateuses pendant le jeune âge, les hémorrhoïdes sont des signes précurseurs de la goutte articulaire, dont les premières manifestations se font généralement sentir vers la trentaine.

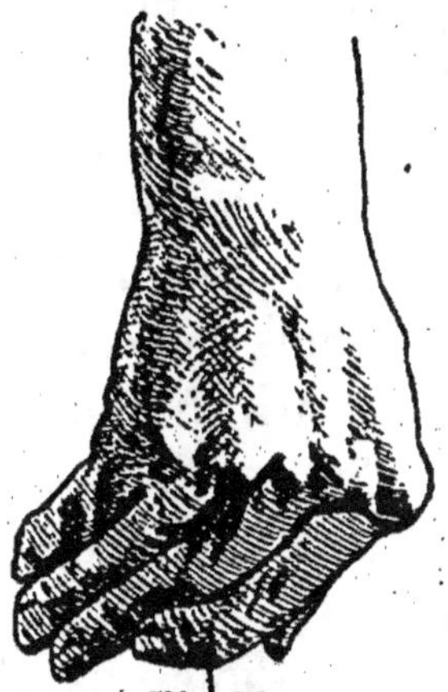

Fig. 82.
MAIN D'UN GOUTTEUX

Dans les articulations des goutteux, il se dépose, à l'état de cristaux, de l'urate de soude provenant de l'excès d'acide urique dans le sang. Ce début est insidieux et les malades ne se doutent pas souvent de leur état jusqu'à ce que se produise le véritable accès. C'est toujours dans le milieu de la nuit qu'on est réveillé par une vive douleur siégeant au gros orteil de l'un des pieds ; çette douleur devient intolérable. Le malade, en proie à de véritables tortures, ne peut supporter même le contact des draps. Vers le matin *sub galli cantu*, avec le chant du coq, les douleurs diminuent et le malade s'endort. Ces accès peuvent se répéter pendant cinq à six jours de suite ; ils s'accompagnent de fièvre, de soif ardente, de constipation.

Les urines sont colorées en rouge et tachent le vase.

Après l'attaque, le goutteux a la démarche difficile, et l'articulation malade met plusieurs semaines à recouvrer sa souplesse.

Lorsque la goutte aiguë devient chronique, les accès se répètent à intervalles de plus en plus rapprochés, en même temps qu'ils augmentent de durée. Le malade est bientôt voué à l'impotence.

Le traitement de la goutte est surtout préventif et devrait commencer dès l'enfance. Par une bonne hygiène, les lotions froides, les frictions, les massages, l'exercice au grand air, des laxatifs employés de temps à autre ; en s'opposant aux repas trop copieux, à l'usage des aliments gras, des viandes faisandées, des truffes, de l'oseille, des tomates, du vinaigre et des boissons alcooliques, on pourra arriver à modifier suffisamment l'état général.

Contre l'accès lui-même, il n'existe d'autres remèdes que les calmants : cataplasmes laudanisés froids, immersion des extrémités affectées dans l'eau froide, boissons glacées, irrigations d'eau froide sur les jointures, fomentations d'huile chaude, applications de collodion iodé. A l'intérieur, on ne donnera d'opium qu'après avis du médecin, car les reins des goutteux sont souvent incapables d'éliminer cette substance ; on la remplacera par le chloral :

> Hydrate de chloral.......... 2 grammes
> Sirop de gomme............. 100 —

à prendre par cuillerées dans les 24 heures.

Mais ces palliatifs ne calment que légèrement la douleur, aussi vaut-il mieux s'efforcer de prévenir les accès futurs. Pour cela, on fera usage des préparations de colchique :

Poudre de colchique : 5 à 15 centigr. par jour en cachets.
Teinture de colchique : 1 à 4 gr. par jour dans une tisane.
Vin de colchique : 10 à 20 — — —

Ces préparations, d'un maniement très dangereux, ne doivent être faites que par un pharmacien expérimenté et l'on s'exposerait à de très graves accidents d'empoisonnement en essayant de les faire soi-même, avec les bulbes ou les semences du colchique des prés.

Le salicylate de soude à dose élevée : 8 à 10 grammes par jour, est également très efficace.

L'eau de régime des goutteux est l'eau de Vichy-Célestins ou l'eau de Vals, mais il est nécessaire de n'en user qu'avec modération, la plupart des goutteux, gros mangeurs et grands buveurs ayant en même temps de la *Dilatation d'estomac* (voir ce mot).

Gravelle. — Manifestation survenant souvent chez les arthritiques et caractérisée par la formation, dans la sécrétion urinaire, de sable, graviers, calculs, de nombre et de grosseur variables (depuis la dimension d'une tête d'épingle jusqu'à celle d'un œuf de poule).

Lorsque les graviers ne peuvent se frayer passage jusqu'à la vessie, ils provoquent des *coliques néphrétiques*. (Voir ce mot.)

L'accumulation des calculs dans la vessie peut amener des rétentions d'urine, de l'hématurie, etc.

Le régime des arthritiques (voir *Arthritisme*) est indiqué dans la gravelle. On y joindra le carbonate de lithine à la dose de 50 centigrammes à 1 gramme par jour dans un verre d'eau de Seltz ; les eaux de Vichy (Célestins), Contrexéville, Pougues, Vittel.

Grenouillette. — On donne ce nom à des kystes situés sous la langue, sur le plancher de la bouche et qui varient de la grosseur d'une noisette à celui d'un œuf de poule. Tantôt d'un seul côté du frein de la langue, tantôt des deux côtés ; on les aperçoit distinctement quand le malade soulève sa langue la pointe en haut.

Ces kystes renferment un liquide séreux, parfois teinté de sang ; ils sont indolores et ne gênent la mastication et l'articulation des mets que lorsqu'ils atteignent un certain volume.

Le seul traitement rationnel de la grenouillette consiste dans l'ablation du kyste par le chirurgien qui, après avoir disséqué la petite poche, ne laisse subsister aucune partie adhérente aux tissus voisins. La moindre portion de membrane oubliée tend, en effet, à s'accroître, à former une nouvelle poche et à sécréter, derechef, du liquide séreux. C'est, d'ailleurs, ce qui fait que les guérisons spontanées provoquées par l'éclatement ou la dilacération accidentelle de la poche kystique sont presque fatalement suivies de récidive.

Nous ajouterons en terminant que le diagnostic de cette affection bénigne doit être fait par le médecin, car seul il pourra le distinguer d'un lipome, d'un angiome ou d'une tumeur cancéreuse de la bouche.

Grippe, influenza. — Maladie épidémique infectieuse, contagieuse, caractérisée au début par des maux de tête, des crampes musculaires dans les membres, des douleurs lombaires, suivies de larmoiement, laryngite, bronchite légère ; le tout s'accompagnant parfois d'embarras gastrique.

Cette maladie, relativement bénigne dans sa forme légère, dure le plus souvent de trois à cinq jours, mais peut donner naissance, surtout chez les personnes âgées, à des complications assez graves, telles que : pneumonie, pleurésie, néphrite, etc.

Pour le traitement de la grippe légère, on suivra celui de la *bronchite aiguë* (voir ce mot). La convalescence est assez longue et les rechutes fréquentes.

Grossesse. — Etat de la femme dont l'utérus contient un ou plusieurs embryons en voie de développement.

La grossesse est dite *vraie*, quand il y a réellement un produit de conception dans l'utérus ; elle est dite *fausse*, quand les signes habituels du début de la grossesse se confondent avec un état pathologique de nature à provoquer une erreur de diagnostic.

Enfin, elle est dite *fœtale*, quand le produit est un fœtus et *afœtale* quand il s'agit d'une *môle*.

La grossesse utérine est *simple* quand l'utérus ne contient qu'un seul fœtus ; *double* ou *gémellaire* quand il existe deux fœtus, et *multiple* quand il y en a plus de deux. L'état de grossesse se reconnaît à plusieurs signes, qu'on peut diviser en *signes de probabilité* et en *signes de certitude*.

SIGNES DE PROBABILITÉ. — *Suppression des règles* (chez une femme bien constitutionnée et normalement réglée, ce signe à lui seul, constitue presque une certitude) ; *troubles digestifs*, nausées, vomissements ; *développement du ventre ; modification des seins* (auréole) ; *colorations pigmentaires* (masque de grossesse).

SIGNES DE CERTITUDE. — *Mouvements actifs du fœtus*, spontanés ou provoqués par la pression, la percussion, le toucher abdominal ; *battements du cœur du fœtus*, entendus au stéthoscope.

DURÉE DE LA GROSSESSE. — Bien que la grossesse dure ordinairement 270 jours, soit 9 mois, la loi française fixe à 300 jours le terme légitime de la naissance d'un enfant, après la dernière cohabitation des époux.

MODIFICATIONS PRODUITES PAR LA GROSSESSE DANS L'ORGANISME FÉMININ. — *Troubles de l'appareil digestif :* constipation, vomissements. *Troubles de l'appareil circulatoire :* augmentation du volume de la masse du sang, hypertrophie du cœur. *Troubles des sécrétions* : albuminurie, glycosurie. *Troubles du système nerveux* : phobies, manies, *Troubles cutanés* : pigmentations, vergetures. *Troubles du système osseux* : développement d'ostéophytes, décalcification ou ostéomalacie.

Complications de la grossesse. — La grossesse n'empêche nullement les maladies habituelles de se développer, elle les complique en général, sauf cependant pour certaines, comme la tuberculose qui semble marquer un temps d'arrêt et donner à la femme enceinte une sorte de rémission.

Après l'accouchement d'ailleurs, par suite de l'affaiblissement de l'organisme, de la perte de sang, de l'infection de la plaie placentaire, etc., la virulence assoupie des maladies antérieures se réveille.

Seules peut-être certaines affections des organes génitaux internes, comme la métrite, guérissent totalement, à la suite d'une grossesse suivie d'accouchement normal et d'allaitement.

Les maladies aiguës, les fièvres infectieuses développées au cours de la grossesse, compromettent gravement l'existence de la mère et du fœtus qu'elle porte dans son sein ; elles exigent des soins très attentifs à raison des complications possibles auxquelles peut donner lieu leur évolution.

Du fait de la grossesse même, on observe les complications ci-après :

Système circulatoire. — Hypertrophie du cœur, varices, hémorroïdes, œdèmes, hydropisie.

Système digestif. — Anorexie, pica ou perversion du goût, nausées, constipation, vomissements qui peuvent devenir incoërcibles et compromettre à ce point l'état de la femme enceinte, qu'on est parfois obligé de provoquer l'accouchement prématuré.

Système nerveux. — Paralysies locales, folie des femmes enceintes, kleptomanie, etc.

Les *sécrétions* normales peuvent être troublées, diminuées, exagérées ou entravées. C'est ainsi qu'on constate au cours de la grossesse de la salivation excessive ou ptyalisme, de la rétention urinaire, de la cystite, de la glycosurie, de l'albuminurie. Cette dernière complication peut avoir des conséquences extrêmement graves, si on ne la traite aussitôt ; l'albuminurie négligée entraîne presque fatalement, au moment de l'accouchement, des crises d'*éclampsie*.

Du côté de la *peau*, on observe aussi quelques accidents : prurigo, ecthyma, eczéma, etc. Enfin, les grandes intoxications chroniques : alcoolisme, saturnisme, paludisme, syphilis, sont le plus souvent causes d'avortement précoce.

Ce tableau paraît plus sombre qu'il ne l'est en réalité. En général, la grossesse, chez une femme qui se porte bien, qui est saine et bien constituée, évolue le mieux du monde. Ce n'est pas, d'ailleurs, une maladie, mais, au contraire, la fonction normale par excellence du sexe féminin et le fait d'éluder les devoirs impérieux de la nature en se refusant systématiquement à engendrer est infiniment plus préjudiciable à la bonne santé d'une femme que des grossesses, même multiples, même difficiles.

L'hygiène de la grossesse est très importante ; au point de vue général, la femme enceinte devra ne rien changer à ses habitudes, prendre les mêmes soins de propreté, bains, douches, etc., qu'auparavant. Elle évitera cependant les bains froids, ne fera usage que de douches tièdes et de bains modérément chauds. Elle devra en premier lieu, sinon supprimer totalement l'usage du corset, ce qui n'est pas à recommander d'une façon absolue, du moins employer de préférence le corset de grossesse, large et souple, qui soutiendra le ventre et la poitrine, sans comprimer la tumeur abdominale.

H

Hématémèse. — Vomissements de sang, reconnaissant pour cause, soit une lésion de l'estomac, ulcère, cancer, etc., soit une *gastrorrhée* (voir ce mot).

Le sang rejeté par la bouche peut être passé dans l'estomac : par voisinage (rupture d'un anévrisme), par régurgitation (hémorragies nasale, buccale, pulmonaire, etc.).

Il va de soi que c'est à la cause ayant provoqué l'hématémèse qu'il y a lieu de s'attaquer, ce qui n'empêche pas, en attendant l'arrivée du médecin, de mettre le malade à la diète absolue, de le placer dans une position horizontale, de lui donner des boissons fraîches et acidulées ; au besoin de lui faire sucer quelques morceaux de glace.

Hématocèle. — On donne ce nom à une tumeur formée par un épanchement de sang siégeant, chez l'homme, dans la tunique vaginale, le cordon spermatique ou l'épididyme, chez la femme dans le tissu cellulaire sous-péritonéal, dans le cul-de-sac péritonéal utéro-rectal, dans les ligaments larges ou dans les trompes *(salpingite hémorragique)*.

L'hématocèle masculine est généralement la suite d'un coup, d'un traumatisme violent ayant occasionné une rupture des vaisseaux sanguins, d'une varicocèle, etc. ; elle peut se former dans un kyste déjà existant.

Le traitement est du domaine du médecin. En l'attendant, et même si l'épanchement sanguin est de minime importance, on gardera la chambre où l'on fera usage d'un suspensoir et on appliquera des compresses d'eau blanche sur la tumeur.

L'hématocèle féminine est due, soit à la rupture de veines ovariennes, soit à une déchirure traumatique de l'ovaire, à la rupture d'une vésicule de de Graaf ; elle peut être consécutive à une plaie de l'abdomen, à un trouble de la menstruation ou aux suites d'une ovariotomie.

Elle se manifeste en général par une douleur subite se propageant dans tout le petit bassin, de la fièvre, du ténesme anal et vésical.

L'hématocèle, chez la femme, peut acquérir une extrême gravité, aussi est-il urgent d'appeler le médecin dès les premiers symptômes. Garder le lit en l'attendant, appliquer des cataplasmes froids sur le ventre, donner des boissons froides, de l'eau de Seltz, administrer un lavement évacuant, avec :

Eau bouillie .... 300 grammes
Sulfate de soude....................... 10 —
Infusion de séné....................... 40 —

S'il y a tendance à la syncope, on prescrira :

Eau distillée .... 100 grammes
Sirop de sucre......................... 30 —
Perchlorure de fer.................... X gouttes

ou bien :

Eau distillée .... 100 grammes
Sirop diacode .... 20 —
Extrait de ratanhia................... 2 —

à prendre par cuillerées à soupe toutes les demi-heures.

Après la guérison, on soumettra les malades à un régime tonique et fortifiant.

Hématome. — Tumeur sanguine quelconque survenue, soit à l'intérieur du corps, soit à la surface de la peau, et résultant d'une contusion, d'un coup violent, portés sur une veine, sur une varice, etc.

Hématosalpinx. — Accumulation de sang dans les trompes de Fallope et résultant, soit d'une rétention du sang menstruel, soit d'inflammation ou de rétrécissement du conduit excréteur, sous l'influence du froid ou d'une maladie précédente.

Hématurie. — L'hématurie ou pissement de sang n'est pas une maladie proprement dite, mais un symptôme commun à de nombreuses maladies : on l'observe notamment dans les *maladies du rein* (néphrite simple ou albumineuse, calculs, cancer du rein), dans les *maladies de là vessie* (cystite simple ou cantharidienne, cancer de la vessie), à la suite de rétrécissements de l'urèthre, de scorbut, etc. Enfin, l'hématurie essentielle, inconnue dans nos pays et endémique au Brésil, aux Indes Orientales, à Bourbon, est due à la présence dans le sang de larves de filaires.

Le traitement général varie avec la maladie qui cause l'hématurie ; d'une façon générale, on tentera cependant d'arrêter l'hémorragie au moyen de potions astringentes :

Potion gommeuse .... 100 grammes
Extrait de ratanhia.................. 3   —

à prendre par cuillerées à soupe dans la journée. ou bien :

Potion gommeuse .... 120 grammes
Tannin .... 2.   —

à prendre de même dans les 24 heures.

Le sulfate de quinine (1 à 2 grammes par jour, en cachets), les boissons acidulées, les bains, et au besoin les injections sous-cutanées d'ergotine arrêteront l'hémorragie.

Pour combattre la faiblesse et l'anémie qu'entraîne l'hématurie essentielle, on usera des eaux de Bussang, d'Orezza et de Vals, des préparations ferrugineuses, du quinquina, des toniques et des amers.

Hémiplégie. — Paralysie qui intéresse seulement la moitié du corps et affecte le côté opposé à la lésion qui lui a donné naissance (hémorragie cérébrale, ramollissement, tumeur, congestion, etc.).

Hémoptysie (*Crachement de sang*). — Accident survenant au cours de plusieurs maladies graves, mais le plus souvent de la tuberculose pulmonaire.

C'est le médecin qui doit immédiatement agir, cela va de soi. Mais en attendant son arrivée, on mettra le malade au repos absolu, on lui donnera des boissons glacées et acidulées ; on placera des sinapismes sur la poitrine.

Dans l'hémoptysie, le sang rejeté est d'un beau rouge vif, quelquefois mousseux, et ne saurait être confondu avec le sang provenant de la bouche et des fosses nasales (voir *Epistaxis*), ou avec le sang provenant de l'estomac, dont la coloration est plutôt noirâtre, et qui se présente sous forme de cailllots plus ou moins volumineux.

Hémorragie. — Ecoulement de sang, interne ou externe, plus ou moins abondant, occasionné par une plaie, blessure, écorchure, rupture de veines, ou survenant comme complication au cours de certaines maladies : phtisie pulmonaire, fièvre typhoïde, etc.

Pour ce qui est des hémorragies reconnaissant pour cause une de ces maladies initiales, voir ce que nous avons dit dans chacun de ces articles.

L'hémorragie provenant d'une blessure n'intéressant pas des artères ou des veines importantes cède le plus souvent à une légère compression, procédée d'un pansement antiseptique. Quand l'hémorragie est grave, on devra, en attendant l'arrivée du médecin :

1° S'il s'agit des membres inférieurs, prendre une bande de toile et entourer fortement la cuisse ; pour les membres supérieurs, on agira de même à l'épaule et on maintiendra le bras dans une position élevée;

2° S'il s'agit du tronc, on couchera le blessé, on lui mettra des morceaux de glace dans la bouche et on appliquera sur la plaie des pansements froids.

Pour les hémorragies nasales, voir *Epistaxis*. Pour les hémorragies pulmonaires, voir *Hémoplysie*.

Hémorrhoïdes. — Dilatation exagérée des veines de l'anus, pouvant être externes ou internes. Consécutives à la constipation et liées à un état arthritique spécial, les hémorrhoïdes sont difficilement curables par les moyens médicaux; cependant, lorsqu'elles sont peu volumineuses et peu douloureuses, on peut les traiter par les moyens suivants :

Bains de siège froids, lavements froids quotidiens, douches ascendantes rectales froides, suppositoires astringents au beurre de cacao et à l'extrait de ratanhia et pommades astringentes :

Poudre de noix de galle.... 3 grammes
Axonge....................   30   —

Pommade anti-hémorrhoïdale

Onguent populéum....... 10 grammes
Extrait de sureau.......   1   —
Alun calciné...........   0 gr. 50 centigr.

Onguent de Montpellier

Onguent d'althæa......)
—   rosat.......   } par parties égales.
—   populéum...)
Miel blanc..........)

La première indication est de supprimer la constipation, au moyen de purgatifs légers; s'abstenir soigneusement de tous les drastiques à base d'aloës qui aggravent les hémorrhoïdes. Une bonne préparation pour entretenir la liberté du ventre est la suivante, dont on prendra une ou deux cuillerées à café dans de l'eau, le soir en se couchant :

Carbonate de magnésie..
Sulfate de magnésie....
Soufre précipité........
Sucre de lait........... } de chaque 30 grammes
Poudre d'anis vert..................... 15 grammes

Les hémorrhoïdes, très fréquentes chez la femme pendant la grossesse, par suite du trouble de la circulation et de la compression exercée par la tumeur utérine, disparaissent ordinairement d'elles-mêmes après l'accouchement.

Contre les hémorrhoïdes douloureuses, on emploie les liniments, suppositoires et onguents calmants :

Onguent populéum

Bourgeons secs de peuplier...................... 40 gr.
Feuilles fraîches de pavot blanc...
— — de belladone......
— — de jusquiame..... } de chaque, 25 gr.
— — de morelle noire..
Vaseline................................... 200 gr.

Liniment calmant

Onguent populéum......
Baume tranquille........
Huile d'olive........... } de chaque 20 grammes
Laudanum de Sydenham............... 1 gramme

Suppositoires adoucissants

Onguent populéum........... 40 grammes
Beurre de cacao............ 20 —
Extrait de belladone........ 5 —

Si les hémorrhoïdes atteignent de grandes dimensions ou qu'elles s'étranglent, elles peuvent s'infecter et occasionner des fistules, des fissures, qui sont excessivement douloureuses et difficiles à guérir. Il vaut donc mieux ne pas attendre et faire opérer chirurgicalement.

Hépatite. — Inflammation du foie, caractérisée dans la forme aiguë par une douleur vive avec tension dans l'hypocondre droit, s'accompagnant de fièvre, frissons et vomissements bilieux.

L'hépatite aiguë succède ordinairement à la congestion du foie ou à un traumatisme violent, portant sur ce viscère. Le séjour dans les pays chauds y prédispose d'une façon presque inévitable. Sa durée habituelle est d'une quinzaine de jours, mais, le plus souvent, le foie augmente de volume, s'indure et la maladie passe à l'état chronique.

Dans l'hépatite chronique, on observe souvent des troubles dyspeptiques, des coliques hépatiques, de l'ictère ; dans les pays chauds, le foie hypertrophié peut suppurer (abcès du foie, hépatite suppurée), formes extrêmement graves, surtout chez les sujets alcooliques, non acclimatés, dysentériques, etc.

Hérédité. — L'hérédité est un phénomène biologique basé sur ce fait que les ascendants transmettent aux descendants, outre les caractères généraux de l'espèce, les aptitudes, les qualités, les défauts ou les tares qui leur sont propres.

On a beaucoup exagéré l'importance de l'hérédité. Il paraît à peu près établi que certains états diathésiques, tels que l'arthritisme et la scrofule, se transmettent des ascendants aux descendants, mais depuis que l'on connaît l'origine microbienne de la tuberculose, par exemple, on n'admet plus que cette maladie se transmette autrement que par contagion directe, après la naissance. Tout au plus croit-on à une prédisposition particulière, à une aptitude morbide qui fait que les enfants nés de parents tuberculeux deviennent plus facilement tuberculeux eux-mêmes, peut-être par hérédité lymphatico-scrofuleuse.

L'influence de l'hérédité est donc assez limitée et il ne faut pas trop s'y attacher.

Quelques exceptions doivent être faites :

1° Pour la syphilis qui, par le fait de l'infection profonde qu'elle détermine, est transmissible du père ou de la mère à l'enfant, par altération de l'élément mâle ou de l'élément féminin ou des deux à la fois, altération qui influe de façon indéniable sur le développement de l'embryon ;

2° Pour les maladies qui intéressent le système nerveux cérébro-spinal, telles que l'aliénation mentale ; l'influence de l'hérédité dans ce cas est tellement manifeste que par l'hérédité directe les familles d'aliénés sont stérilisées et s'éteignent dès la quatrième génération, après avoir passé par divers degrés de dégradation intellectuelle : idiotie, perversions du sens génital ou de malformations du crâne, des oreilles, etc.

3° L'hérédo-ataxie cérébelleuse, le tabes héréditaire sont aussi des maladies héréditaires et familiales, mais tous les descendants ne sont pas forcément atteints.

D'une manière générale, on doit s'attacher, dès le jeune âge, à soustraire l'enfant à l'influence d'une hérédité morbide reconnue et pour cela user de tous les moyens hygiéniques ou thérapeutiques dont l'expérience a consacré l'utilité.

Hérédo-Syphilis. — Voir *Hérédité* et *Syphilis*.

Hernies. — La hernie ou *effort* est caractérisée par la saillie, sous forme de tumeur, d'une portion de viscère s'échappant de la cavité du ventre à travers un orifice résultant de la distension ou de l'écartement des muscles abdominaux. Suivant l'endroit où elles siègent, on les divise en hernies ombilicales, inguinales et crurales.

Les unes sont congénitales, les autres sont dues à une faiblesse des muscles. Chez l'enfant, elles guérissent très facilement à l'aide d'un petit bandage.

Chez les adultes, si on ne veut pas se résoudre au

traitement chirurgical, le seul curatif, il est absolument nécessaire de contenir la hernie au moyen d'un bandage approprié, car elle peut s'étrangler et donner lieu à de la gangrène de la partie comprimée. (Voir *Coliques de miserere*.)

Hoquet. — Contraction du diaphragme, caractérisée par un mouvement convulsif et bruyant d'inspiration.

Tantôt, le hoquet se produit en pleine santé, sans qu'on en connaisse la cause, chez les personnes nerveuses. Chez les nouveau-nés, le hoquet est chose courante, presque normale et est le résultat de tétées trop copieuses, surchargeant l'estomac.

Le hoquet nerveux simple se guérit en général aussi facilement qu'il se produit : il suffit parfois d'une surprise brusque faite au malade, pour faire cesser ce petit accès nerveux et seulement importun. On réussit aussi très bien à l'aide de l'ingestion d'eau de Seltz, de petits morceaux de glace, d'eau très froide bue lentement à petites gorgées.

Il n'en est pas de même du *hoquet symptomatique*, consécutif à une lésion cervicale, stomacale, intestinale, péritonéale ou utérine, ou à une maladie aiguë grave.

Contre cette forme de hoquet, beaucoup plus tenace, on emploie les calmants et les antispasmodiques.

Potion chloroformée

Huile d'amandes douces.....	60 grammes
Sirop diacode...............	30 —
— de menthe............	12 —
Chloroforme................	XX gouttes

Donner par cuillerées à café, toutes les trois heures.

Limonade sulfurique

Eau distillée...............	500 grammes
Acide sulfurique...........	2 —

Une cuillerée à bouche, toutes les trois heures.

Poudre antispasmodique

Valérianate de zinc........ 0 gr. 75 centigr.
Extrait de belladone........ 0 gr. 15 —
— de quinquina........ Q. S.

Diviser en 15 pilules, en prendre trois par jour.

La teinture de chanvre indien *(Cannabis indica)*, à la dose de six à huit gouttes toutes les heures pour un adulte ; la poudre de valériane (5 à 6 grammes par jour) ; l'hydrate de chloral (3 à 5 grammes) calment assez facilement les hoquets rebelles, mais il va de soi que c'est à la cause qu'il y a lieu de s'attaquer si le hoquet n'est qu'une manifestation symptomatique d'une autre maladie.

Hydarthrose. — Voir *Arthrites.*

Hydrocèle. — Épanchement de sérosité dans la tunique vaginale, le cordon spermatique ou le tissu cellulaire des bourses, chez l'homme.

L'hydrocèle reconnaît à peu près les mêmes causes que l'*hématocèle* (voir ce mot), et se traite comme tous les kystes séreux, mais c'est au médecin qu'appartiennent le diagnostic et le traitement.

Il est bon de porter un suspensoir et d'user des révulsifs à l'intérieur, purgatifs et lavements.

Hydrocéphalie. — Maladie de l'enfance, héréditaire ou acquise, provenant en général de chutes, de compression ou de violences exercées sur le ventre de la mère pendant la gestation, de la compression de la tête de l'enfant par le forceps, au cours de l'accouchement ; de chutes sur la tête, etc., ou de méningite chronique, de tuberculose cérébrale, etc.

L'hydocéphalie se caractérise par un épanchement énorme de sérosité claire, liquide, presque entièrement composée d'eau, se localisant dans les ventricules cérébraux ou dans la cavité arachnoïdienne.

Le crâne des enfants qui sont atteints d'hydrocéphalie prend un développement énorme pouvant

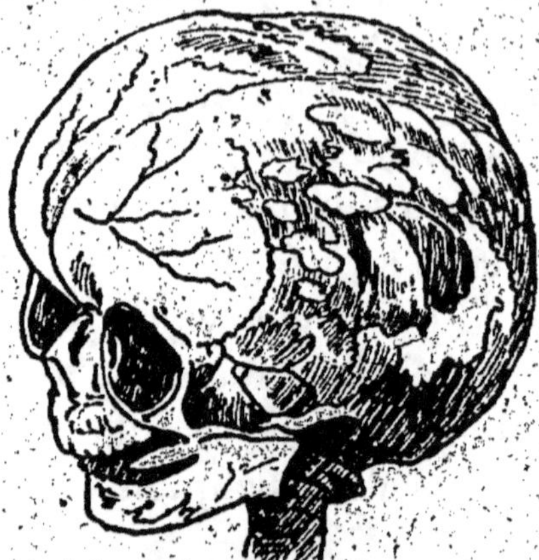

Fig. 83.
CRANE D'HYDROCÉPHALE

atteindre une circonférence de cinquante centimètres à un mètre et plus.

Les parois du crâne sont molles, fibreuses, en grande partie dépourvues d'éléments de tissu osseux, le poids en est parfois si considérable que les enfants ne peuvent le supporter et sont obligés de rester au lit. Dans ce cas, le crâne, très mou, s'aplatit et épouse la forme de l'oreiller sur lequel on l'appuie.

L'hydrocéphalie chronique amène progressivement la paralysie du mouvement et des organes sensoriels; la parole est retardée ou absente, l'ouïe et l'odorat sont abolis, la démarche titubante ou impossible, les déjections involontaires. Le mouvement ou la compression du crâne provoquent des vomissements et des convulsions.

L'hydrocéphalie minime peut guérir exceptionnellement à l'aide d'un traitement approprié, mais la terminaison est en général fatale, surtout si la maladie n'est que la conséquence d'une *méningite* (voir ce mot).

Hydronéphrose. — Distension lente et progressive des bassinets du rein, lorsque les conduits excréteurs de l'urine ou uretères sont obstrués par une tumeur quelconque ou un calcul. (Voir *Coliques néphrétiques, Gravelle.*)

Quand le calcul est passé, l'hydronéphrose cesse d'elle-même, mais dans certains cas, quand son volume est trop considérable, on est forcé d'avoir recours à la néphrotomie, opération toujours grave.

La ponction de la tumeur urinaire ainsi formée suffit parfois à soulager les malades, mais, le plus souvent, il faut recourir à la néphrotomie ou à la néphrectomie, opérations chirurgicales graves.

Parfois, l'hydronéphrose se termine seule par une débâcle urinaire, consécutive à l'expulsion du calcul engagé. Dans d'autres cas, il se forme du pus et l'on se trouve en présence d'une pyonéphrose redoutable.

Hydrophobie. — Voir *Rage*.

Hydropisie. — Voir *Ascite*.

Hydrothérapie. — Méthode hygiénique basée sur l'emploi de l'eau froide pour le traitement des maladies et dans l'état de santé, pour l'entretien de la tonicité du système musculaire, la stimulation de la circulation et la sédation du système nerveux.

Les affusions froides, les enveloppements au drap mouillé, la douche froide ou tiède, le tub journalier, sont les moyens ordinaires de l'hydrothérapie ; on en retire, en général, les meilleurs effets, à la condition de graduer l'énergie du traitement en raison de la force de résistance du sujet et de toujours provoquer une réaction artificielle suffisante, au cas où l'organisme trop affaibli n'y pourvoirait pas de lui-même.

Bien qu'il y ait peu de contre-indications à l'hydrothérapie, il est nécessaire d'ajouter qu'il faut se garder des exagérations et qu'en général, à moins d'être très robuste et coutumier des sports et des réactions violentes, il est préférable de s'entourer des conseils d'un médecin expérimenté, avant de se risquer à la douche froide après un bain chaud, par exemple.

Les cardiaques, les artério-scléreux, les gens sujets aux congestions ou aux inflammations pulmonaires, les goutteux, les rhumatisants devront toujours éviter l'hydrothérapie froide.

Hygiène. — L'hygiène est une science qui a pour but l'étude des milieux dans lesquels l'homme est appelé à vivre et qui traite de la manière de les modifier dans le sens le plus favorable à son développement.

L'observation des règles de l'hygiène est le moyen le plus sûr de conserver toujours la santé, en vertu de ce principe que toute maladie acquise est d'autant plus grave qu'elle s'attaque à un organisme plus affaibli.

Les maladies épidémiques, en général, ne frappent que les personnes dont l'état général laisse à désirer en quelque endroit, qui présentent un point de plus faible résistance et si, quand même, les sujets en bonne santé sont frappés, ils réagissent mieux, offrent une défense plus énergique et sont beaucoup plus tôt hors d'affaire.

Un vieux praticien de nos amis disait souvent, avec malice, à ceux qui le consultaient sur le meilleur moyen de vivre longtemps et de conserver la verdeur des jeunes années : « Si vous voulez éviter toutes les maladies, restez toujours en bonne santé. » Cette vérité, qui, au premier abord, paraît digne du célèbre M. de La Pallice, n'était cependant, au fond, que le résultat de l'expérience d'un savant et d'un observateur. Comme nous le disions plus haut, la maladie n'a de prise que sur les gens déjà malades ou vivant dans de mauvaises conditions hygiéniques.

Nous ne nous étendrons pas davantage ici sur le chapitre de l'hygiène ; nous avons, en effet, sous diverses autres rubriques, traité des règles à suivre pour conserver la santé. Nous renverrons le lecteur aux articles : *Alimentation, Bains, Hydrothérapie, Régime*, etc.

Hygroma. — Inflammation aiguë ou chronique des bourses muqueuses sous-cutanées. L'*hygroma aigu* peut survenir spontanément, au cours du rhumatisme articulaire aigu, du rhumatisme blennorrhagique, de l'infection généralisée (voir *Blennorrhagie, Rhumatisme, Septicémie*) ou à la suite d'un coup, d'une contusion répétée, d'une éruption de furoncles, etc.

Il se caractérise par la tuméfaction, la rougeur, la tension, la fluctuation des parties atteintes et se termine soit par résolution, soit par suppuration, ce qui produit souvent des trajets fistuleux.

L'*hygroma chronique* peut succéder à l'hygroma aigu ou survenir spontanément, mais de façon lente et insidieuse.

L'absence de douleur, l'épaississement des parois, la mobilité du kyste séreux de l'hygroma en permettent le diagnostic facile.

Le traitement est plutôt du ressort de la chirurgie (ponction, ablation de la poche séreuse enflammée), mais quelquefois ces opérations sont suivies de récidive. Au début, le repos de la partie malade et son isolement de tout frottement ou pression sont indispensables.

Hypermétropie. — Voir *Presbytie*.

Hypertrophie. — Accroissement excessif que subit un organe ou une portion d'organe, sans altération de sa texture intime et sous l'influence d'une exagération du mouvement nutritif dans cet organe.

L'hypertrophie musculaire des bras chez les ouvriers boulangers, celles des muscles des mollets et de la cuisse chez les cyclistes, résultent de l'afflux du sang dans les régions soumises à un travail excessif, par rapport aux autres.

De même l'hypertrophie du cœur résulte, en général, de l'accélération habituelle des mouvements du muscle cardiaque, sous l'influence de causes physiques (abus des excitants : café, alcool, thé, tabac, etc., etc.), ou de causes morales (grandes émotions, surmenage intellectuel, etc.).

L'hypertrophie du foie, l'hypertrophie des mamelles, sont la conséquence de sécrétions exagérées des glandes constituant ces organes.

L'hypertrophie du tissu adipeux constitue l'obésité, l'épaississement des parois du cœur constitue l'anévrisme actif de cet organe.

Hypnotisme. — État de somnambulisme provoqué par une influence étrangère à la volonté du sujet.

On a fait de l'hypnotisme des applications thérapeutiques remarquables, notamment dans le traitement de la chorée, de l'hystérie, etc. Nous n'en dirons que quelques mots, car l'influence hypnotique doit être exclusivement réservée aux médecins spécialistes, en raison des dangers multiples auxquels est exposé le sujet dont on annihile pour un temps plus ou moins long la volonté et le libre arbitre. Toute tentative de suggestion ou d'hypnotisme, en dehors d'un but thérapeutique, doit être absolument proscrite.

Hypochondrie. — Voir *Mélancolie*.

Hystérie. — L'hystérie est une maladie nerveuse beaucoup plus fréquente chez la femme que chez l'homme, caractérisée par des accès convulsifs survenant à intervalles plus ou moins éloignés, accès qu'il ne faut pas confondre avec les attaques d'*épilepsie*. (Voir ce mot.)

Dans l'hystérie, l'attaque s'annonce par une contraction du creux de l'estomac et qui remonte vers la gorge, donnant la sensation d'une *boule*. Ces symptômes s'accompagnent de sifflements d'oreilles et de troubles visuels. A ce moment l'attaque commence, le malade tombe, mais contrairement à ce qui se produit dans l'épilepsie, il choisit le lieu de sa chute et ne perd pas connaissance, au moins au début. C'est au milieu des sanglots et des hoquets que les convulsions apparaissent.

L'hystérie est fort souvent compliquée de menstruation douloureuse ou d'aménorrhée. (Voir *Aménorrhée, Dysménorrhée.*)

L'hystérie convulsive disparaît généralement avec l'âge et est remplacée par un nervosisme exagéré ou des troubles mentaux.

Le traitement de l'hystérie doit être surtout moral : éviter toute cause d'excitation et d'émotion, conseiller la vie à la campagne et les exercices un peu rudes. L'hydrothérapie bien appliquée, ainsi que les antispasmodiques : bromures (potassium, sodium, ammonium) donnent d'excellents résultats.

Tous les bromures, pris sous forme de sirops bromurés Henry Mure sont beaucoup mieux supportés par l'estomac et ne fatiguent pas les malades.

On ordonne aussi la valériane :

Poudre de valériane..........	
— de feuilles d'oranger.. } de chaque 20 gr.	
Sirop de sucre............... Q. S. p. un électuaire.	

à prendre par 5 ou 10 grammes en plusieurs fois dans la journée.

Ictère. — L'ictère bénin ou jaunisse, caractérisé par la coloration jaune de la peau et des yeux, survient d'une façon plus ou moins spontanée, soit à la suite d'une émotion très vive, soit, le plus souvent, après un embarras gastrique vulgaire, des écarts de régime, des excès de boisson, l'ingestion d'aliments avariés ; quelquefois même un simple refroidissement peut en provoquer l'apparition.

En règle générale, on trouve presque toujours des troubles digestifs à l'origine de l'ictère, mais ils n'en sont pas la seule cause ; il est probable que c'est à la faveur de cette perturbation dans les fonctions digestives, que des microbes peu virulents, tels que le coli-bacille, émigrent de l'intestin dans les voies biliaires et les infectent, provoquant ainsi une inflammation de la muqueuse, suivie de desquamation épithéliale, qui obstrue les canaux excréteurs de la bile et favorise la rétention de celle-ci.

L'ictère bénin se manifeste par quelques signes très précis et faciles à reconnaître par tout le monde : en plus de la coloration jaune caractéristique de la peau, on observe des troubles digestifs ; une constipation opiniâtre ; des selles dures, décolorées, argileuses, ressemblant à du mortier, fétides et graisseuses ; l'urine, au contraire, très colorée, tachant fortement le vase ; un léger gonflement des chevilles ; le ralentissement très marqué du pouls (40 ou même 30 pulsations à la minute chez l'adulte) ; perte des forces, ou asthénie musculaire intense ; excitation nerveuse se traduisant par une très grande irritabilité de caractère, etc.

Le traitement de cette affection assez bénigne consiste surtout à faire l'antisepsie intestinale :

Calomel.......... 0 gr. 10 à 15 centigr. (Suivant l'âge.)
Faire cinq cachets semblables.

Salicylate de soude.............. 0 gr. 50 centigr.
Bicarbonate de soude............. 0 gr. 30 —
Faire cinq cachets semblables.

Prendre un cachet de chaque formule tous les deux jours, en les alternant et en commençant par le calomel.

Faire usage en même temps de diurétiques, tisanes au chiendent, aux queues de cerise, etc., un ou deux litres par jour. Bains tièdes journaliers, lavements froids (15°) à l'eau bouillie.

La guérison s'obtient généralement en un laps de temps variant de huit à quinze jours, les troubles digestifs s'amendent, les selles redeviennent normales, l'infiltration bilieuse disparaît, mais les forces sont lentes à revenir et la convalescence est toujours plus ou moins pénible.

Il existe d'autres formes d'ictères graves ou infectieux, épidémiques, dus à un microbe ou à un poison. Nous n'en parlerons que pour mémoire, car ils nécessitent l'intervention immédiate et énergique du médecin.

Idiotie. — Infirmité congénitale ou remontant à la première enfance et qui est toujours liée à un arrêt du développement du cerveau ; l'idiotie diffère de la démence en ce que les fous ont eu antérieurement de la raison, alors que les idiots ne le sont pas devenus, mais ont toujours été tels. Il n'y a rien à tenter contre l'idiotie congénitale. Voir *Crétinisme* et *Goitre*. L'imbécillité est un signe atténué de l'idiotie et peut survenir chez les enfants à la suite d'une maladie infectieuse comme la fièvre typhoïde, par exemple.

Impétigo. — Voir *Gourme*.

Impuissance. — L'impuissance prématurée, chez l'homme, est généralement la résultante d'excès vénériens ou d'habitudes honteuses. Elle peut aussi être déterminée par certaines maladies, telles que le diabète sucré, la myélite, ou l'empoisonnement par certaines substances, telles que le sulfure de carbone, l'oxyde de carbone, le camphre, le nitrate de potasse et beaucoup de poisons végétaux. L'impuissance peut aussi être la conséquence d'un état nerveux spécial : dégoût, crainte, honte, dépit, crédulité, etc...

Quand la cause de l'impuissance est une maladie générale, il faut s'adresser à cette dernière ; de même, s'il s'agit d'une cause essentiellement nerveuse, le traitement par la persuasion et la suggestion opérera des miracles. Dans les cas d'impuissance par suite d'intoxication, la guérison n'est qu'une question de temps.

Mais, par contre, quand l'impuissance est due à des excès, il y a peu de chances de guérison. En vain multiplie-t-on les formules magiques et les remèdes secrets destinés à ressusciter ce qui est mort, les résultats, quand il y en a, ne sont que bien fugaces et les remèdes sont généralement d'un maniement très dangereux. La plupart, en effet, sont à base de cantharidine, de phosphore, de soude, etc., et leur emploi ne peut être autorisé qu'après avis du médecin.

Inappétence. — Voir *Anorexie*.

Incontinence d'urine. — Chez les adultes, l'incontinence d'urine est symptomatique et coïncide presque toujours avec la présence d'un calcul vésical, une lésion de la prostate ou une maladie de la moelle entraînant la paralysie de la vessie. Dans ce cas, l'incontinence est ininterrompue, l'urine coule aussi bien la nuit que le jour et goutte à goutte.

Il n'en est pas de même chez les enfants et les jeunes sujets où l'incontinence, surtout nocturne, est due, soit aux suites d'une maladie aiguë ayant produit l'atonie de la vessie, soit à une hyperesthésie de l'orifice uréthral qui sollicite l'évacuation urinaire. La trop grande longueur du prépuce, chez les jeunes garçons, suffit à elle seule à provoquer l'incontinence.

Chez les petites filles, une légère cautérisation du méat urinaire avec le nitrate d'argent ; chez les petits garçons la circoncision, le cathétérisme de l'urèthre, répété plusieurs fois et opéré au moyen d'une sonde légèrement enduite de pommade cantharidée, suffisent le plus souvent comme moyens locaux de traitement de l'incontinence nocturne.

Si l'on joint à cela les moyens moraux : frayeur et intimidation ; l'hydrothérapie : eau froide en lotions, douches, bains sur les parties génitales et au périnée, immersions froides, rapides, enveloppements froids, bains de mer, les bains alcoolisés ou aromatiques, on a de grandes chances de succès rapide et durable. Instituer en même temps un régime alimentaire tonique et fortifiant.

Pour les adultes, les excitants sont prescrits : poudre de sabine (1 gramme par jour) ; cubèbe (50 centigrammes à 1 gramme) 3 fois par jour ; copahu (1 à 2 grammes par jour), teinture de cantharides :

Teinture de cantharides

Sirop de cannelle...... }	de chaque	100 grammes
— de gomme...... }		
Teinture de cantharides.............	5	—

A prendre une cuillerée à café le soir en se mettant au lit.

On recommande aussi les balsamiques : tolu, goudron, etc., les électuaires résineux :

Electuaire résineux

Baume de Styrax.......... }	de chaque	5 grammes
— du Pérou.......... }		
Miel blanc............	60	—
Poudre gommeuse..........	Q. S. p. un électuaire	

à prendre par cuillerées à café matin et soir.

Electuaire composé de Millet

Cannelle en poudre....................	30	grammes
Limaille de fer......................	100	—
Ergot de seigle......................	15	—
Miel blanc............. } de chaque	100	—
Sucre en poudre...... }		

Voir *Cystite, Gravelle.*

Indigestion. — Malaise occasionné par le refus de l'estomac de digérer les aliments qui y ont été ingérés, soit sous l'influence d'un état morbide, soit parce qu'ils ont été pris en trop grande quantité.

Traitement : Infusion de camomille, thé léger ou tilleul, additionnés d'une cuillerée à café d'alcool de menthe.

Potion calmante antispasmodique

Infusion de tilleul..........	125	grammes
Sirop diacode..............	30	—
Ether sulfurique............	2	—

à prendre par cuillerées à soupe toutes les heures.

Après une indigestion, l'usage d'eau de Vichy-Célestins pendant quelques jours aide au rétablissement des fonctions de l'estomac. Serviettes chaudes sur le ventre. Voir *Embarras gastrique* et *Dyspepsie.*

Influenza. — Voir *Grippe.*

Injection vaginale. — Pour qu'une injection vaginale produise un effet utile, dans les cas où elle est indiquée, la femme doit se coucher par terre, sur un tapis, les pieds relevés et appuyés sur une chaise placée devant elle. Dans cette position, le bassin décrit un sinus et l'ouverture de la vulve est plus élevée que la partie supérieure du vagin.

La figure ci-dessous fera mieux comprendre que toutes les explications le mécanisme opératoire.

La canule de la seringue, recourbée et terminée en olive, doit être introduite assez loin, au delà de l'anneau vaginal. Les canules courbes, en verre, doivent être préférées à toutes celles en caoutchouc ou en gomme ; elles sont plus fragiles que ces dernières, mais elles permettent un nettoyage plus certain et peuvent très facilement être bouillies sans se détériorer.

Le liquide injecté, — quand il s'agit d'injections

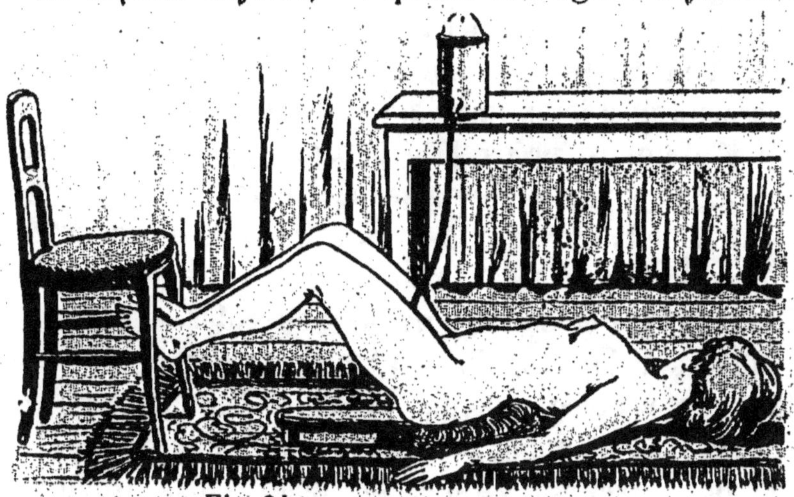

Fig. 84. — INJECTION VAGINALE

médicamenteuses, comme dans la leucorrhée par exemple, — doit rester à demeure trois ou quatre minutes, afin qu'il ait le temps d'agir sur la muqueuse. On peut encore en favoriser l'action par le tamponnement partiel du vagin avec des boulettes de coton hydrophile.

Dans le traitement de la métrite, où les injections à 50° sont absolument indispensables, on se sert d'un instrument spécial permettant l'introduction et la sortie de l'eau sans danger de brûlures et sans douleur.

Insolation. — Phénomènes d'intensité variable, provoqués par l'exposition de tout ou partie du corps aux rayons brûlants du soleil. On distingue le *coup de soleil*, simple érythème de la peau, localisé, se terminant habituellement par une desquamation de l'épiderme, et le *coup de chaleur*, qui amène des accidents graves et peut être mortel quand il se produit dans de certaines conditions, et sur des sujets plus ou moins pléthoriques ou surmenés.

Les simples brûlures du *coup de soleil* se traitent comme les brûlures ordinaires et sont à peu près sans gravité, à condition de ne pas intéresser une trop grande surface du corps.

Il n'en est pas de même du *coup de chaleur* qui nécessite des soins immédiats et bien entendus.

La première précaution à prendre, quand le malade a déjà perdu connaissance, comme c'est le cas le plus souvent, est de le soustraire à l'ardeur du soleil, de le porter dans un endroit frais et aéré, de desserrer ses vêtements, de lui mettre des compresses froides sur la tête, de la glace si possible. En cas de délire et de convulsions, donner de l'éther à boire. En cas d'abattement, de tendance au coma, faire des frictions excitantes sur la peau, des tractions rythmées de la langue, comme dans l'asphyxie par strangulation ou submersion.

Le médecin, appelé aussitôt, fera des injections sous-cutanées d'éther, d'huile camphrée, de caféine, de sérum et pratiquera la saignée s'il le juge utile.

Insomnie. — L'insomnie est fréquente chez les intellectuels, chez les gens ayant beaucoup travaillé le soir, chez les personnes ayant des soucis, des ennuis, vrais ou imaginaires. Elle résulte de l'abus des veillées, des occupations ou professions trop sédentaires, etc.

Il vaut mieux traiter ou supprimer la cause qui a provoqué l'insomnie que de s'attaquer à l'insomnie elle-même, car les préparations à base d'opium, morphine, codéine, laudanum, sirop diacode, etc., fatiguent l'estomac et minent lentement l'organisme.

Ce n'est donc qu'au début du traitement ou comme adjuvants du traitement de la maladie concomitante qu'on prescrira *l'un ou l'autre* des médicaments ci-après à prendre le soir, en se couchant :

Sirop de sulfate de morphine.	30 grammes	
—	d'extrait d'opium.....	30	—
—	de payots blancs.....	30	—
—	d'acétate de morphine.	30	—
—	diacode..............	30	—
—	de chloroforme.......	30	—

Le bromure de potassium sous forme de sirop Henry Mure, l'hydrate de chloral (2 grammes dans 50 grammes d'eau sucrée), les pilules de codéine, le laudanum (10 à 15 gouttes) donnent aussi des résultats, mais l'abus de tous ces produits est dangereux, car si on n'aide pas à leur effet par une hygiène appropriée, l'organisme s'habitue et l'on est forcé d'augmenter les doses pour obtenir un résultat efficace. C'est le morphinisme et la cachexie à brève échéance.

Intertrigo. — Inflammation de la peau causée, surtout chez les personnes grasses, par le contact de deux parties contiguës ou par l'irritation due à un produit de sécrétion, sueur ou urine.

L'intertrigo s'observe de préférence entre les cuisses, à la marge de l'anus, aux aisselles, au cou, etc., et se complique souvent d'*eczéma* ou d'*impétigo* (voir ces mots).

Les lotions froides avec l'eau blanche, l'eau aromatisée, l'eau de Cologne diluée, l'eau de Goulard ou, dans les cas simples, l'eau pure, bouillie et refroidie, suffisent le plus souvent à faire cesser l'intertrigo, surtout si, aux soins minutieux de propreté qu'exige cette affection assez bénigne, on ajoute l'emploi de poudres séchantes et absorbantes bien préparées, sans matières fermentescibles.

Iodisme. — Accidents consécutifs à l'intoxication par l'iode sous ses diverses formes, notamment par l'iodure de potassium, quand on le prend en trop grande quantité ou pendant trop longtemps (traitement de la syphilis).

En général, l'absorption de l'iode donne lieu à un coryza plus ou moins intense (coryza iodique), qui disparaît au bout de quelques jours ; mais, parfois, il s'ajoute à ce coryza anodin des symptômes beaucoup plus marqués d'intoxication : conjonctivite, angine, laryngite, éruptions érythémateuses, vésiculeuses, bulleuses et papuleuses (acné simple ou anthracoïde, purpura. iodique ou iodo-potassique).

Le régime lacté, l'eau de Vichy, les calmants et la suppression momentanée de l'iode amendent tous les symptômes et font cesser les accidents d'iodisme aigu.

Ivresse. — Etat morbide passager dû à une ingestion excessive de liqueurs fermentées (voir *Alcoolisme*). L'ivresse débute par la gaîté, l'exubérance, continue par les vertiges, par les vomissements, le délire, le sommeil, l'abolition partielle ou totale de la sensibilité pouvant aller jusqu'à la mort.

L'intoxication profonde par les boissons à essences (absinthe, bitter, vermouth, etc.) débute souvent d'emblée par l'hébétude et se termine parfois par la fureur, la folie alcoolique, le délire, le coma et la mort.

Une ivresse légère, due au vin, à la bière ou aux alcools naturels se dissipe assez rapidement, grâce à la potion suivante, à prendre en deux fois :

```
Eau distillée..................  150 grammes
 —   de menthe..............   20    —
Ammoniaque liquide..........   XX gouttes
```

J K

Jaunisse. — Voir *Ictère*.

Kératite. — Inflammation de la cornée survenant généralement à la suite d'une *conjonctivite* (voir ce mot) mal soignée, et de granulations de la conjonctive. Cette maladie dérive ordinairement de la diathèse scrofuleuse.

Elle se manifeste par le développement de vaisseaux sanguins partant de la périphérie de la cornée vers le centre ; la conjonctive se dépolit et, dans les formes graves, prend une teinte grisâtre et peut s'ulcérer. La photophobie est intense chez les malades atteints de kératite et il est très difficile de les examiner si l'on n'a la précaution d'insensibiliser l'œil malade au moyen de la cocaïne.

. L'état général est la première chose à soigner ; le régime antiscrofuleux sera institué : huile de foie de morue, préparations ferrugineuses et arsenicales, etc. (Voir *Scrofule.*)

Localement, on calmera la photophobie au moyen de collyres adoucissants :

Décoction de racine de ratanhia....　2 grammes

dans :

Eau distillée .... 120　　—

Faire bouillir, filtrer au papier Joseph et ajouter :

Eau distillée de roses pâles........ 15 grammes
Laudanum de Sydenham........... XII gouttes
Mucilage de gomme................. II　　—

Laver les yeux au moyen d'une œillère en porcelaine, avec la décoction de ratanhia. Comme traitement de la maladie elle-même, les mercuriaux font merveille. La pommade de Lyon, universellement connue, produit des résultats excellents.

Pommade de Lyon

Onguent rosat .... 16 grammes
Précipité rouge .... 1 gramme

Mettre gros comme une tête d'épingle de cette pommade sur le bord extérieur des paupières, et fermer celles-ci, en faisant mouvoir l'œil pour faciliter la diffusion de la pommade sur tout le globe oculaire.

La douleur est très vive et la photophobie redoub'e au début ; il est bon de couvrir l'œil atteint avec un morceau de toile imbibé de la pommade suivante :

Glycérolé d'amidon............... 60 grammes
Sulfate neutre d'atropine...... 0 gr. 30 centigr.

Les purgatifs au calomel (40 à 50 centigrammes pour un adulte), les onctions avec la pommade mercurielle belladonée sur les tempes et à la base des cils, complètent le traitement.

Pommade mercurielle belladonée

Miel blanc .... 10 grammes
Mercure ....⎰ de chaque 5 —
Extrait de belladone.....⎱

Il existe d'autres formes plus graves de kératite, au cours desquelles se forment des pustules, des ulcérations, des abcès, etc., et qui se terminent par la fonte complète de l'œil atteint. Aussi est-il prudent de consulter un spécialiste des maladies des yeux, dans ce cas, comme dans tous ceux qui intéressent l'organe si précieux de la vision.

Kyste hydatique. — Sorte de poche renfermant des larves d'échinocoques, qui peut se développer un peu partout, dans les viscères et dans les muscles, mais siège de préférence dans la région lombaire et le foie.

Le kyste hydatique se développe sans occasionner de douleurs, et les malades ne s'en aperçoivent que par suite de la compression qu'exerce la tumeur ainsi formée sur les organes voisins.

Cette affection, assez rare dans nos climats, mais très fréquente dans les pays chauds, se termine soit par résorption de la poche hydatique, soit par la formation d'un abcès, soit par l'enlèvement du kyste quand celui-ci est accessible aux moyens chirurgicaux.

La douve du foie (fig. 82 ci-contre) se rencontre aussi, très fréquemment, dans les organes de l'homme, principalement en Extrême-Orient.

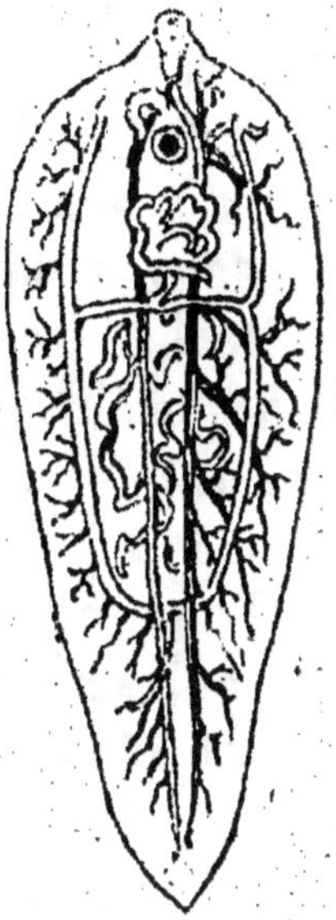

Kystes ovariques. — Les ovaires sont souvent le siège de kystes pouvant atteindre un volume énorme, on en a vu qui contenaient de 50 à 200 litres de liquide et constituaient *l'hydropisie enkystée ovarique.*

L'ovariotomie ou extirpation du *kyste* seul ou de celui-ci et de l'ovaire est le seul traitement rationnel et efficace des kystes ovariques.

Kystes sébacés. — Ces kystes se forment lentement par l'accumulation de la matière sébacée dans les follicules sécréteurs, par suite de l'oblitération du conduit excréteur des glandes sébacées. Quand ils sont peu développés, on leur donne le nom de tannes, points noirs, comédons, etc.

Ils peuvent atteindre un volume très important ; leur guérison s'obtient par le traitement chirurgical, incision et dissection de la poche kystique, ce qui supprime toute chance de récidive.

Fig. 85
DOUVE DU FOIE

L

Ladrerie. — Affection commune chez le porc et rare chez l'homme ; elle est causée par le développement de cysticerques ou larves du *Ténia solium* (Voir *Cysticerques* et *Ténia*) dans le tissu conjonctif. Ces larves proviennent d'œufs de ténia absorbés, soit dans l'eau des boissons, soit sur les salades ou légumes mangés crus.

La migration des larves se fait de l'intestin au système veineux, et lorsque ces larves, transportées dans les tissus, s'organisent en cysticerques, elles peuvent donner lieu à de très graves accidents, si la circulation sanguine les a transportées dans le cerveau ou dans la chambre postérieure de l'œil.

Dans le premier cas, leur présence peut donner lieu à des accidents épileptiformes, à des paralysies partielles par compression de la matière cérébrale, etc. ; dans le second cas, l'œil peut être perdu sans retour.

On ne saurait donc prendre trop de précautions, surtout à la campagne, où les chiens, toujours infestés de ténia, vaguent librement à travers champs, sèment leurs déjections un peu partout, risquant de contagionner les troupeaux et de polluer l'eau des fontaines et des puits.

Les chiens de chasse, les chiens de ferme, les chiens de berger doivent être débarrassés des hôtes de leur intestin, au moins deux ou trois fois par an, au moyen d'un ténifuge énergique ; les puits, les sources, à leur point d'émergence, doivent être protégés par des planches ou des revêtements en maçonnerie, de façon à les mettre à l'abri de tout contact immédiat avec les chiens ; enfin, les légumes, fruits et salades mangés crus doivent être lavés et trempés quelques instants dans une solution légère d'acide tartrique, puis rincés à l'eau propre avant d'être livrés à la consommation. L'épandage des eaux d'égout, aux alentours des grandes villes, est une des causes les plus fréquentes d'infection.

Laryngite. — Débute par un enrouement, une extinction ou une modification du timbre de la voix, accompagnés de chatouillements dans la gorge. Dans certains cas graves et surtout chez les enfants, la respiration devient difficile, ce qui doit faire penser à une maladie infectieuse.

Gargarismes émollients avec infusion de bourgeons de sapin, de guimauve, additionnés d'acide borique. Sinapismes, teinture d'iode sur le cou.

Laryngite striduleuse. — Voir *Diphtérie*.

Lèpre. — Maladie générale, infectieuse, endémique dans certains pays, mais très rare en France, où elle ne sévit guère que sur des malades importés.

Comme traitement, la lèpre n'en a guère ; tout au plus peut-on et doit-on isoler les lépreux, les faire changer de climat, etc.

Leucorrhée (*Flueurs blanches*). — Ecoulement vaginal, glaireux ou muqueux, lactescent, jaunâtre, verdâtre, abondant, avec ou sans odeur et sans lésion appréciable, la leucorrhée est une maladie endémique des grandes villes, à laquelle un très grand nombre de femmes sont plus ou moins sujettes.

La constitution lymphatique, scrofuleuse, l'hérédité dartreuse ou herpétique sont les causes prédominantes de la leucorrhée.

Les corps étrangers tels que les pessaires introduits dans le vagin pour remédier à un déplacement de l'utérus, la grossesse, l'anémie, la chloro-anémie, la blennorrhagie produisent de la leucorrhée.

Tantôt, au contraire, l'écoulement utéro-vaginal très abondant détermine de l'inappétence, de la gastralgie, de la dyspepsie, des névralgies, de la pâleur et provoque l'anémie et la chloro-anémie.

Le traitement doit s'inspirer de la cause qui a provoqué la leucorrhée. S'il s'agit d'une diathèse scrofuleuse, lymphatique ou herpétique, ce sont ces maladies ou plutôt l'état constitutionnel qui les provoque qu'il faut traiter avant tout. Voir *Lymphatisme*.

La leucorrhée blennorrhagique se traite comme la *blennorrhagie*. (Voir ce mot.)

Autrement, les astringents à l'intérieur et les toniques à l'extérieur sont les seuls remèdes efficaces. Chez les jeunes filles, à qui on ne peut prescrire les injections vaginales, on donnera l'huile de foie de morue, l'arséniate de soude, les préparations de quinquina et de fer à l'intérieur ; on conseillera la plus grande propreté des organes génitaux externes, les bains de siége fréquents avec de l'eau de feuilles de noyer, de l'eau de goudron, de l'eau de feuilles de roses de Provins, des décoctions d'écorce de chêne, qui sont des bains astringents, des bains sulfureux, des bains de son, de fécule, d'amidon, des bains de sublimé (1 grammme par bain de 50 litres minimum), les bains de mer et de rivière, l'hydrothérapie sous toutes ses formes, la gymnastique suédoise, etc. On ordonnera le repos au lit au moment des règles et quelques jours après. Pour les femmes, on ajoutera à ce traitement les injections au sulfate de zinc :

Eau bouillie......................	1.000 grammes
Sulfate de zinc....................	4 —

ou encore :

Eau bouillie	500 grammes
Sulfate de zinc..........⎰ de chaque	10 —
Alun calciné ....⎱	

à l'acétate de plomb soluble (1 gramme pour 1 litre d'eau) ; au tannin :

Vin rouge de Montpellier.........	150 grammes
Tannin pur	2 —

ou :

Eau bouillie.....	1.000 grammes
Tannin	45 —
Iode	5 —

au perchlorure de fer :

Eau de morelle....................	1.000 grammes
Perchlorure de fer à 30°..........	15 —

à l'iodure de fer :

    Eau distillée...................... 1.000 grammes
    Iodure de fer..................... 5   —

au permanganate de potasse :

    Eau distillée .... 1.000 grammes.
    Permanganate de potasse.......... 2

La manière de prendre l'injection suffit à elle seule à assurer le succès ; la plupart des femmes ignorant complètement le mode opératoire, nous l'avons décrit avec soin à l'article *Injections vaginales*.

Lichen. — Affection dartreuse de la peau, très voisine de l'eczéma et caractérisée par une éruption papuleuse, plus ou moins étendue, présentant trois caractères principaux : rudesse, épaississement de la peau, augmentation des rides.

Le traitement est sensiblement le même que celui de l'*Eczéma* (voir ce mot).

Lipôme. — Tumeur graisseuse, se développant aux dépens des vésicules adipeuses des capillaires, dans le tissu cellulaire sous-cutané, à l'épaule, au cou, dans la région lombaire. Souvent consécutif à un traumatisme, coup ou chute, le lipôme se présente sous la forme d'une tumeur molle, pâteuse, indolore, sessile ou pédiculée, ne déterminant ni chaleur, ni rougeur de la peau.

Le lipôme peut rester indolent, s'accroître beaucoup de volume, s'ulcérer et même se gangréner à la suite d'une inflammation.

L'incision et l'ablation de la tumeur par les moyens chirurgicaux est le meilleur mode de guérison des lipômes, et généralement est très anodine.

Lombrics (*Ascarides lombricoïdes*). — Vers parasites de l'intestin de l'homme, dont on se débarrasse assez facilement, au moyen de la poudre de semen-contra (2 à 4 grammes chez les enfants, 6 à 8 grammes chez les adultes), de la santonine (10 à 20 centigrammes), pour les enfants, sous forme de biscuits à la santonine ; du calomel (5 à 10 centigrammes par jour), pendant plusieurs jours.

Loupe. — Tumeur fréquente au cuir chevelu, renfermant tantôt une matière blanche ou jaunâtre, consistante (tanne, athérome, stéatome), tantôt une matière jaunâtre, ayant la consistance du miel, ou même de l'huile (kyste huileux).

Ces kystes siègent généralement dans l'épaisseur de la peau, ce sont des *kystes dermoïdes*, des *kystes sébacés*.

On les opère très facilement ; l'incision, suivie de l'excision de la poche, pourvu qu'elle soit faite avec les précautions aseptiques convenables, amène la guérison en quelques jours, sans complication.

Les loupes se rencontrent souvent en grande quantité sur le même sujet et succèdent souvent à une séborrhée. Leur présence indique, en général, un mauvais fonctionnement des glandes sébacées qui retiennent leur contenu. On doit les faire enlever, car elles peuvent s'ulcérer, s'enflammer, donner naissance à des abcès ou même à des cancroïdes. (Voir *Cancroïdes* et *Kystes sébacés*.)

Lordose. — Voir *Scoliose*.

Lumbago. — Violente courbature, caractérisée par des douleurs dans la région des reins, survenant à la suite d'un refroidissement, d'un effort ou au cours de la grippe.

Frictionner légèrement avec de l'essence de térébenthine, appliquer des sinapismes, de la teinture d'iode. Prendre de l'antipyrine en cachets (1 gramme par jour).

Lupus. — Affection tuberculeuse de la peau, et dont certaines formes sont très graves.

Suivant la façon dont il évolue, les parties du corps sur lesquelles il siège et l'aspect extérieur des lésions produites, on donne au lupus des appellations différentes.

C'est ainsi qu'on nomme *lupus érythémateux, érythème centrifuge, scrofulide érythémateuse, séborrhée congestive,* une forme de lupus relativement assez bénigne qui se manifeste par de la rougeur des téguments, une desquamation fine de la peau et une tendance cicatricielle marquée.

Le siège principal du lupus érythémateux symétrique aberrant est la face, joues et face dorsale du nez ; le lupus érythémateux fixe, unilatéral se localise au contraire en un point de la face, ou en plusieurs, mais sans symétrie.

Parfois, le pourtour de la lésion se couvre de pustules acnéiformes, grisâtres. C'est l'*herpès crétacé* des anciens auteurs, comme le lupus érythémateux symétrique aberrant est l'ancien *vespertilio.* Le signe principal et commun à toutes les variétés de lupus érythémateux est l'aspect quadrillé, rouge vif, plus ou moins piqueté de blanc, que présentent les lésions.

Le *lupus vulgaire, dartre rongeante, esthiomène, lupus tuberculeux* ou plutôt *lupus à tubercules* est une autre variété caractérisée par la présence, tant sur la peau que sur les muqueuses atteintes, de petits tubercules d'un aspect tantôt livide, tantôt rouge-brunâtre, indolents, solitaires ou en groupes, de tissu mou et friable, saignant facilement.

Les noms varient d'ailleurs avec l'aspect ou le développement de la lésion. C'est ainsi qu'on reconnnaît le *lupus exfoliatif,* le *lupus maculeux,* le *lupus hypertrophique,* etc., mais l'affection est la même et son origine tuberculeuse ne fait plus aucun doute aujourd'hui.

Tous les lupeux ne sont pas d'ailleurs forcément des tuberculeux pulmonaires, mais, chez eux, la tuberculose secondaire est fréquente et le.traitement interne des lupus est avant tout le traitement anti-tuberculeux.

Quant au traitement externe, il varie suivant la nature et le développement des lésions ; dans les formes simples, presque anodines du lupus érythémateux centrifuge symétrique, les topiques iodés, la pommade salicylée, suffisent parfois à amener la guérison.

Par contre, dans les formes graves, très difficiles à guérir, il faut avoir recours, soit aux cautérisations au thermo-cautère, soit aux scarifications linéaires, au grattage, etc.

Toutes ces méthodes étant du domaine chirurgical, nous ne nous y arrêterons pas ici.

Luxation. — Écartement violent et déplacement d'une articulation. S'il s'agit d'une luxation des membres inférieurs, il faut avant tout s'abstenir de marcher, mais dans tous les cas le médecin devra être appelé le plus tôt possible, car plus on attendra, plus la réduction sera difficile et douloureuse. Une luxation peut se compliquer de fracture. (Voir *Fractures*.)

Lymphangite. — Inflammation des vaisseaux lymphatiques, consécutive le plus souvent à une plaie infectée, à un abcès, à une piqûre septique. C'est une complication grave des plaies mal soignées. Aussi nous bornerons-nous à rappeler ce que nous avons dit à ce sujet (plaies, coupures, écorchures), à savoir qu'il faut toujours soigner la plus petite lésion par où peuvent s'introduire des microbes.

Lymphatisme, scrofule. — État constitutionnel dû à une altération dans la composition du sang. Se caractérise par de la pâleur du teint, de la lassitude, une faiblesse constante, de l'essoufflement, de l'indolence.

Les sujets lymphatiques sont beaucoup plus aptes que les autres à contracter la tuberculose. Ils sont aussi sujets à des engorgements ganglionnaires, qui peuvent se résorber, mais donnent quelquefois naissance à des abcès. (Voir *Abcès froids.*)

Le traitement, essentiellement hygiénique, est le même que celui de l'*anémie*. (Voir ce mot.)

M

Macrocéphalie. — Monstruosité congénitale caractérisée par la grosseur excessive de la tête. Outre que cette malformation rend l'accouchement très difficile, sinon impossible sans opération, elle prédispose l'enfant qui en est porteur aux affections cérébrales et au rachitisme (voir ce mot).

Maigreur. — État parfaitement compatible avec la santé, et qu'il ne faut pas confondre avec l'*amaigrissement* (voir ce mot), symptôme toujours inquiétant.

Mal blanc. — Voir *Panaris.*

Mal caduc, mal divin, mal lunaire, mal sacré, haut mal, etc. — Voir *Epilepsie.*

Mal de cœur. — Voir *Nausées.*

Mal de gorge. — Voir *Angine.*

Mal de mer. — État particulier, plus ou moins accentué, que subissent, en général, les personnes qui vont sur la mer pour la première fois ou à des intervalles éloignés.

Le mal de mer sévit d'ailleurs parfois avec une

égale intensité sur des professionnels, quand l'élément liquide est très agité.

D'innombrables remèdes ont été préconisés contre le mal de mer, mais aucun n'a donné de résultats certains, durables et applicables à tous. C'est encore la compression modérée de la région hypogastrique avec une large bande de flanelle, qui paraît donner le plus de résultats appréciables. Presque toujours, le retour du beau temps dans une traversée et le débarquement font cesser sur-le-champ le mal de mer.

Mal de Pott. — Carie des vertèbres lombaires, d'origine tuberculeuse. Voir *Carie des os.*

Mal de reins. — Voir *Lumbago.*

Mal de tête. — Voir *Céphalalgie* et *Migraines.*

Mal des montagnes. — Malaise général, s'accompagnant de vertiges, sueurs froides, palpitations, difficulté de respirer, somnolence, syncopes, etc., tous phénomènes dus à la diminution de la pression atmosphérique.

Les personnes sujettes au mal des montagnes feront sagement de renoncer aux ascensions, les cardiaques en particulier.

Mal perforant. — Une des manifestations du *tabes,* qu'on peut ranger parmi les accidents tardifs ou quaternaires de la syphilis, contre lesquels il n'existe guère de remèdes, malheureusement.

Le mal perforant siège tantôt dans la bouche (*mal perforant buccal*), c'est celui qui s'amende le plus facilement ; tantôt il siège sous le pied (*mal perforant plantaire*). Il peut être d'origine tabétique, tuberculeuse ou diabétique.

Mammite. — Inflammation de la mamelle chez les femmes qui allaitent, survenant le plus souvent à la suite d'engorgements laiteux consécutifs à la rétention dans les conduits galactophores d'une certaine quantité de lait. Les causes les plus fréquentes de cette rétention sont les *gerçures du sein* qui font cesser l'allaitement d'un côté, la maladie ou la mort du nourrisson, etc.

Les grands soins de propreté, le traitement des gerçures, la traite au moyen d'un appareil spécial (téterelle), suffisent à prévenir la mammite. Quand elle est déclarée, les lotions avec de l'eau boriquée faible ou même de l'eau bouillie, mais très chaude, l'expression, le massage léger du sein viennent parfois à bout de résoudre l'engorgement laiteux. Mais quand il y a inflammation et formation de pus, il est nécessaire de recourir au chirurgien qui incisera les abcès déjà formés.

La mammite est fréquente chez les nouveau-nés. Elle se guérit facilement à l'aide de soins de propreté et d'hygiène (bains, lotions).

Mélancolie, idées noires, hypochondrie. — Cette maladie n'est autre qu'une hallucination du malade sur sa santé, qu'il s'imagine très compromise, alors que parfois il n'existe ni lésion organique, ni maladie véritable.

Parfois, cependant, l'hypochondrie résulte d'une maladie du cœur, de la moelle, du cerveau, de la vessie, ou complique la syphilis, le paludisme, l'hydrophobie. Cette forme disparaît généralement avec la maladie qui lui a donné naissance. Les grands helminthes (ténia solium, bothriocéphale) font surtout soupçonner leur présence par une hypochondrie accentuée. L'épilepsie y prédispose également.

Par contre, la mélancolie, les idées noires que présentent de grands nerveux sont beaucoup plus difficiles à guérir.

Seul, le traitement moral, la persuasion, la douceur viennent à bout de la résistance de ces malades imaginaires qui ne veulent pas guérir et finissent par se rendre malades pour de bon.

Un grand tact est nécessaire et il n'est pas de trop de toute l'autorité du médecin et des membres de la famille pour arriver à un résultat satisfaisant. Le plus mauvais moyen, celui qu'on doit toujours éviter, c'est de se moquer de ces sortes de malades : on peut ainsi, dans les cas graves, les conduire à la démence ou au suicide.

En traitant la constipation, l'anémie, les névralgies des hypochondriaques, en leur procurant le plus de distractions possible, en les faisant voyager, fatiguer physiquement même, on les améliore beaucoup et on les guérit souvent.

Il y a lieu de proscrire d'une façon absolue l'opium et ses dérivés, si l'on veut éviter la morphinomanie à la tentation de laquelle les hypochondriaques succombent très facilement. Voir *Morphinisme*.

Méningite. — Maladie excessivement grave due à une inflammation de l'enveloppe du cerveau, fréquente chez l'enfant, de 2 à 7 ans. Les abcès profonds de l'oreille, les coups violents sur la tête, ainsi que la tuberculose, en sont les causes déterminantes les plus habituelles.

La méningite débute chez l'enfant par de la tristesse, changement de caractère, accès de fièvre, douleurs de tête, vomissements. La maladie une fois déclarée, les maux de tête deviennent très violents ; les vomissements sont verdâtres, bilieux, et s'accompagnent de constipation. La fièvre, des convulsions, du délire surviennent ensuite. Le médecin seul peut instituer le traitement convenable.

Il est superflu d'ajouter que les moyens empiriques très en faveur encore dans les campagnes, tels que l'application, sur la tête de l'enfant, d'une moitié de pigeon fraîchement tué, ne peuvent en aucune façon influer sur le sort du malade. Tout au plus peuvent-ils ainsi faire perdre un temps précieux que le médecin, appelé immédiatement, pourrait mettre utilement à profit.

Méningite cérébro-spinale. — Maladie épidémique sévissant de préférence sur les soldats et consistant en une inflammation simultanée des méninges du cerveau et de la moelle, avec dépôts plastiques et purulents le long des vaisseaux.

Le pronostic de cette maladie est très sombre et jusqu'ici tous les traitements employés n'ont réussi que dans une très faible mesure à atténuer la mortalité due à cette redoutable épidémie.

Les signes qui permettent de la reconnaître sont nombreux et faciles à indiquer :

Mal de tête violent, intense, intolérable, qu'aucun médicament ne peut soulager et qui ne laisse pas aux malades le moindre répit.

Vomissements offrant les caractères des vomissements cérébraux, c'est-à-dire se produisant sans nausées et sans efforts.

Irrégularité et ralentissement du pouls.

Fièvre intense, atteignant d'emblée 39°, 40° et 41°.

Raideur, contracture de la colonne vertébrale, de la nuque, de la mâchoire, du tronc, des membres inférieurs. Le genou, facilement extensible quand le malade est couché, se contracture dès que celui-ci prend la position assise.

Rétraction des muscles abdominaux creusant le ventre « en bateau ».

Troubles oculaires : inégalité papillaire ; diplopie (le malade voit doubles les objets) ; strabisme.

Troubles de l'intelligence : indifférence, apathie, délire.

Douleurs cérébrales intenses, se manifestant par des gémissements nocturnes continus et pénibles.

Troubles des fonctions excrétoires : polyurie (urines très abondantes), constipation très rebelle.

Cette maladie étant extrêmement contagieuse, il importe de prendre dès l'apparition de l'épidémie les mesures prophylactiques les plus minutieuses. En Allemagne, l'autorité publique a édicté un certain nombre de prescriptions empreintes de la plus grande sagesse et qu'il serait à souhaiter de voir s'introduire chez nous :

Déclaration obligatoire ; isolement des malades ; désinfection comme pour toutes les maladies contagieuses ; interdiction, pour les enfants d'une famille où sévit la méningite cérébro-spinale, de fréquenter les écoles.

Quand un malade est atteint de méningite cérébro-spinale, il importe d'avoir soin de ne l'approcher qu'avec des vêtements facilement lavables, de s'abstenir absolument de boire et de manger après lui ; après l'avoir touché, se laver avec une solution de sublimé au 1/1000e, se gargariser à l'eau phéniquée légère, changer de vêtements pour les repas.

Le malade étant isolé dans une pièce à part, on devra désinfecter ses effets, sa literie, sa chambre, plonger immédiatement son linge sale et surtout ses mouchoirs dans une solution phéniquée forte.

Les membres de la famille et l'entourage direct du malade, surtout les enfants et les jeunes gens, devront éviter la fatigue et le froid, observer un régime alimentaire substantiel.

Ménopause (*âge critique, retour d'âge*). — Cessation de l'écoulement menstruel, survenant chez la femme, vers l'âge de quarante-cinq ans en moyenne.

La ménopause est dite *précoce* quand elle a lieu de 35 à 40 ans et *tardive*, de 50 à 55 ans.

En général, la ménopause implique l'impossibilité de concevoir ; cependant on a observé fréquemment des grossesses survenant chez des femmes dont les règles avaient cessé depuis de nombreuses années ; ce n'est donc point un indice certain de stérilité, mais seulement une forte présomption d'inaptitude à la procréation, survenue par suite de l'âge.

De même que l'établissement de la menstruation (voir ce mot), à l'âge de la puberté, provoque dans l'organisme féminin des troubles profonds, la ménopause s'accompagne souvent de malaises, de douleurs et d'accidents, qui justifient jusqu'à un certain point le nom d'âge critique donné à cette période de la vie.

A la puberté, en effet, les organes sexuels entrent en activité, présentant des phénomènes d'accroissement, de turgescence nécessités par leurs fonctions même, alors qu'au moment de la ménopause ces mêmes organes, dont l'évolution est accomplie, qui ont fonctionné pendant une période déterminée correspondant à la vie sexuelle et à l'âge de procréation, subissent un mouvement régressif et tendent à l'atrophie progressive.

La ménopause ne s'annonce pas d'emblée ; elle est presque toujours précédée de *dysménorrhée* (voir ce mot), d'irrégularité des époques menstruelles. Le flux sanguin normal est diminué ou augmenté, s'accompagne de douleurs de reins, de congestion des mamelles, etc.

Il n'est pas rare de voir apparaître des palpitations, des vertiges, des bouffées de chaleur, de l'*acné* (voir ce mot), des hémorroïdes, des démangeaisons des parties sexuelles, etc. Le système nerveux peut également être affecté et donne lieu à de la tristesse, de l'hypocondrie, etc.

La ménopause est à surveiller, surtout chez les femmes n'ayant jamais eu d'enfants et chez celles qui habitent les grandes villes.

Menstruation. — Écoulement régulier et normal des menstrues ou règles, flux sanguin temporaire, dont le retour a lieu généralement tous les mois chez les femmes ni enceintes, ni nourrices, normalement constituées et en bonne santé.

La menstruation commence à l'âge de la *puberté* et finit à l'âge de la *ménopause* (voir ces mots). Tout arrêt de la menstruation chez une femme ordinairement bien réglée et dont la santé est bonne doit faire penser à une grossesse (voir ce mot).

Cependant, il est des cas (émotion vive) où les règles se trouvent suspendues pour un laps de temps plus ou moins long, de même que parfois elles continuent à se montrer pendant les premiers mois de la conception.

La difficulté, les douleurs pendant les périodes menstruelles, caractérisent la *dysménorrhée* ; la suppression de l'écoulement sanguin, hors les cas ci-dessus énoncés, constitue l'*aménorrhée* (voir ces mots).

Mentagre. — Voir *Sycosis*.

Métrite. — Inflammation de l'utérus ou matrice. La métrite peut être aiguë ou chronique.

MÉTRITE AIGUE. — La métrite aiguë peut apparaître spontanément à tous les âges (*métrite virginale, métrite des jeunes mariées, métrite de la ménopause*), mais les causes, sinon l'origine, sont toujours les mêmes : excitation de la muqueuse utérine (établissement ou cessation des règles), fatigue ou infection (infection puerpérale ou blennorrhagique).

La métrite aiguë exige le repos absolu, au lit, les cataplasmes chauds sur le ventre, les injections à l'eau bouillie, très chaudes (45° centigr.), sans adjonction d'antiseptiques.

En cas d'infection puerpérale ou blennorrhagique, le traitement, plus complexe, s'inspire de la gravité de la maladie initiale. (Voir *Blennorrhagie*, *Accouchement*, *Avortement*, *Délivrance*).

MÉTRITE CHRONIQUE. — La métrite chronique peut succéder à la métrite aiguë, mais le plus souvent elle s'installe insidieusement et s'accompagne de douleurs sourdes, de sensations de pesanteur dans le bas-ventre, de métrorrhagie, d'ulcérations du col, etc.

Les douleurs, violentes surtout aux époques menstruelles, s'exacerbent au moment du coït, dans la station debout, au cours des promenades en voiture, sous l'influence des fatigues, etc.

La métrite chronique est souvent consécutive à un accouchement mal fait, non aseptique, à l'introduction de pessaires, à des injections intra-utérines pratiquées par des mains inexpertes ou criminelles, etc.

La plupart des femmes, dans les grandes villes, en sont affligées, à un degré plus ou moins avancé ; c'est une conséquence fréquente des fatigues prolongées, du tempérament affaibli, anémié, de la neurasthénie, etc.

Mal soignée, la métrite chronique peut se compliquer de *salpingite*, d'*ovarite*, etc. (voir ces mots), et nécessiter une opération chirurgicale (curettage).

Une grossesse, menée à terme et suivie d'allaitement du produit, est le meilleur des remèdes pour guérir une métrite, même ancienne et même grave.

Sauf ce cas, le médecin doit toujours être consulté le plus tôt possible, surtout si la métrite se complique de *métrorrhagie* ou de *leucorrhée*.

Métrorrhagie. — Hémorrhagie provenant de l'utérus, mais se manifestant en dehors des époques menstruelles.

La métrorrhagie indique toujours une affection grave de l'utérus ou de ses annexes : *métrite, salpingite, ovarite,* etc. (voir ces mots). Il est indispensable d'appeler le médecin; en l'attendant, le repos au lit est absolument nécessaire.

Migraines (*Maux de tête, Céphalée*). — Douleurs de tête survenant par accès se répétant toutes les semaines, tous les mois, durant six heures chaque fois et ne dépassant pas 48 heures. Les migraines sont des manifestations de l'*arthritisme*, de la *goutte,* souvent héréditaires.

Le traitement des accès consiste en calmants (antipyrine, acide salicylique, salicylate de soude (1 à 3 grammes en deux fois), pulvérisations d'éther sur la partie douloureuse).

Le traitement général est l'hydrothérapie, les bromures à haute dose, les ferrugineux, les eaux arsenicales (eau de la Bourboule), les dépuratifs, les laxatifs, etc., etc.

La migraine qui est liée à un trouble de la menstruation, chez la femme, disparaît avec le retour aux règles normales, et en tous cas cesse à l'âge de la ménopause.

Quand la migraine est régulièrement périodique, on peut essayer du sulfate de quinine au moment des accès.

Si la migraine se complique de vomissements, un vomitif administré au début de l'accès produit parfois aussi de très bons effets ; le régime végétarien absolu pendant quelque temps est à recommander également.

Nombreuses sont les prescriptions conseillées contre la migraine, nous les donnons seulement à titre d'indication, aucune ne réussissant dans tous les cas, mais étant plutôt subordonnées à la susceptibilité du malade ou à la cause de la migraine.

Infusion de café, forte.......... 100 grammes
Chlorhydrate de morphine........... 0 gr. 1 centigr.

A prendre en une fois au début de l'accès,

Ou bien :

Eau de mélisse.................... 60 grammes
Sirop d'écorces d'oranges amères... 25 —
Chlorhydrate d'ammoniaque .... 3 —

A prendre en trois fois, de demi-heure en demi-heure.

Pilules anti-céphalalgiques de Broussais

Extrait d'opium .... 0 gr. 15 centigr.
— de laitue .... 0 gr. 10 —
— de jusquiame ... 0 gr. 25 —
— de belladone .... 0 gr. 25 —
Beurre de cacao......... 5 grammes

Pour faire trente pilules, à prendre une le matin, une le soir.

Bière céphalique anglaise

Semences de moutarde blanche.... 100 grammes
Racine de valériane............... 4 —
Serpentaire de Virginie........... 20 —
Fleurs de sauge.........} de chaque 50 —
— de romarin.......}

Faire macérer pendant trois jours dans :

Bière blanche fraîche.......... 2 litres

Filtrer et conserver. A boire un ou deux verres par jour.

Moelle (Inflammation de la). — Voir *Myélite.*

Morphinisme. — Intoxication chronique par la morphine ou ses sels. (Voir *Morphinomanie.*)

Morphinomanie. — Habitude morbide de l'usage de la morphine, conduisant au morphinisme, à la cachexie et à la déchéance physique et morale.

L'intoxication par la morphine est généralement consécutive à l'habitude que prennent les malades des injections sous-cutanées de chlorhydrate de morphine, dont les premières ont été faites par le médecin pour soulager une douleur intense (coliques néphrétiques, hépathiques, etc.), et que leur faiblesse ou une recherche voluptueuse leur ont fait continuer seuls.

Chez les malades de tempérament nerveux, de caractère faible, chez les femmes surtout, il est préférable de ne jamais pratiquer d'injections de morphine, à moins de cas tout à fait exceptionnels.

Mieux vaut en effet endurer courageusement une douleur, même excessive, qui n'est que passagère, que de risquer de succomber à l'attrait de la terrible drogue. Les accidents du morphinisme et la triste fin qui attend les morphinomanes sont, en effet, de beaucoup plus terribles que les douleurs calmées par la morphine.

Morsures. — Les morsures de cheval sont très dangereuses en raison de l'étendue et de la profondeur des lésions. Des hémorragies graves peuvent survenir : la gangrène, le tétanos sont à craindre. Appeler aussitôt le médecin et, en l'attendant, arrêter l'hémorragie, placer un *pansement humide antiseptique*. (Voir ce mot.)

Les morsures de chien ou de chat peuvent être très dangereuses si les animaux sont atteints de la rage (voir ce mot). En attendant l'avis du médecin, il sera bon de laver soigneusement la partie atteinte avec un antiseptique ; arrêter l'hémorragie s'il y a lieu.

Les morsures de serpent, au moins dans nos pays, ne sont pas très graves ; la succion de la plaie, la cautérisation, les lavages à l'ammoniaque, suffisent généralement, en attendant l'arrivée du médecin.

Morve, farcin. — Maladie infectieuse, microbienne, contagieuse et inoculable, qui sévit sur les équidés et est transmissible à l'homme.

Les gens qui, par métier, approchent et soignent les chevaux (palefreniers, cochers, cavaliers), y sont seuls sujets.

La morve aiguë ou chronique, franchement déclarée, est presque fatalement mortelle. Les quelques guérisons que l'on a observées ne portaient que sur des cas de *farcin* ou morve de la peau, variété atténuée de la morve vraie et ne siégeant que sur la peau et les muqueuses, sans envahissement des organes internes.

Les mesures prophylactiques, l'inspection des chevaux et les soins hygiéniques de ceux qui les approchent, tendent heureusement à atténuer, sinon à faire disparaître cette redoutable maladie.

Mouches, moustiques. — C'est à tort qu'on a considéré longtemps les mouches, cousins et moustiques simplement comme des insectes désagréables, ils sont en réalité des plus dangereux.

C'est par leur entremise que se transportent les germes infectieux (mouches charbonneuses) ; c'est à leurs piqûres, que l'on doit la diffusion et la transmission de nombreuses maladies contagieuses.

C'est en effet une espèce de moustique de la famille des *Anophelæ* qui sert d'agent de transmission à l'hématozoaire du *paludisme* ou *fièvre intermittente*. Ce sont des *Culex* qui transportent et inoculent la *fièvre jaune* et la *filariose*, deux redoutables maladies parasitaires ou microbiennes des pays chauds.

Aussi doit-on détruire ces dangereux insectes partout où on les rencontre, particulièrement en s'attaquant à leurs larves. Celles-ci ne peuvent se développer en effet que dans les eaux stagnantes. On devra donc surveiller tout particulièrement les étangs, mares ou flaques d'eau : les étangs et les mares devront être empoissonnés, les poissons se nourrissant de ces larves et les détruisant rapidement. Quant aux marettes et flaques, on les asséchera et, si ce n'est pas possible, on répandra à leur surface une très légère couche de pétrole, d'huile de schiste, d'huile lourde de houille, moyen énergique et infaillible de destruction de toutes les larves des moustiques.

Muguet. — Maladie parasitaire, contagieuse et épidémique, produite par le développement sur les muqueuses, celles de la bouche en particulier, d'un parasite végétal, de l'ordre des champignons mycomycètes : l'*Oïdium albicans*.

Le muguet, qu'il ne faut pas confondre avec les *aphtes* (voir ce mot), sévit surtout chez les enfants athrepsiques, élevés dans de mauvaises conditions hygiéniques et déjà affaiblis ; on l'observe parfois aussi chez les vieillards cacochymes et mal tenus. On lui donne aussi le nom de *stomatite crémeuse*.

Il se présente sous forme de grains blanchâtres, isolés, semblables à des grains de semoule qui peu à peu grossissent, se rejoignent par confluence et donnent lieu à des plaques blanches caractéristiques.

Si l'on râcle les plaques de muguet, on enlève toute la partie superficielle uniquement composée du parasite, facile à reconnaître au microscope et se reproduisant avec rapidité.

Le muguet, facile à éviter par une hygiène convenable, se traite de la même façon que les aphtes, par des collutoires au borate de soude et des lavages de la bouche avec de l'eau alcaline (eau de Vichy).

Myélite. — Inflammation de la moelle épinière consécutive à un coup, à une chut) sur les pieds ou sur le dos ayant occasionné un ébranlement de la moelle ou une fracture de la colonne vertébrale ; à l'exposition prolongée à un froid vif ; au rhumatisme ; à la syphilis.

La myélite aiguë ou chronique s'accompagne toujours de paralysie partielle. Quand la lésion siège dans la région *cervicale*, il y a paralysie des deux bras et des muscles intercostaux, et raideur tétanique du cou. Si c'est la région *dorsale* qui est affectée, il y a paralysie des muscles supérieurs, des muscles intercostaux et surtout du diaphragme, ce qui gêne beaucoup la respiration et peut amener l'asphyxie. Si, au contraire, c'est à la région *lombaire* que siège la lésion, la partie inférieure du corps est seule atteinte : il y a paralysie des muscles inférieurs, du rectum, de la vessie, et des muscles abdominaux.

On a tenté de nombreux traitements contre cette maladie redoutable, mais tous ont échoué ou à peu près, sauf dans les cas où la myélite est d'origine syphilitique ; le traitement spécifique soulage beaucoup les malades dans ce cas. (Voir *Syphilis*.)

Il ne faut pas confondre la myélite avec l'*ataxie locomotrice* (voir ce mot), où la paralysie n'existe pas et où il n'y a qu'incoordination des mouvements.

Myopie. — Etat particulier de l'œil qui fait que la vision nette des objets éloignés est impossible, tandis que celle des objets rapprochés est nette et distincte. C'est le contraire de l'*hypermétropie*.

Les lunettes à verres concaves conviennent dans les cas de myopie d'intensité moyenne, mais il faut les choisir d'une façon rationnelle, si l'on veut éviter l'aggravation du mal. Pour cela, il est de toute nécessité de s'adresser à un médecin oculiste qui prescrira le numéro nécessaire pour chaque œil, l'acuité visuelle étant souvent très différente et parfois tout à fait opposée pour chacun des yeux. Voir *Presbytie.*

N

Nausées. — Sensation de malaise éprouvée surtout par les gens qui ont le mal de mer ou qui se trouvent en présence d'une chose répugnante. La nausée précède en général le vomissement, dans les cas d'indigestion, notamment. Le vulgaire lui donne le nom de *mal de cœur,* d'ailleurs tout à fait impropre.

Nécrose. — Mortification d'un os ou d'une partie d'os, la nécrose est au tissu osseux ce qu'est la gangrène aux parties molles.

La nécrose peut être septique ou aseptique, suivant que la cause dépend d'un arrêt de la nutrition sans inflammation, ou d'une cause externe (brûlure profonde, congélation, fracture, amputation, compression, etc.), ou encore d'une cause microbienne (syphilis, tuberculose). L'intoxication par le phosphore blanc peut aussi être une cause de nécrose, principalement sur les maxillaires (nécrose phosphorée).

L'os ou plutôt la portion d'os nécrosée, le séquestre, reste parfois toléré, s'il s'agit d'une nécrose aseptique, mais s'il y a complication infectieuse, il se forme des abcès, des trajets fistuleux avec suppuration intense et persistante, jusqu'à ce que l'intervention chirurgicale ait été chercher le séquestre agissant comme corps étranger dans l'économie.

Pour la nécrose du corps même d'un os, s'accompagnant d'inflammation, voir *Ostéite, Ostéo-myélite*.

Néoplasme. — Nom scientifique des tumeurs cancéreuses. Voir *Epithéliomas, Cancer, Chancre, Sarcome, Squirre, Tumeur maligne*, etc.

Néphrite. — Inflammation aiguë ou chronique du rein, reconnaissant les causes les plus diverses.

Néphrite aigue. — La néphrite peut être consécutive à un refroidissement brusque et prolongé ou apparaître au cours d'une maladie infectieuse grave : fièvre typhoïde, scarlatine, pneumonie, endocardite, diphtérie. L'inflammation rénale est alors provoquée par l'élimination massive des bactéries par les reins. D'autres fois, c'est par la propagation d'une *cystite* (voir ce mot), d'un empoisonnement par les cantharides (vésicatoires, médicaments aphrodisiaques), que la néphrite est provoquée.

Les urines, dans la néphrite aiguë, simple ou double, sont rares, foncées, épaisses, et contiennent beaucoup d'albumine.

Le pronostic de la néphrite aiguë est sévère, en raison des menaces d'urémie qu'elle entraîne. Le régime lacté est de rigueur, ainsi que le traitement de la maladie concomitante, s'il y a lieu.

Néphrite chronique. — La néphrite chronique succède souvent à la néphrite aiguë, mais peut aussi survenir d'emblée ; elle est de nature hypertrophique et provoque dans la substance même du rein des modifications très marquées (*néphrite parenchymateuse, gros rein blanc*), ou au contraire elle provoque une sorte de dégénérescence (*néphrite atrophique, néphrite interstitielle*). Cette dernière forme est fréquente chez les artério-scléreux, les goutteux, les saturnins, les alcooliques.

Le régime lacté absolu, au moment des crises, le régime lacto-végétarien et surtout le régime déchloruré (voir *Régimes*) sont de rigueur.

La *néphrite suppurée* ou *pyonéphrite*, est une complication de la néphrite aiguë ou de la néphrite chronique. L'intervention chirurgicale est alors le remède héroïque ; à condition que la néphrite soit unilatérale, on peut pratiquer l'ablation du rein malade *(néphrectomie)*, mais la néphrectomie double est incompatible avec la vie.

Neurasthénie. — Maladie nerveuse caractérisée par des alternatives d'excitation et de dépression du système nerveux, pouvant aller jusqu'à l'hypocondrie.

La neurasthénie, qui n'est basée sur aucune lésion appréciable, passe pour la maladie des gens inoccupés ; elle est un peu analogue au *spleen* de nos voisins d'outre-Manche et sévit de préférence sur les sujets faibles, anémiés, épuisés par les veilles, les chagrins, l'abus des plaisirs de toutes sortes, la vie artificielle, en un mot, que notre civilisation raffinée nous a faite, surtout dans les villes.

La neurasthénie n'est guère, en effet, une maladie des campagnes, c'est une affection des grands centres et des milieux mondains.

C'est une complication fréquente des convalescences des maladies de longue durée, des affections des organes génitaux, de l'alcoolisme, etc.

Ses symptômes les plus communs sont la douleur *en casque*, sensation de bandeau serrant la tête, des névralgies diverses, de l'insomnie, des troubles de la mémoire et de la volonté, de l'impuissance génitale, etc.

La neurasthénie débute insidieusement et se développe lentement.

On la soigne par l'hygiène, l'hydrothérapie, le

repos et surtout le retour à une vie saine et normale. La médication habituelle de toutes les maladies du système nerveux : le bromure de potassium, sous forme de sirop bromuré Henry Mure, de préférence, parce qu'il est bien toléré, s'applique à la neurasthénie comme à toutes les névroses.

Névralgies. — Voir *Migraines*.

Névrose. — Nom générique de toutes les affections d'origine nerveuse. Voir *Attaque de nerfs*, *Chorée*, *Hystérie*, *Neurasthénie*, etc.

Nouveau-nés (Soins à donner aux). — A l'article *Allaitement*, nous avons parlé de la nourriture qui convient à l'enfant nouveau-né. Ce dont nous avons à nous occuper ici, c'est uniquement des tous premiers soins d'hygiène, indispensables à connaître.

Une fois le cordon ombilical coupé et lié, le nouveau-né, complètement séparé des organes maternels qui avaient suffi jusque-là à assurer son développement, commence réellement à vivre d'une vie indépendante, à avoir une existence personnelle.

Ses premiers vagissements semblent réclamer qu'on s'occupe de lui et, en effet, ce petit être nu et aveugle, qui agite dans le vide ses membres menus et frêles, a grand besoin de soins pour franchir sans trop de peine sa première étape.

Pendant que la sage-femme ou l'accoucheur s'occupe de la mère, le nouveau-né doit être enveloppé dans des serviettes chaudes, puis, le plus tôt possible, plongé avec précaution dans un bain d'eau tiède. Si les mucosités dont son corps est parfois couvert ne s'enlèvent pas facilement à l'aide d'un léger savonnage, on aura recours à un peu d'huile ou à un jaune d'œuf. Une onction légère avec la main sur tout le corps, un savonnage après, des serviettes chaudes pour sécher, et l'enfant est propre.

Nous verrons plus loin, à l'article *Ophtalmie purulente des nouveau-nés*, quels sont les dangers qui menacent la vue des enfants au moment de la naissance, aussi sera-t-il *indispensable* de prendre toutes les précautions dont nous parlons, à l'article cité.

Le pansement de la plaie ombilicale doit être fait soigneusement, avec de la gaze stérilisée et changée tous les jours, jusqu'à la chute du cordon, qui a lieu ordinairement du quatrième au huitième jour.

Si la ligature venait à se desserrer dans l'intervalle, il faudrait, soit la resserrer, soit en faire une autre ; avec de la propreté, on évitera toute suppuration.

L'enfant ne doit être mis au sein que vingt-quatre heures au moins après sa naissance, jusqu'à ce qu'il ait évacué le *méconium*, dont son intestin est rempli. S'il crie, on le calmera avec quelques cuillerées d'eau bouillie, non sucrée ni aromatisée.

L'habillement doit être plus ou moins chaud, suivant la saison, mais il ne faut pas oublier que l'enfant, au sortir du sein maternel, a besoin d'une chaleur assez élevée ; on le couvrira donc bien et on lui placera aux pieds une boule d'eau chaude.

On ne le couchera *jamais* dans le lit maternel, c'est une habitude dangereuse et nuisible à la santé de l'enfant, comme au repos de la mère.

Le plus longtemps possible, on donnera à l'enfant un bain quotidien, tiède, auquel on pourra ajouter du sel marin (1 kilo par 30 litres d'eau), de l'amidon, du son, etc. Enfin, on s'assurera, par des pesées journalières, puis hebdomadaires, de l'augmentation du poids du nourrisson. (Voir *Allaitement*.)

Noyés. — Voir *Asphyxie*.

Nubilité — Voir *Puberté*.

O

Obésité. — Exagération de l'embonpoint causée par l'accumulation de graisse sous la peau. Cet état est dû à un ralentissement de la nutrition et s'observe surtout chez les personnes d'un certain âge, de tempérament arthritique.

En plus de l'essoufflement, de la fatigue, des troubles cardiaques ou digestifs, l'obésité prédispose au diabète et à certaines maladies de la peau (*eczéma, intertrigo.*)

L'hygiène alimentaire est la même dans l'obésité que dans le *diabète :* c'est dire que la saccharine remplacera avantageusement pour les malades le sucre de canne ; le massage, les frictions sèches, le grand air, les exercices physiques, l'iodure de potassium à petites doses, les purgatifs répétés, les eaux de Montmirail, de Brides, agissent aussi efficacement.

On a préconisé l'emploi de pilules dites fondantes, à base de thyroïdine, contre l'obésité. Il y a lieu de se défier de ces préparations qui, prises à doses élevées et répétées, peuvent produire des accidents graves.

Comme purgatifs, on emploiera de préférence la limonade au citrate de magnésie et la poudre de Sedlitz.

Limonade purgative

Sous-carbonate de magnésie........	10 grammes
Acide citrique	15 —
Sirop de sucre.....................	30 —
Bicarbonate de soude...............	2 —
Eau distillée bouillante............	300 —
Essence de citron..................	I goutte

A prendre en plusieurs fois, le matin à jeun, comme laxatif.

Poudre de Sedlitz

N° I. —Acide tartrique	30 grammes

Diviser en 12 paquets.

N° II. —Bicarbonate de soude.............. 30 grammes
Tartrate de potasse et de soude.... 100   —

Diviser en 12 paquets après mélange intime.

Faire dissoudre un paquet n° I (acide tartrique) dans un verre d'eau ; ajouter un paquet de sels)n° II). Agiter et prendre le matin à jeun.

Œdème. — Hydropisie partielle du tissu cellulaire sous-cutané, sous-muqueux ou viscéral, se produisant tantôt à la suite d'une inflammation locale, d'un phlegmon, d'un érysipèle, soit par simple cause mécanique (maladies du cœur, du foie, grossesse, ganglion, cancer, anévrisme, etc.).

L'œdème généralisé a reçu le nom d'*anasarque*. (Voir ce mot.)

Les œdèmes d'origine inflammatoire sont chauds et très douloureux, alors que les œdèmes d'origine mécanique sont froids et à peu près indolores.

L'œdème qui commence par les paupières, produit des troubles de la vision et gagne ensuite les membres inférieurs, résulte d'une néphrite albumineuse. (Voir *Néphrite*.)

L'œdème produit par l'oblitération d'une grosse veine est très douloureux. (Voir *Phlébite*.)

L'œdème des membres inférieurs, précédé d'ascite, dépend presque toujours d'une cirrhose du foie. (Voir *Ascite* et *Cirrhose*.)

L'œdème qui débute par les membres inférieurs, gagne les cuissses, le ventre, les membres supérieurs et la face, dépend d'une maladie organique du cœur. (Voir *Hypertrophie du cœur*.)

L'œdème survenant au cours de la grossesse peut dépendre seulement de la compression de la veine cave par l'utérus gravide, ou provenir d'une albuminurie spéciale à la grossesse. Il disparaît généralement après l'accouchement, mais constitue un symptôme très important. (Voir *Albuminurie*, *Eclampsie*, *Grossesse*.)

Enfin l'œdème général et subit de tout le corps peut être provoqué par un brusque refroidissement.

Aucun traitement ne peut s'appliquer à toutes les variétés d'œdème qui ne sont, en fin de compte, que les symptômes apparents de maladies très différentes. Tout au plus peut-on, d'une manière générale, conseiller la diète lactée, le régime déchloruré, c'est-à-dire l'alimentation sans sel et les enveloppements de flanelle sur les parties œdématiées.

Ongle incarné. — S'observe surtout au gros orteil. A part le traitement chirurgical, qui guérit radicalement, les personnes affectées d'un ongle incarné devront d'abord observer la plus grande propreté, couper l'ongle en carré, le soulever avec de la charpie pour l'empêcher de prendre une direction vicieuse, ou mieux encore glisser entre l'ongle et la chair une feuille de papier d'étain pliée en plusieurs doubles. Si les chairs sont ulcérées, les saupoudrer avec de l'alun en poudre ou du bismuth.

Ophtalmie. — Voir *Conjonctivite*.

Oppression. — Voir *Asthme*, *Catarrhe pulmonaire*, *Emphysème*.

Orchite. — Inflammation du testicule, de l'épididyme et de la tunique vaginale, affectant chacun de ces organes ensemble, séparément ou successivement. L'orchite est due à des causes variables : la blennorrhagie, en premier lieu, à laquelle viennent s'ajouter un effort, la fatigue, une cystite, des coups, des injections irritantes ou soi-disant abortives, de la blennnorrhagie ; ensuite la masturbation, la continence exagérée, les suites de maladies infectieuses, telles que la variole, les oreillons, la fièvre typhoïde, etc.

L'orchite, très douloureuse, demande à être soignée dès le début par le médecin, pour éviter son passage à l'état chronique et l'atrophie, la dégénérescence tuberculeuse, les abcès, l'impuissance qui en sont les suites presques normales.

La première précaution à prendre en cas d'orchite est de garder le lit, de relever les bourses le plus haut possible, et de calmer la douleur par des bains de siège tièdes en attendant le médecin.

L'orchite syphilitique est une des complications de la *syphilis* (voir ce mot) et n'est justiciable que du traitement spécifique.

Il existe aussi une variété d'orchite dite arthritique ou rhumatismale, survenant chez les vieillards et due à une ancienne blennorrhagie, à une cystite chronique ou à une lésion de la prostate. Ce sont les causes de la maladie qu'il y a lieu de traiter dans ce cas, plus que la maladie elle-même.

Oreille (Maladies de l'). — Voir *Otite*.

Oreillons. — Maladie infectieuse, épidémique et contagieuse, caractérisée par une inflammation des glandes du cou et de la bouche, inflammation qui peut s'étendre aux amygdales. La région du cou et des oreilles gonfle, devient douloureuse, la fièvre apparaît et la maladie dure une huitaine de jours.

Le repos, la diète lactée, les purgatifs légers et des onctions des parties gonflées avec de la pommade iodurée constituent le traitement. On soulage la douleur avec des onctions calmantes :

> Glycérolé d'amidon .... 30 grammes
> Sulfate de morphine.............. 1 gramme

Isolement des malades, désinfection rigoureuse des effets et des locaux.

Orgelet. — Inflammation des petites glandes des

bords externes des paupières, se terminant par suppuration. Au début, les lavages répétés, à l'eau boriquée tiède, peuvent faire avorter la tumeur ; dans le cas contraire, une petite incision pratiquée par le médecin est nécessaire ; protéger l'œil par un pansement humide permanent. Les orgelets à répétition fréquente sont l'indice du *lymphatisme* (voir ce mot) et doivent être traités par l'iodure de fer à l'intérieur.

Ostéites, périostites, ostéo-myélites. — Inflammations des os, du périoste et de la substance conjonctive médullaire. Le tissu osseux lui-même ne s'enflamme pas ; il se nourrit d'une façon plus ou moins imparfaite quand les vaisseaux ont été atteints. Les ostéites raréfiantes et les ostéites condensantes sont des phénomènes de réparation des os.

Toutes les inflammations spontanées des os reconnaissent pour cause : la syphilis, la scrofule, le rachitisme, le scorbut, la tuberculose, ou ont une origine accidentelle : traumatisme, plaie, fracture, contusion, luxation, entorse.

Les ostéites aiguës peuvent provenir d'un kyste, d'un abcès, d'un refroidissement, etc. Elles se terminent souvent par nécrose et carie ; quand elles se résolvent spontanément, elles engendrent de l'ostéite condensante : le périoste sécrète de nouvelles couches osseuses. L'ostéite raréfiante est un autre mode de terminaison. L'ostéite chronique est la suite d'une ostéite aiguë ou d'une affection tuberculeuse des os. Elle se termine par suppuration et carie.

Le traitement de l'état général ou de la cause initiale des ostéites varie naturellement avec celles-ci. (Voir *Carie des os*, *Exostoses*, *Nécrose*, *Ostéomes*.)

Ostéomes. — Tumeurs formées de tissu osseux compact ou spongieux. (Voir *Exostoses*.)

Otites. — En dehors des inflammations légères de l'oreille, dues à l'accumulation de la matière cérumineuse dans le conduit auditif externe, il existe des inflammations chroniques de l'oreille interne qui sont dues à la *scrofule*. (Voir ce mot.)

Les otites légères cèdent généralement à des injections d'eau boriquée tiède, mais les otites chroniques réclament les soins éclairés d'un spécialiste, car elles peuvent amener la surdité par perforation de la membrane du tympan et même se compliquer de méningite, de carie des os, etc.

Otorrhée. — Écoulement par l'oreille d'un liquide purulent, ordinairement fétide ou sanguinolent. C'est un symptôme commun à beaucoup de maladies et qui peut donner des complications très graves du côté du cerveau, aussi ne faut-il jamais négliger les écoulements d'oreilles. Voir *Otites*.

Ovarite. — Inflammation de l'ovaire, survenant à la suite de fièvre puerpérale ou de métrite blennorrhagique, ou amenée par le développement d'un *kyste ovarique* (voir ce mot). Le traitement est du ressort de la gynécologie.

Oxyures (*Ascarides vermiculaires*). — Les oxyures sont des petits vers filiformes, blanchâtres, qu'on trouve fréquemment dans les matières fécales des enfants et même des adultes.

La femelle, quatre fois plus longue que le mâle, mesure environ 12 millimètres, sur un demi-millimètre de largeur.

Les œufs, qu'un très fort grossissement au microscope permet seul d'apercevoir, pénètrent dans l'organisme par la voie buccale, le plus souvent, grâce aux légumes ou fruits arrosés par l'eau d'égout et consommés crus : radis, salades, fraises, etc.

Chaque œuf contient un embryon d'oxyure bien développé qui rompt son enveloppe dès qu'il a pénétré dans l'estomac de celui qui, accidentellement, l'a avalé.

Les oxyures gagnent ensuite le gros instestin, où ils s'accouplent. Les mâles meurent et sont expulsés, les femelles pondent leurs œufs dans le rectum et s'échappent ensuite. Ces œufs rejetés à leur tour pendant la défécation, souillent de nouveau les eaux d'égout et le cycle recommence.

Les oxyures manifestent leur présence par une démangeaison anale, intense, insupportable, qui se produit presque exclusivement la nuit. Les enfants se plaignent, crient, se grattent et ne se rendorment qu'une ou deux heures après, quand la démangeaison a cessé.

Dès que ces symptômes apparaissent, il importe d'en chercher la cause. On trouve facilement les oxyures adultes dans les selles ou dans les plis de la région anale. Il importe de les détruire au plus tôt pour éviter la contagion à d'autres enfants ou même l'auto-contagion qui se produit au moyen des ongles, chargés d'œufs de parasites, de l'enfant qui vient de se gratter.

Pour cela, on veillera à la plus grande propreté des mains et des linges, on fera coucher l'enfant seul, on lui désinfectera les mains, les ongles, l'anus et la région génitale avec une solution antiseptique légère :

Calomel........................... 0 gr. 5 centigr.
Eau............................... 250 grammes

Après avoir soigneusement essuyé, on trempera les mains de l'enfant dans une infusion forte d'absinthe ou de quassia amara, pour éviter qu'il porte ses doigts à sa bouche.

Contre les démangeaisons, on enduira, tous les soirs, l'anus et les parties génitales d'une pommade à l'oxyde jaune de mercure :

<pre>
Oxyde jaune de mercure.....   0 gr. 30 centigr.
Vaseline........................   30 grammes
</pre>

Comme traitement curatif mettre l'enfant à la diète lactée, lui administrer pendant trois jours consécutifs le vermifuge suivant :

<pre>
Semen-contra...............   3 grammes.
Infusé dans eau bouillante... 100   —
Ajouter sirop de sucre.......   20   —
</pre>

Accompagné d'un lavement à l'eau salée :

<pre>
Sel gris...................   40 grammes
Eau bouillie...............   200   —
</pre>

ou bien encore :

<pre>
Feuilles de grande absinthe...   10 grammes
Infusées dans eau bouillante.. 200   —
</pre>

Recommencer ce traitement en cas de récidive et fortifier l'enfant par un régime tonique et une bonne alimentation.

Ozène. — Inflammation de la muqueuse des fosses nasales, s'accompagnant de sécrétion muco-purulente plus ou moins abondante et répandant une odeur infecte, analogue à celle de la punaise écrasée, d'où le nom de *punaisie* donné à cette maladie.

L'ozène est une affection qui constitue une véritable infirmité par la répugnance que causent les malades dans leur entourage immédiat. L'ozène apparaît généralement à la suite d'un coryza chronique, chez les enfants de dix à quinze ans, de constitution lymphatique ou scrofuleuse ; il est plus fréquent chez les filles que chez les garçons.

L'odeur, que le malade est seul à ne pas sentir, s'exagère à certains moments, notamment, dans le sexe féminin, au cours de la grossesse et pendant la menstruation.

L'ozène peut se compliquer d'érysipèle de la face, de carie des os du nez, entraînant l'aplatissement de cet organe et la déformation consécutive du visage.

La durée de cette maladie est illimitée et les traitements curatifs peu certains. La seule chose que l'on
puisse conseiller dans tous les cas, c'est la plus grande
propreté des fosses nasales, les injections, lotions et
poudres astringentes et antiputrides :

INJECTIONS ASTRINGENTES

Injection au sublimé

Eau distillée	300 grammes
Alcool à 90°	1 —
Sublimé corrosif	0 gr. 5 centigr.

Injection au nitrate d'argent

Eau distillée	1.000 grammes
Nitrate d'argent	0 gr. 10 centigr.

Injection au sulfate de zinc

Eau distillée	1.000 grammes
Sulfate de zinc	1 —

Injection alunée

Eau distillée	1.000 grammes
Alun calciné	3 —

Injection salée

Eau distillée	1.000 grammes
Chlorure de sodium	30 —

LOTIONS ASTRINGENTES

Lotion au sulfate de cuivre

Eau distillée	300 grammes
Sulfate de cuivre	0 gr. 15 centigr.

Lotion iodée

Eau distillée	300 grammes
Teinture d'iode	1 —

Lotion au chlorate de potasse

Eau distillée	300 grammes
Chlorate de potasse	5 —

Lotion au chloral

Eau distillée	1.000 grammes
Chloral	3 —

Lotion à l'eau de Goulard

Eau distillée	200 grammes
Sous-acétate de plomb liquide....	1 —
Laudanum de Rousseau..........	2 —

Les injections nasales se prennent au moyen d'un

irrigateur spécial. On place l'embout de l'irrigateur aussi loin que possible dans une des narines, et l'on appuie pour fermer l'orifice. Une fois le jet lancé dans la narine, il revient par la narine opposée sans tomber dans la gorge, par suite du redressement du voile du palais. Le médecin ou le pharmacien donnera très facilement les explications complémentaires au malade ou à l'entourage, s'il s'agit d'un enfant, et évitera les accidents que pourraient causer les liquides caustiques des diverses injections en retombant dans le pharynx.

POUDRES ABSORBANTES ET DÉSODORISANTES

Poudre à priser

Talc de Venise..................	30	grammes
Sous-nitrate de bismuth......	30	—
Chlorate de potasse..........	1	—
Sucre en poudre..............	15	—

Poudre à priser

Calomel	0 gr. 50 centigr.
Sucre en poudre.............	40 grammes

Ces poudres, bien mêlées, à prendre par petites prises toutes les heures environ.

Le traitement interne et le régime du lymphatisme et de la scrofule sont encore les meilleurs adjuvants du traitement local. (Voir *Lymphatisme, Scrofule.*)

L'ozène d'origine syphilitique, se compliquant de carie des os du nez, est justiciable du traitement spécifique. (Voir *Syphilis.*)

P

Palpitations. — Sont souvent l'indice d'une maladie du cœur, elles consistent en battements rapides ou en mouvements irréguliers de cet organe.

Quelquefois, elles sont d'origine purement nerveuse ou consécutives à l'abus du tabac et cèdent à la suppression de la cause qui les a produites.

Panaris, mal blanc, mal d'aventure, tourniole.
— Inflammation de l'extrémité des doigts, consécutive à une piqûre ou à une écorchure infectées, s'accompagnant de douleur, rougeur, gonflement, chaleur, élancements; puis de sensation de ramollissement de la peau, en un point où le pus s'est accumulé.

Il importe avant tout d'essayer de faire avorter le panaris au moyen de pansements humides antiseptiques (voir ce mot) et de bains chauds à l'eau phéniquée *légère*, de toute la main.

Il importe de n'employer qu'une solution phéniquée bien titrée à 2 pour 100. On a vu en effet des cas de gangrène dés doigts se produire à la suite de bains et de pansements, faits avec des solutions fortes ou mal préparées, d'acide phénique.

Si ce traitement ne suffit pas, le médecin fera une incision, pour éviter la propagation du mal vers les os (panaris osseux, nécrose, etc.). Il faut bien se rappeler qu'aucun topique, aucune pommade ne peuvent faire avorter un panaris quand le pus a commencé à se former, et que les cataplasmes, les onguents les plus divers ne valent pas le *baume d'acier*, l'incision qui débride, donne issue au pus et permet le lavage et le nettoyage du foyer du mal. Une incision faite à temps sauverait bien des phalanges qu'il faut couper plus tard après des souffrances atroces.

Pansements humides antiseptiques. — Destinés à remplacer les cataplasmes, dont l'usage est toujours dangereux par suite de la contamination locale que ceux-ci propagent aux alentours d'un foyer quelconque de suppuration, ils doivent être faits de la façon suivante, après lavage de la partie malade avec de l'eau boriquée tiède :

Prendre un morceau de linge fin bien blanc, le

tremper dans une solution d'eau phéniquée à 5 p. 1.000, le mettre en place et le recouvrir d'un morceau de taffetas imperméable, puis d'une couche d'ouate hydrophile, et serrer le tout avec une bande de toile. Ces pansements s'appliquent aux traitements des abcès, furoncles, anthrax, etc. ; ils doivent être renouvelés le plus souvent possible.

Papillomes. — Les papillomes sont des papilles hypertrophiées sous l'influence d'une inflammation d'origine variée. On leur donne différents noms, suivant l'endroit du corps qu'ils affectent ; cependant, on peut les diviser en deux catégories bien distinctes : les *papillomes cornés* et les *papillomes muqueux*.

Parmi les papillomes cornés, on peut ranger les *cornes*, *cors*, *verrues* et *poireaux*.

Les papillomes muqueux comprennent les *végétations, excroissances et condylomes* ; ces derniers siègent, de préférence, sur les organes génitaux externes ; telles sont les *végétations de la vulve*, d'origine vénérienne, chez la femme, et les *papillomes de la verge*, plus connus sous le nom de *choux-fleurs*.

Le traitement de toutes ces variétés consiste dans le raclage, l'incision et la cautérisation au thermocautère. (Voir *Verrues*.)

Paracousie. — Voir *Bourdonnements d'oreilles*.

Paralysies. — Abolition du mouvement et de la sensibilité dans les muscles, dans les organes des sens et dans les membres. Il existe des paralysies complètes du mouvement et de la sensibilité, et des paralysies de la sensibilité seule ou du mouvement seul. Il existe même une paralysie *agitante*, dans laquelle les membres, la tête, puis le corps tout entier, sont agités et continuellement secoués d'oscillations. Enfin la paralysie des aliénés, dite *paralysie géné-*

rale, paralysie progressive, démence paralytique, est une espèce de folie produite par une altération organique spéciale des centres nerveux, à marche progressive, mais inégale, et se caractérisant par des troubles mentaux (folie ambitieuse, délire des grandeurs), des convulsions épileptiformes, un affaiblissement musculaire prononcé, des troubles de la parole, du mouvement, etc. Cette dernière forme de paralysie est d'origine syphilitique et constitue un des derniers stades de la redoutable maladie. (Voir *Syphilis*.)

L'*hystérie* (voir ce mot) donne lieu parfois à des phénomènes de pseudo-paralysie, curables par la méthode hypnotique, la suggestion et le traitement général de la maladie initiale.

La diminution ou l'abolition de la sensibilité ou paralysie de la sensibilité s'appelle *anesthésie*. C'est cette forme artificielle de paralysie que l'on provoque par l'administration des stupéfiants (morphine, éther, chloroforme).

La paralysie du mouvement est appelée *hémiplégie* quand elle occupe tout un côté du corps ; *paraplégie* quand elle en affecte seulement la moitié inférieure ; *diplégie*, quand les deux moitiés du corps sont affectées.

Les intoxications par le plomb, l'arsenic, le mercure, l'alcool, le tabac, le phosphore, la quinine, occasionnent des paralysies telles que l'*amaurose* (voir ce mot) ou paralysie du nerf optique, la paralysie des extenseurs des doigts, etc. Ces paralysies guérissent parfois par la simple suppression du poison, minéral ou végétal, qui leur a donné naissance. Il en est de même dans quelques cas de paralysies syphilitiques, sauf pour la paralysie générale (voir plus haut).

Localement, on emploie les frictions excitantes, le massage, les douches, les bains de vapeur simples ou aromatiques, et surtout l'électricité localisée, dans les paralysies musculaires.

C'est d'ailleurs uniquement au médecin qu'incombe le soin de rechercher la cause de la paralysie et d'en indiquer le traitement rationnel.

Paraphimosis. — Étranglement du gland par la couronne du prépuce, ramenée brusquement en arrière, sévissant surtout sur les sujets atteints de *phimosis* incomplet.

Le paraphimosis demande à être réduit ou opéré sans retard, car il peut entraîner de graves accidents, tels que le gonflement, l'inflammation et même la gangrène du gland. Voir *Phimosis*.

Paraplégie. — On donne ce nom à la paralysie de la partie inférieure du corps. Elle est un symptôme de maladies très différentes, aussi ne nous étendrons-nous pas sur ce sujet, car c'est au médecin qu'il appartient de faire le diagnostic de l'affection initiale et d'en instituer le traitement. Voir *Hémiplégie*.

Parotidite. — Voir *Oreillons*.

Pelade. — Variété d'alopécie, dite alopécie *en aires*, caractérisée par la chute partielle des cheveux en plaques généralement arrondies, plus ou moins nombreuses, lisses, blanches, absolument glabres.

Les poils qui bordent la plaque peladique s'arrachent très facilement ; il arrive parfois que l'évolution de la pelade est excessivement rapide, et que les plaques se multiplient, amenant une dénudation presque complète, non seulement du cuir chevelu, mais de la barbe, des sourcils et, en général, de toutes les parties velues du corps. On lui donne alors le nom de *pelade décalvante*.

D'autres formes de pelade (*fausse pelade, pelade pseudo-tondante*) n'amènent pas une alocépie complète, quelques cheveux persistent, mais sont durs et cassants.

On n'est pas fixé sur les causes qui occasionnent la pelade. Certains auteurs y voient une maladie parasitaire microbienne, d'autres veulent la ranger parmi les maladies occasionnées par action réflexe. Une commotion morale, une lésion d'origine dentaire suffisent quelquefois à produire la pelade ; d'autre part, les épidémies peladiques, tant à l'école qu'à la caserne, sont assez fréquentes pour permettre de classer la pelade au nombre des maladies contagieuses.

Le traitement de cette maladie très désagréable est parfois très long. On doit d'abord lotionner chaque jour tout le cuir chevelu avec des solutions faibles de sublimé, d'acide salycilique, de baume de Fioraventi.

Sur les plaques elles-mêmes, on appliquera chaque jour, après un lavage et savonnage énergiques, des topiques irritants : teinture d'iode, acide acétique, acide phénique, teinture de cantharides, etc. Les cheveux malades du pourtour devront être arrachés un à un avec une pince à épiler, jusqu'à la limite de la région saine. Il ne faut pas exagérer la force des topiques, mais les doser au contraire suivant le degré de susceptibilité de la peau, afin de ne pas dépasser la mesure, qui doit consister à exciter et non à irriter ou à détrui· les bulbes pileux.

La guérison s'annonce par le retour de quelques poils follets, qui tombent ensuite et font place à des cheveux sains et définitifs.

Pellagre. — Maladie générale, grave, endémique dans les contrées pauvres où la base de l'alimentation est le maïs et où le maïs est souvent avarié

Cette maladie, presque inconnue en France, se termine d'ordinaire par la cachexie, le marasme et la mort des malades qui ne peuvent se soustraire à leurs mauvaises conditions hygiéniques habituelles.

Pellicules. — Voir *Séborrhée*.

Pemphigus. — Eruption cutanée en forme de bulles, s'accompagnant, chez les adultes, de fièvre, de troubles passagers, de prurit, etc.

Le pemphigus aigu peut passer à l'état chronique, c'est alors une maladie grave. (*Pemphigus bulleux continu, Pemphigus prurigineux, Pemphigus foliacé.*)

Il ne faut d'ailleurs pas confondre le pemphigus vrai avec les éruptions pemphygoïdes de certaines formes d'*herpès*, de *gale* ou d'*impétigo*. (Voir ces mots).

Le *pemphigus syphilitique*, qui siège ordinairement aux mains et aux pieds, chez les nouveau-nés, est une des manifestations classiques de la syphilis héréditaire. (Voir *Syphilis*.)

Perforation du palais. — Lésion de la voûte palatine, accompagnée de perte de substance sur une partie des os du palais, ayant pour résultat de faire communiquer la cavité buccale et les fosses nasales.

La perforation palatine, quand elle n'est pas congénitale, comme dans certains cas de bec-de-lièvre, ni consécutive à un traumatisme (coup de feu tiré dans la bouche), est due le plus souvent à la *syphilis*. (Voir ce mot.)

Le traitement chirurgical est assez difficile, l'obturation par un tampon approprié est un moyen palliatif.

Péritonite. — Inflammation du péritoine, aiguë ou chronique, générale ou partielle, mais toujours très grave.

La péritonite aiguë peut coïncider avec l'inflammation d'un organe voisin (foie, utérus, rein, vessic), être la conséquence d'une perforation intestinale, de l'ouverture d'un abcès du foie, d'un ulcère de l'estomac, etc., etc.

Enfin, elle peut être, mais rarement, consécutive à l'action prolongée du froid ; elle est aussi une aggravation de certaines fièvres infectieuses graves (fièvre typhoïde, fièvre puerpérale, etc.).

Le diagnostic de la péritonite est du domaine du médecin ; le pronostic est toujours sombre et le traitement long et difficile.

Perte d'appétit. — Voir *Anorexie.*

Peste bubonique, typhus d'Orient. — Maladie épidémique contagieuse qui fit autrefois d'effroyables ravages, mais que nos moyens d'hygiène et de préservation actuels ont fait à peu près disparaître d'Europe.

Phagédénisme. — Voir *Chancre phagédénique.*

Pharyngite. — Inflammation du pharynx ou arrière-bouche. Voir *Angine.*

Phimosis. — Etroitesse naturelle ou cicatricielle du prépuce, qui empêche celui-ci de se retirer en arrière pour découvrir le gland.

Le phimosis congénital est très fréquent, le plus souvent il se guérit seul, à la puberté. Cependant, comme il prédispose au *paraphimosis* (voir ce mot), aux affections vénériennes et à l'onanisme, il vaut mieux le faire opérer chez les enfants qui ont le prépuce très long et la miction difficile.

Cette opération, dont la sagesse des Orientaux a fait une obligation religieuse (mosaïsme, mahométisme), s'appelle la *circoncision.*

A ce propos, rappelons que la circoncision, même rituélique, doit être faite par un médecin ; on a observé, en effet, de nombreux cas de contagion, de malformations et d'infection, provenant d'opérateurs malpropres, ignorants ou maladroits.

Phlébite. — Inflammation des veines, provoquée soit par un traumatisme, coup, contusion, fracture, une ligature ou une section suivis d'introduction de pus, de virus, dans le système veineux. La phlébite peut apparaître spontanément au cours de maladies infectieuses graves : fièvre typhoïde, fièvre puerpérale, etc., ou succéder à des varices ulcérées.

La phlébite peut donner naissance à des *embolies* ou amener une infection purulente généralisée. C'est dire assez quelle est sa gravité. Aussi doit-on garder le repos absolu dès le début, et se remettre entre les mains du médecin qui prescrira le traitement à suivre.

On prévient les phlébites en pansant toutes les plaies avec soin, en évitant les poussières et la malpropreté, et quand il s'agit de varices, en s'astreignant au port de bas à varices ou de bandes de crêpe Velpeau. (Voir *Varices, Ulcères variqueux.*)

Phlébotomie. — Nom scientifique de la saignée.

Phlegmon. — On donne ce nom à l'inflammation du tissu conjonctif sous-cutané ou sous-aponévrotique.

Le phlegmon est une complication fréquente des plaies, piqûres, blessures mal soignées ou négligées, des coups, contusions, écorchures infectées. Il est dû à la pénétration dans l'organisme d'un agent infectieux microbien (staphylocoque ou streptocoque).

La terminaison habituelle du phlegmon simple ou *phlegmon circonscrit* est un abcès, qu'il est parfois nécessaire d'aller inciser profondément. (Voir *Abcès chauds.*)

Le *phlegmon diffus*, appelé aussi érysipèle phlegmonneux, est beaucoup plus grave que le phlegmon circonscrit et peut entraîner l'amputation du membre atteint ou la mort, s'il s'agit du tronc.

Nous ne saurions donc trop engager les lecteurs à se reporter aux articles : *Plaies, blessures, écorchures* et *Pansements humides antiseptiques*, où ils trouveront des conseils pour le traitement des plaies et les précautions à prendre, en vue d'éviter l'infection consécutive.

Phtiriase, maladie pédiculaire. — Voir *Poux*.

Phtisie pulmonaire. — Voir *Tuberculose pulmonaire*.

Pierre. — Voir *Calculs* et *Gravelle*.

Piqûres d'insectes. — S'il s'agit d'abeilles, guêpes, frelons, on s'efforcera d'extraire l'aiguillon, puis on appliquera une compresse imbibée avec :

Eau	100 grammes	
Alcool	50	—
Ammoniaque	10	—

qu'on renouvellera assez souvent. Même traitement pour les piqûres de moustiques, cousins, punaises, etc.

Il ne faut pas oublier que les moustiques ou au moins certains d'entre eux sont les plus actifs propagateurs de la fièvre paludéenne, de la fièvre jaune, etc. et, dans tous les endroits où sévissent ces malfaisants insectes, on devra autant que possible en éviter le contact, soit en les détruisant, ou mieux en détruisant leurs larves, soit en plaçant la nuit des moustiquaires aux fenêtres et aux lits.

Pour éviter la propagation des moustiques dans les pays où la température élevée favorise leur développement, il suffit de veiller à ne pas laisser d'eau stagnante nulle part, et partout où existent des mares, étangs, etc., non garnis de poissons, on tuera sûrement les larves en répandant à la surface de ces eaux une très légère quantité de pétrole ou d'huile de schiste. Les fumiers et fosses d'aisances, qui participent à la multiplication des mouches devront être désinfectés fréquemment au moyen d'une solution de sulfate de fer. Voir *Mouches* et *Moustiques*.

Pissement de sang. — Voir *Hématurie*.

Pityriasis. — Le pityriasis, ou *dartre furfuracée volante*, n'est qu'une manifestation herpétique commune à plusieurs maladies de la peau. Il se caractérise par une fine desquamation de la peau ayant l'aspect de lamelles de son moulu ; c'est de là que vient le nom donné à la maladie.

Nous avons donné, à l'article *Dartres*, les explications nécessaires relativement à toutes les manifestations de la diathèse herpétique, ainsi que les divers traitements, régime et médicaments à suivre et à employer. Nous nous bornerons donc à énumérer ici les diverses sortes de pityriasis ou du moins de dermatoses ayant ce signe commun.

Le *pityriasis circiné, marginé* et le *pityriasis rosé*, sont relativement bénins et cèdent facilement aux bains amidonnés et sulfureux.

Le *pityriasis versicolor* est d'origine parasitaire et dû au *Microsporon furfur*. On en vient également à bout avec les bains sulfureux, les pommades au goudron, au soufre, au naphtol, à l'acide salicylique, etc.

Il n'en est pas de même du *pityriasis rubra*, caractérisé par une rougeur intense et généralisée du derme et une desquamation très active de l'épiderme, s'accompagnant parfois de fièvre (*érythème scarlatiniforme*) et pouvant donner lieu à des complications pulmonaires graves, dans la forme aiguë. Dans la forme chronique, la maladie peut durer des années.

Le *pityriasis rubra pilaire*, assez voisin du *psoria-*

sis (voir ce mot), est moins grave que le précédent, mais également long à guérir.

On donne parfois le nom de *pityriasis alba parasitaire* à la *teigne tondante ou tonsurante (herpès tonsurant)*, dont le parasite, d'origine végétale, comme dans le pityriasis versicolor, est un champignon appartenant au genre *Microsporon*, le *Microsporon Audouini.*

Cette affection, qui sévit fréquemment dans les écoles, est caractérisée par la formation de tonsures en plaques arrondies de 3 à 5 centimètres de diamètre qui, en se réunissant, forment sur le cuir chevelu de larges surfaces dénudées où ne végètent plus que des cheveux rares et isolés. Au niveau des lésions parasitaires, la peau est ardoisée, bleuâtre ou gris jaunâtre, recouverte de squames fines d'un gris sale et remplies de spores. *(teigne tonsurante à petites spores).*

Il faut distinguer cette forme des autres espèces de teigne dues aux divers parasites du genre *Tricophyton* qui causent la *teigne tondante, scolaire, parisienne,* plus rare que la précédente, mais donnant également lieu à la formation de squames pityriasiques au niveau des points envahis par le parasite.

Voir *Sycosis* et *Teigne.*

Plaies (Pansement des). — Le pansement des plaies, coupures, écorchures, brûlures, etc., nécessite la plus grande propreté, l'asepsie la plus parfaite. Une plaie contuse, telle que celle provenant d'une chute sur les genoux, sur les mains, en apparence insignifiante, suffit quelquefois, quand elle est négligée, à provoquer l'apparition d'un *phlegmon* ou même du *tétanos* (voir ces mots).

Voir *Pansements humides antiseptiques.*

Plaques muqueuses. — Voir *Syphilides*.

Pleurésie. — Inflammation de la plèvre, ou membrane entourant le poumon, suivie ou non d'un épanchement liquide pouvant atteindre 7 à 8 litres. Les refroidissements brusques en sont le plus souvent la cause. C'est par des frissons, de la fièvre, une toux sèche et pénible, avec un point de côté douloureux, que débute la maladie.

Les révulsifs, sinapismes, vésicatoires, le régime lacté ou mieux la diète absolue, les diurétiques sont indiqués au début, en attendant l'arrivée du médecin.

Plomb (Empoisonnement par le). — Voir *Coliques de plomb*.

Pneumonie. — Vulgairement appelée fluxion de poitrine, est une inflammation des parois du poumon. Les changements de saison, les refroidissements, un état de faiblesse ou de débilité antérieure y prédisposent. S'annonce généralement par un frisson brusque, accompagné de fatigue, douleurs de tête, saignements de nez, insomnies, fièvre, toux, difficulté de respirer. Vers le troisième jour, le malade expectore des crachats teintés de sang, rouillés.

Cette maladie grave, surtout chez les personnes âgées, doit être soignée par le médecin dès son début.

Poireau. — Voir *Papillomes*.

Poisons. — Voir *Empoisonnements*.

Polydipsie. — Soif excessive, une des caractéristiques du *Diabète sucré*. (Voir ce mot.)

Polypes. — Tumeurs molles, pédiculées ou sessiles, se développant sur une membrane muqueuse, aux dépens de ses éléments constitutifs.

On les divise, suivant leur composition, en *polypes muqueux* (myxomes), et en *polypes fibreux* (fibromes). Les premiers sont mous, fongueux, rouges, à développement rapide ; les seconds sont bruns, grisâtres, à marche lente et insidieuse.

Les *polypes des fosses nasales* sont ordinairement des myxomes pédiculés, disséminés sur toute la surface de la muqueuse nasale ; les *polypes naso-pharyngiens*, au contraire, sont des fibromes solitaires, sessiles, et siègent ordinairement au voisinage du pharynx, d'où ils émettent des prolongements en tous sens, amenant des déformations considérables des parties molles et même du squelette.

Les *polypes de l'oreille* siègent ordinairement dans le conduit auditif externe ou la caisse du tympan.

L'utérus, l'intestin, sont aussi le siège de polypes.

Le traitement des polypes est essentiellement du domaine chirurgical et leur ablation ne doit pas être différée, car ces tumeurs sont très envahissantes et ne s'arrêtent jamais spontanément dans leur évolution.

Polyurie. — Exagération de la sécrétion urinaire. Avec la *polydipsie* (voir ce mot), c'est un des symptômes du diabète. (Voir ce mot.)

Poulain. — Bubon inguinal. Voir *Chancre mou.*

Poux. — On se débarrasse facilement de ces ré-

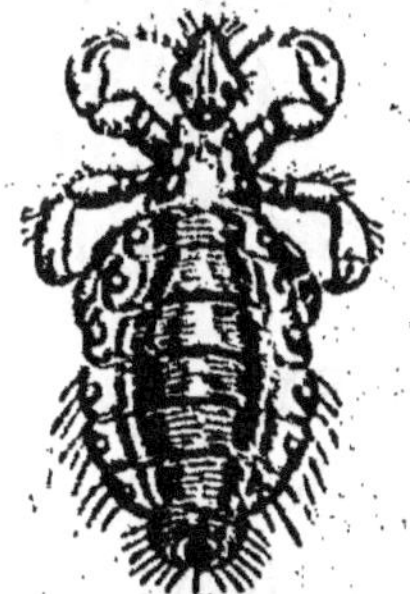

Fig. 85
POU DE TÊTE

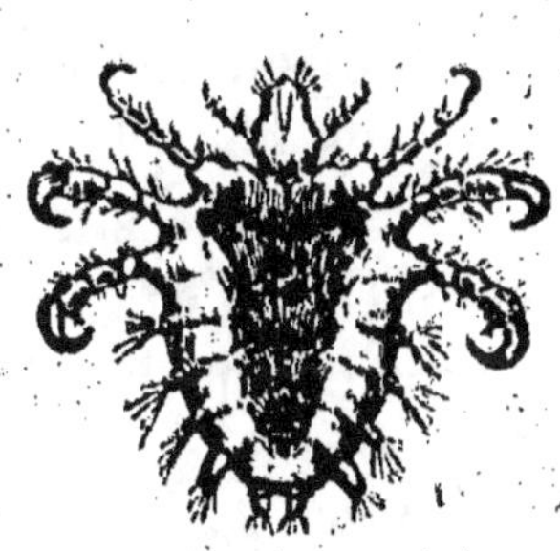

Fig. 86
POU DU PUBIS

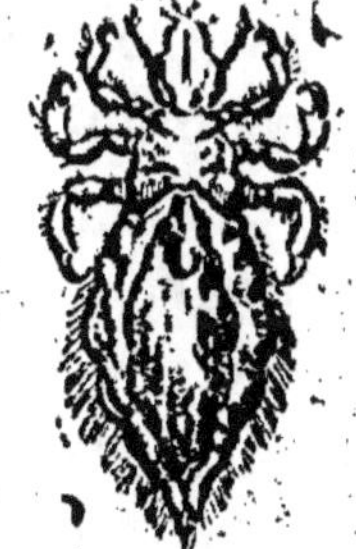

Fig. 87
POU DE CORPS

pugnants insectes au moyen de lavages au savon noir, suivis d'applications du mélange suivant :

      Camphre .... 2 grammes
      Soufre .... 4 —
      Cold cream .... 60 —

Contre les poux du pubis, on emploie de préférence l'onguent mercuriel, ou onguent gris, qu'on applique sur la région infestée, dès le début et avant la migration des insectes vers les aisselles. Un bain sulfureux consécutif à l'application de l'onguent mercuriel, et une désinfection sulfureuse des effets, permettent de se débarrasser en une seule séance de ces hôtes incommodes et malpropres.

Presbytie. — Perte progressive de la faculté d'accommodation de l'œil, qui amène la confusion dans la vision des objets rapprochés. La presbytie est analogue à l'*hypermétropie*, bien que provenant de cause différente et, le contraire de la *myopie*.

Le seul traitement consiste dans le port de lunettes à verres concaves, de force appropriée à la diminution d'acuité visuelle.

Prolapsus. — On donne le nom de prolapsus au relâchement, à la chute de plusieurs organes : rectum, anus, vagin, utérus, mais le plus commun est le prolapsus utérin.

C'est ordinairement par suite de faiblesse, d'allongement des ligaments qui le soutiennent, que se produit le prolapsus de l'utérus. A moins de traumatisme violent, le prolapsus complet ne se développe pas d'emblée, il débute par une simple sensation de pesanteur, d'abaissement de l'organe.

Le défaut de compression suffisante de l'abdomen, après l'accouchement, certains travaux, les grossesses répétées, la sénilité seule, amènent l'abaissement de l'organe et son déplacement anormal.

On y remédie au moyen de ceintures abdominales, munies de pelotes au périnée ; on emploie, quand le mal est plus avancé, les pessaires et anneaux, et enfin le traitement chirurgical, plutôt réservé aux jeunes sujets et aux prolapsus d'origine traumatique. On fixe l'utérus à la partie abdominale ou vaginale (*hystéropexie*).

Quand la chute de l'utérus est complète (prolapsus absolu), il faut enlever complètement l'organe, pour éviter la chute du rectum, de la vessie et les infections consécutives.

Prostatite. — Inflammation aiguë ou chronique de la prostate, glande propre au sexe masculin, située à la partie inférieure du col de la vessie et sécrétant le liquide filant et visqueux, qui accompagne l'éjaculation spermatique.

La prostatite est une des complications de la *blennorrhagie*, de la *blennorrhée* des *calculs vésicaux* (voir ces mots). Elle peut survenir d'emblée à la suite d'une violence exercée sur le périnée, d'un cathétérisme mal fait, etc.

Les bains tièdes, les boissons abondantes, les lavements chauds, les frictions à la pommade belladonnée, calment les douleurs de la prostatite aiguë, mais s'il y a formation d'abcès, il faut donner issue au pus.

L'ablation de l'organe ne se pratique que dans les cas de sarcome, carcinome, tuberculose.

Prurit, prurigo. — Le *prurit* est une sensation de chatouillement, de démangeaison qui, dans beaucoup de maladies de la peau ou de maladies nerveuses, porte les malades à se gratter, à s'excorier la peau, amenant ainsi des lésions plus ou moins étendues (*prurigo*).

En principe, quelle que soit l'espèce du prurit, il faut s'abstenir de se gratter. Les lotions froides, alcoolisées, vinaigrées, dans certains cas (piqûres d'insectes, d'orties) ; les bains de son, locaux ou généraux, les pommades calmantes et l'abstention de liquides ou d'aliments excitants, enrayent les démangeaisons et leurs conséquences du côté de la peau ou des muqueuses (*prurit anal, prurit vulvaire, prurit scrotal*).

Psoriasis. — Affection chronique de la peau, caractérisée par des amas de squames ou écailles blanchâtres, nacrées, argentées, sèches, recouvrant une papille rouge, enflammée, hypertrophiée. Les formes graves de cette maladie, qui ne paraît pas contagieuse mais héréditaire, se compliquent de durcissement de la peau, cuisson, démangeaisons, gerçures, fentes, etc.

Le traitement interne par les préparations arsenicales, comme dans les autres dermatoses, est le meilleur, surtout si l'on y adjoint l'usage des eaux minérales sulfureuses (Barèges, Bagnères-de-Luchon, Aix-les-Bains).

Puberté. — Apparition des premiers symptômes de virilité chez les garçons, de la première menstruation chez les filles, caractérisant la fin de l'enfance et le début des phénomènes qui accompagnent et caractérisent les facultés de reproduction. La puberté précède la *nubilité*, qui est l'âge, variable d'ailleurs, où les deux sexes sont aptes à contracter union, en vue de la reproduction de l'espèce. La nubilité est d'autant plus tardive que le climat est plus froid.

Puerpérale (Fièvre). — Complication grave de l'accouchement, due à une infection microbienne, par la plaie placentaire où les organes génitaux internes ou externes, survenant toujours à la suite d'une négligence dans les précautions hygiéniques, au moment de l'accouchement ou de la délivrance. Voir *Accouchement, Avortement, Délivrance, Septicémie.*

Pulmonie. — Voir *Pneumonie.*

Punaisie. — Voir *Ozène.*

Purpura. — Hémorrhagie sous-cutanée se manifestant par des taches rouges, plus ou moins étendues, ne s'effaçant pas sous la pression du doigt.

Le purpura est une manifestation commune à plusieurs maladies (eczéma ancien, tuberculose, cachexie cancéreuse), et à la plupart des fièvres infectieuses, à forme grave (rougeole, scarlatine, variole, typhoïde, typhus, etc.)

Certaines substances toxiques comme l'arsenic, l'iodure de potassium, le chloral, le sulfate de quinine, l'alcool peuvent en provoquer l'apparition.

C'est à la cause qu'il faut s'attaquer pour provoquer la disparition du purpura.

Pustule maligne. — Voir *Charbon.*

Pyohémie. — Voir *Septicémie.*

Pyosalpinx. — Collection de pus enkystée dans la trompe de Fallope. Voir *Hydrosalpinx.* Le pyosalpinx est justifiable du traitement chirurgical précoce, pour éviter la rupture du kyste purulent dans le péritoine et la péritonite généralisée qui s'ensuit infailliblement.

Pyrosis. — Vulgairement *fer rouge, brûlure de l'estomac, ardeur d'estomac,* le pyrosis est une sensation douloureuse de brûlure et de chaleur qui se développe sur toute la longueur de l'œsophage, jusqu'à la gorge, où le malade croit ressentir l'impression d'un fer rouge appliqué sur la muqueuse.

Le pyrosis est une des complications de la *dyspepsie* (voir ce mot). Il se montre souvent à la suite de l'ingestion de certaines substances irritantes, telles que les salaisons, les fromages avancés, le vinaigre, etc., etc., et s'accompagne d'une sécrétion acide.

La première indication consiste à supprimer les

causes du pyrosis et, ensuite, à donner des boissons alcalines (eau de Vichy), et à instituer le régime lacto-végétarien.

R

Rachitisme. — Déformation des os, survenant surtout dans le jeune âge, chez les enfants lymphatiques ou scrofuleux, amenée par une mauvaise alimentation, une hygiène vicieuse, le séjour dans des locaux malsains, sans air. Peut donner lieu à des complications osseuses, tuberculeuses.

L'huile de foie de morue à hautes doses (3 à 4 cuillerées à bouche par jour), les préparations ferrugineuses et arsenicales, sous forme de solution Henry Mure au bi-phosphate arsénié, par exemple, le séjour au bord de la mer, l'alimentation choisie, le grand air, le soleil, constituent le seul traitement de cette maladie. Voir *Lymphatisme, Scrofule.*

Radiothérapie. — Traitement de certaines maladies, comme la teigne décalvante, le lupus, etc., au moyen des rayons Rontgen ou rayons X. La radiothérapie n'est encore qu'à son enfance et si elle compte à son actif des guérisons, elle a été cause aussi de nombreux accidents de brûlures profondes (*radiodermites*) ; aussi doit-on prendre l'avis d'un ou plusieurs médecins-spécialistes, avant de commencer le traitement.

Radiumthérapie. — Méthode de traitement moins dangereuse et plus maniable que la radiothérapie, mais également dans la période de tâtonnement.

La radiumthérapie est basée sur l'utilisation des propriétés radio-actives des sels de *radium.*

Rage. — Maladie virulente, propre aux animaux de certaines espèces, féline et canine (chat, chien, loup, renard).

Toute personne mordue par un animal enragé doit se soumettre immédiatement au traitement antirabique par vaccination, dit méthode de Pasteur.

Faute de traitement, la rage évolue infailliblement vers la mort dans des souffrances atroces. On n'a jamais constaté *un seul* cas de guérison spontané de rage caractérisée chez l'homme.

Tout animal mordu ou même roulé par un chien enragé doit être abattu aussitôt. S'il s'agit de grands animaux (cheval, vache), ou d'animaux ayant une valeur importante, il faut les conduire chez un vétérinaire qui les mettra en observation pendant le temps voulu, pour éviter toute contagion ultérieure. La loi, d'ailleurs, est formelle à cet égard et c'est grâce à ces précautions, ainsi qu'à l'immortelle découverte de Pasteur, qu'on a pu voir le fléau rabique décroître, au point que la mortalité chez les personnes mordues est inférieure aujourd'hui à un pour cent.

Ramollissement cérébral. — Voir *Apoplexie, Artério-sclérose, Hémorrhagie cérébrale, Paralysie.*

Régime. — Nous avons vu, à l'article *Alimentation*, l'influence des divers régimes alimentaires sur l'évolution des maladies. Nous nous bornerons donc à exposer ici les caractéristiques des divers régimes le plus souvent prescrits.

RÉGIME LACTÉ ABSOLU. — Le malade ne doit prendre que du lait, bouilli ou stérilisé, coupé ou non d'eau de Vichy. Ce régime est imposé dans la plupart des maladies d'estomac, dans la néphrite, le diabète, etc., mais il ne doit être suivi qu'un certain temps, à moins d'avis formel du médecin.

RÉGIME LACTO-VÉGÉTARIEN. — Beaucoup plus agréable et plus substantiel, le régime lacto-végétarien comprend, en effet, outre le lait et ses dérivés, crème, beurre, l'usage des légumes cuits (purées). La viande en est totalement exclue.

Régime maigre. — Comprend les légumes, les fruits cuits, les œufs, le lait, le beurre, les poissons blancs bouillis. Il peut être suivi très longtemps sans inconvénient.

Régime gras. — On ajoute à l'alimentation habituelle les viandes et les graisses en proportion plus forte. Doit être prescrit par le médecin.

Régime déchloruré. — Abstention complète de sel dans l'alimentation, spécialement recommandé en cas de néphrite, d'œdèmes généralisés, d'ascite, etc. Le meilleur des régimes déchlorurés, est le régime lacté absolu, lait pur, sucré ou coupé d'eau de Vichy, mais non salé. On en obtient des résultats surprenants ; l'avis du médecin est utile avant de l'instituer chez un malade.

Règles. — Voir *Menstruation*.

Reins (*Douleurs de*). — Voir *Lumbago*.

Reins (*Inflammation des*). — Voir *Néphrite*.

Rétention placentaire. — Voir *Délivrance*.

Rétinite. — Inflammation de la rétine pouvant amener la cécité complète. On observe une forme de rétinite, la *rétinite albuminurique*, au cours de la néphrite aiguë. Voir *Albuminurie* et *Néphrite*.

Rétrécissements. — Les rétrécissements de l'urèthre, chez l'homme, sont une fréquente complication de la *blennorrhagie* (voir ce mot). On les traite par la dilatation progressive au moyen de sondes graduées (cathétérisme).

Rhinite. — Inflammation de la muqueuse des fosses nasales. (Voir *Coryza* et *Ozène*.)

Rhumatisme articulaire. — Le rhumatisme articulaire aigu est une maladie infectieuse, caractérisée par le gonflement d'une ou de plusieurs articulations, avec fièvre, douleur. Des complications pouvant survenir du côté du cœur, il importe de soigner énergiquement cette maladie.

Le salicylate de soude en cachets ou dans une potion (3 à 8 grammes par jour, selon l'âge des malades et leur tolérance stomacale), est le traitement de choix du rhumatisme, ainsi que l'antipyrine à la dose de 2 à 3 grammes par jour, dans un grand verre d'eau pure.

Un des spécifiques du rhumatisme articulaire aigu est la vératrine, qui réussit très bien quand il n'y a pas de complications cardiaques :

> Vératrine ......
> Opium .... } de chaque 0 gr. 15 centigr.

Pour 30 pilules, à prendre deux le premier jour, et augmenter d'une chaque jour, jusqu'à atteindre six ou sept, si elles sont bien suppportées.

Accompagner ce traitement d'un lavement émollient tous les matins, et donner des boissons diurétiques : tisanes additionnées de 8 à 10 grammes de nitrate de potasse par jour ou de la poudre suivante (une cuillerée à café par tasse d'infusion tiède de camomille) :

> Sucre blanc .... 200 grammes
> Extrait de réglisse ..... } de chaque 100 —
> — de chiendent.... }
> Gomme arabique...................... 50 —
> Sel de nitre...................... 25 —

Potion au phosphate d'ammoniaque

> Eau distillée.................. 1.000 grammes
> Phosphate d'ammoniaque.. 10 —
> Teinture de zestes d'oranges. 2 —
> Acide citrique............... 1 —
> Sirop simple............... 100 —

Potion au kermès

Infusion de feuilles d'oranger........	200	grammes
Kermès minéral	2	—
Gomme adragante.....................	1	—
Sirop diacode........................	20	—
Sirop simple	25	—

Potion à l'iodure de potassium

Potion gommeuse	150 grammes
Iodure de potassium........	0 gr. 15 centigr.
Teinture de digitale.........	XV gouttes

Ces trois potions se prennent par grandes cuillerées à soupe toutes les deux ou trois heures ; la dernière est très efficace quand il y a des complications du côté du cœur et des troubles apparents dans le fonctionnement de cet organe.

On prescrit aussi un julep stimulant, à prendre par cuillerées à café toutes les demi-heures :

Potion gommeuse	200 grammes
Émétique	0 gr. 30 centigr.

et la poudre de Dower, diaphorétique et calmante, à prendre à la dose de 1 à 2 grammes par jour :

Poudre de Dower

Poudre de nitrate de potasse.	
— de sulfate de potasse.	de chaque 8 grammes
— d'ipécacuanha	
— de réglisse............	de chaque 2 —
Extrait sec d'opium pulvérisé.	

Mêler bien exactement.

Pour calmer les douleurs parfois intolérables du rhumatisme articulaire aigu, on appliquera sur les articulations malades des liniments calmants (baume tranquille, baume opodeldoch) et on les enveloppera avec de la flanelle chaude.

Voici à ce sujet, quelques formules, utiles principalement aux lecteurs des campagnes qui, dans leurs moments de loisirs pourront récolter eux-mêmes les plantes médicinales qui en forment la partie la plus essentielle.

Pour nos autres lecteurs, les formules ne sont données qu'à titre de renseignement pour leur permettre de juger de la valeur des remèdes les plus communs.

Baume tranquille

Huile d'olives vierges.............. 3.000 grammes

Feuilles de belladone..
— de jusquiame..
Morelle noire..........
Nicotiane ....
Pavot ....
Datura stramonium....
} de chaque 125 —

Sommités fleuries :

d'absinthe ....
d'hysope ....
de lavande...........
de marjolaine......
de menthe aquatique.
— coq .....
de millepertuis.....
de rue ....
de sauge ....
de thym ....
} de chaque ; 32 —

Fleurs de sureau.......
— de romarin ....

Baume opodeldoch

Alcool à 34° Cartier........ 250 grammes
Savon animal .... 32 —
Camphre .... 24 —
Ammoniaque .... 8 —
Huile volatile de romarin... 6 —
— de thym .... 2 —

Baume saxon

Huile concrète de muscade................ 125 grammes
— essentielle de lavande..... }
— — de succin..... } de chaque 6 —
— — d'origan....... }
— — de marjolaine. }
— — de sauge...... } de chaque 4 —
— — de romarin.... }
— — de macis...... }
— — de rue .... } de chaque 0 gr. 50 centigr.
— — de menthe coq. }

Liniment calmant

Onguent populéum....... }
Huile d'olive .... } de chaque 20 grammes
Baume tranquille .... }
Laudanum de Rousseau............. 2 —

Autre :

Eau de laurier-cerise................	100 grammes
Extrait de belladone ,.............	10 —
Ether sulfurique	30 —
Laudanum de Rousseau............	4 —

Liniment volatil

Huile d'olives	60 grammes
Ammoniaque	8 —

Les formules suivantes s'appliquent aux liniments résolutifs de l'inflammation rhumastimale ; on ne les emploie que lorsque les douleurs aiguës sont un peu calmées :

Baume de Fioravanti

Térébenthine	500 grammes	
Résine élémi ....|		
— tacamahaca...........		
Succin	de chaque 96	—
Styrax liquide		
Gomme résine galbanum....		
Myrrhe		
Aloès soccotrin......................	32	—
Baies de laurier....................	125	—
Galanga		
Zédoaire		
Gingembre	de chaque 48	—
Cannelle		
Girofle		
Muscades		
Feuilles de dictame de Crète...........	32	—
Alcool à 31° Cartier.................	3.000	—

Liniment résolutif

Huile volatile de térébenthine......	20 grammes
Acide hydrochlorique	10 —

En frictions très douces, ou mieux en onctions.

Liniment excitant

Baume de Fioravanti.......	de chaque	60 grammes
Huile d'olives		
Alcool camphré	30	—
Ammoniaque	4	—

Liniment excitant, résolutif

Alcoolat de romarin........	de chaque	50 grammes
Baume de Fioravanti.......		
Teinture de cantharides...........	1 gramme	

Savon acétique

Éther acétique...............	40 grammes
Savon animal...............	5 —
Camphre...................	5 —
Essence de romarin.........	2 —
— de girofle.............	1 —

Fondre au bain-marie et filtrer. A appliquer en frictions douces.

Les bains aromatiques et gélatineux sont aussi très utilement employés :

Bain gélatineux

Colle de Flandre..........	1 kilogramme
Eau chaude..............	15 —

Faire dissoudre la colle dans l'eau chaude et mélanger à l'eau du bain.

Bain aromatique

Eau bouillante	10 litres
Espèces aromatiques.....	1 kilogramme

Faire infuser pendant une heure et mélanger à l'eau du bain.

Le rhumatisme chronique peut succéder à des attaques de rhumatisme aigu ou survenir d'emblée. Le malade est alors extrêmement sensible aux variations atmosphériques, le moindre changement de température réveille ses douleurs.

D'une façon générale, le traitement du rhumatisme aigu s'applique au rhumatisme chronique. Les pointes de feu donnent d'excellents résultats, ainsi que les bains et douches de vapeur, les bains locaux ou généraux, résineux, aromatiques, térébenthinés et arsenicaux ; le massage, les eaux minérales sulfureuses (Uriage, Mont-Dore, Aix, Cauterets, Chaudesaigues, Barèges) ; l'huile de foie de morue, etc.

Les bains, quels qu'ils soient, doivent être pris très chauds (36 à 40°) et endurés de 10 à 20 minutes chaque fois.

Un excellent succédané des bains consiste dans

les fumigations résineuses et aromatiques, avec : genièvre, oliban, benjoin, etc. Voici le mode opératoire :

Fumigations de baies de genièvre

Genièvre concassé .... 250 grammes

Placer dans une bassinoire garnie de braises rouges, promener dans le lit, entre les draps. Laisser le malade environ deux heures dans cette vapeur.

Fumigations de vapeur de benjoin

Benjoin .... 100 grammes

Placer le benjoin sur un réchaud garni de braises rouges, recevoir la vapeur dégagée dans une couverture de laine épaisse et en envelopper le malade nu.

Poudre fumigatoire

Mastic en poudre		
Succin — ...... } de chaque	20	grammes
Oliban —		
Storax	10	—
Benjoin .... } de chaque	5	—
Laudanum		

Opérer comme pour les fumigations de vapeur de benjoin, ou comme pour un bain de vapeur ordinaire. Voir *Bains*.

L'iodure de potassium et le bromure de potassium sont les médicaments de choix du rhumatisme chronique. On peut les employer sous forme de sirops Henry Mure et en potions et tisanes composées :

Tisane iodurée

Infusion de saponaire....... 500 grammes
Iodure de potassium....... 1 —
Sirop simple............... 30 —

A prendre dans une journée. On peut élever progressivement la dose d'iodure de 1 à 4 grammes, s'il est bien supporté.

Sirop ioduré

Sirop de baume de tolu.....	100 grammes
Iodure de potassium........	5 —

Deux cuillerées à bouche par jour.

Potion iodurée

Eau distillée	100 grammes
Iodure de potassium	0 gr. 25 centigr.
Sirop de pavots blancs......	15 grammes

A prendre en trois fois dans la journée, de temps à autre.

Tisane iodurée

Infusion de chiendent	500 grammes
Iodure de potassium	1 —
Sirop de menthe poivrée..........	30 —

A prendre par verres dans la journée, après les repas.

Le régime alimentaire, dans le rhumatisme articulaire aigu ou chronique, doit être celui de l'*arthritisme* (voir ce mot). On évitera la fatigue trop grande, la constipation et surtout l'humidité, le froid, le brouillard.

Rhume. — Voir *Bronchite, Broncho-Pneumonie, Catarrhe, Emphysène, Grippe, Tuberculose pulmonaire.*

Rhume de cerveau. — Voir *Coryza.*

Roséole. — Eruption cutanée apparaissant sous forme de taches rosées, non saillantes, disparaissant en quelques jours. La roséole s'observe au cours de plusieurs maladies, notamment de la fièvre typhoïde, de la méningite cérébro-spinale et surtout de la syphilis à la deuxième période ; on lui donne, dans ce cas et quand elle siège au front, le nom de *couronne de Vénus.*

Rougeole. — Maladie infectieuse et contagieuse, fréquente chez les enfants, caractérisée par du rhume, du larmoiement des yeux, de la fièvre. Des plaques rouges, formées par la réunion de taches en forme de grains de riz, apparaissent ensuite sur la figure, la poitrine, le ventre, les plis du bras et les cuisses. Du 4° au 7° jour de la maladie, l'éruption disparaît ainsi que la fièvre ; la desquamation de la peau a lieu sous l'aspect de pellicules farineuses. La rougeole, peu grave en elle-même, doit être soignée dès le début en raison des complications qu'elle peut entraîner : broncho-pneumonie, otite, entérite, etc., etc.

Les soins hygiéniques, la température égale de 18 à 20°, le régime lacté suffisent ordinairement, ainsi que les diurétiques et sudorifiques :

Tisane sudorifique

Eau bouillante .... 500 grammes
Bardane ...... } de chaque 10   —
Patience ......
Faire infuser et ajouter :
Acétate d'ammoniaque ..... 10 grammes
Sirop simple............... 50   —

A prendre par cuillerées à bouche.

La désinfection et l'éloignement des autres enfants sont extrêmement importants à signaler.

Rouget. — Larve du trombidion soyeux (*Leptus autumnale*), qui, par ses piqûres, provoque une irritation de la peau, connue sous le nom de *fièvre des grains, fièvre d'automne*. On s'en débarrasse au moyen de bains sulfureux et de lotions à la benzine, mais ce dernier procédé est dangereux.

Rubéole. — Maladie infectieuse, épidémique et contagieuse, différente de la rougeole, mais offrant à peu près les mêmes symptômes. Elle est, en général, bénigne et le maintien à la chambre des petits malades, pendant quelques jours suffit ordinairement, la rubéole ne donnant pas de fièvre ou très peu.

Rupia. — Croûtes de la peau, composées de couches stratifiées, en forme d'écailles d'huître, se développant à la suite de lésions syphilitiques (*syphilides ulcéreuses*), et apparaissant chez les sujets cachectiques. (Voir *Syphilides*.)

S

Saignements de nez. — Voir *Epistaxis*.

Salpingite. — Inflammation de la trompe de Fallope, succédant le plus souvent à une *métrite* et se compliquant souvent d'*ovarite*. (Voir ces mots.) Suivant que l'épanchement est séreux, purulent ou hématique, on lui donne le nom d'*hydrosalpinx*, *pyosalpinx* ou *hématosalpinx*.

Lorsque l'inflammation se propage au péritoine, l'affection reçoit le nom de *péri-salpingite*. Quand l'ovaire est atteint en même temps que la trompe, on donne à la maladie le nom de *salpingo-ovarite* ou d'*oophoro-salpingite*.

Toutes les formes de salpingite sont graves, en raison des complications qu'elles entraînent et de la difficulté qu'éprouvent les liquides épanchés à trouver une issue.

Le traitement est du domaine de la gynécologie et de la chirurgie.

Sangsues. — Les sangsues sont des annélides qui vivent dans les eaux stagnantes et que la médecine emploie pour les saignées locales, dans certains cas tels que : douleur, congestion, hémorragie cérébrale, névralgie lombaire, néphrite, etc.

N'employer les sangsues que sur avis du médecin, qui leur préférera le plus souvent les ventouses scarifiées ou la saignée générale. Eviter, en tout cas, de les appliquer aux hémophiliques, c'est-à-dire aux personnes saignant facilement et sur les régions où la peau est fine, ou bien dans les régions telles que le cou, la tempe où les artères et les veines sont à fleur de peau. Ne *jamais* en mettre sur les gencives, comme on le conseillait autrefois contre les maux de dents. En cas d'application dans la région anale, fermer l'orifice de l'anus avec un tampon d'ouate ; opérer de même pour la vulve, chez la femme.

Ne se servir que de sangsues vierges, n'ayant jamais servi à un autre malade. Les laisser dégorger dans l'eau claire et les rejeter après usage.

Raser, savonner et essuyer la région où l'on veut poser des sangsues ; les disposer dans un verre à liqueur légèrement humecté de vin, appliquer ce verre sur la région choisie, attendre que les sangsues aient pris et les laisser se gorger. Au bout de trois quarts d'heure environ, elles ont absorbé chacune 5 à 10 grammes de sang et elles tombent d'elles-mêmes. Au cas où elles ne se décideraient pas à lâcher prise, les saupoudrer de sel, mais surtout ne jamais essayer de les arracher.

On ne doit jamais poser à la fois plus de 4 sangsues chez un enfant, ni plus de 20 chez un adulte. S'il y a lieu d'augmenter l'écoulement du sang, appliquer sur les plaies des compresses à l'eau bouillie tiède. Si, au contraire, l'hémorragie ne s'arrête pas d'elle-même, toucher les plaies avec un crayon de nitrate d'argent ou les laver avec des compresses trempées dans une solution d'antipyrine à 5 % ; si la région le permet, faire un pansement compressif.

Les abcès, phlegmons, érysipèles ne sont pas à craindre si l'on prend soin de n'employer que des sangsues vierges et de laver la région, avant et après, avec une solution antiseptique ou d'appliquer un pansement humide antiseptique. (Voir ce mot.)

Sarcocèle. — Tumeur, kyste ou cancer du testicule, d'origine vénérienne, syphilitique ou tuberculeuse. Le pronostic en est très sombre.

La castration précoce est le seul traitement rationnel des sarcocèles vénériens, tuberculeux ou kystiques. Seul, le *sarcocèle syphilitique* peut céder au traitement mixte. Voir *Syphilis*.

Sarcome. — Tumeurs malignes ayant tendance à se généraliser, à gagner successivement, de proche en proche, et à se reproduire après leur ablation.

Les moins graves des sarcomes sont ceux qui se développent au voisinage des os ou aux dépens de ceux-ci, et qui ont tendance à l'ossification.

Quoi qu'il en soit, la cachexie cancéreuse et la mort suivent l'évolution normale des sarcomes, si on les abandonne à eux-mêmes. Le traitement chirurgical précoce est le seul remède connu jusqu'à présent, mais la récidive est toujours à craindre.

Saturnisme. — Voir *Coliques de plomb*.

Scarlatine. — Maladie infectieuse et contagieuse, s'annonçant habituellement par de la fièvre, des frissons, maux de tête, saignements de nez, angines, des convulsions chez les jeunes enfants.

L'éruption qui apparaît dans cette maladie, au lieu de commencer par la face, comme dans la rougeole, commence par le cou et se présente sous forme de petites taches de couleur vineuse, se réunissant en plaques et s'étendant sur le ventre, la poitrine, les cuisses. La langue est augmentée de volume, hérissée de grosses papilles de coloration framboisée. La desquamation commence du 6e au 9e jour, elle débute par le cou et finit par la paume des mains et la plante des pieds. La scarlatine peut se compliquer de néphrite (voir *Albuminurie* et *Néphrite*).

Le traitement, comme dans la rougeole, est essentiellement hygiénique ; les lotions du corps à l'eau vinaigrée froide peuvent abaisser la température ; les diurétiques et sudorifiques sont précieux, comme dans la rougeole.

Emulsion nitrée

Emulsion sucrée aromatique. 500 grammes
Nitre .... 0 gr. 25 centigr.

Potion stimulante et sudorifique

Acétate d'ammoniaque .... 15 grammes
Eau distillée de menthe.......} de chaque 50   —
  —   —   de cannelle......}
Sirop simple 50   —

A prendre une cuillerée à café toutes les heures.

Dans les cas graves, le médecin ordonnera des bains. Le régime lacté, même longtemps après la guérison, est absolument indispensable et la désinfection totale des vêtements, linges et appartements s'impose.

Sciatique. — Névralgie du nerf sciatique, s'étendant de la hanche au mollet, à la partie externe de la cuisse, provoquant des douleurs intolérables, durant quelquefois des mois entiers. Les refroidissements et d'autres causes locales provoquent la sciatique.

L'antipyrine en cachets, les préparations arsenicales ainsi que les pulvérisations de chlorure d'éthyle sur le trajet du nerf sciatique calment les douleurs. Voir *Migraines, Névralgies.*

Sclérose. — Endurcissement morbide des tissus, survenant surtout dans l'âge avancé et comme complication ou comme succédané de maladies infectieuses anciennes, d'intoxications, ou de mauvais fonctionnement des organes.

On donne le nom d'*artério-sclérose* (voir ce mot) au durcissement du tissu des artères, de *myélo-sclé-*

rose à la dégénérescence de la moëlle épinière, de *cérébro-sclérose* à l'inflammation chronique du cerveau, etc.

Scoliose. — Déviation latérale de la colonne vertébrale, plus commune que les autres déviations ; cyphose, lordose.

La scoliose peut être congénitale, d'origine rachitique ou névralgique, ou résulter d'attitudes vicieuses prises par un enfant déjà faible.

L'orthopédie, la gymnastique, l'électricité, employées de bonne heure, parviennent à restituer au rachis une rectitude à peu près convenable et à éviter la difformité.

Scrofulides. — Voir *Lupus.*

Séborrhée. — Exagération de sécrétion des glandes sudoripares et surtout des glandes sébacées, pouvant exister temporairement ou à l'état chronique. C'est à la séborrhée grasse que sont dues, chez les enfants, les *croûtes de la tête*, dites croûtes de lait, et chez les vieillards les verrues plates séborrhéiques du cuir chevelu.

La séborrhée sèche produit sur le cuir chevelu ces petites lamelles d'un blanc grisâtre, plus ou moins fines, auxquelles on donne le nom de *pellicules*, qui occasionnent des démangeaisons et font tomber les cheveux.

La séborrhée huileuse est caractérisée par l'aspect gras, brillant, huileux de la peau, principalement de certaines parties du visage et surtout du nez et du front.

On traitera les différentes séborrhées par des lotions à l'alcool, au soufre, au tannin, et l'on aura soin d'éviter toutes les pommades et tous les corps gras.

Séborrhée congestive. — Voir *Lupus.*

Septicémie. — Infection généralisée, dont la

caractéristique est le passage dans le sang de microbes pathogènes, sans qu'il y ait de lésion facilement appréciable.

Quand la septicémie se complique de foyers purulents (lymphangites, abcès, péritonite, phlegmons), le staphylocoque et le streptocoque abondent dans l'organisme ; on donne alors à l'infection le nom de *pyohémie.*

La septicémie puerpérale est consécutive à une infection par la plaie placentaire. (Voir *Accouchement, Avortement, Délivrance.*) C'est une complication presque toujours mortelle, contre laquelle toute la science du médecin peut échouer.

Sinusite. — Inflammation des sinus de la face (sinusites maxillaire, frontale, sphénoïdale), aiguë ou chronique, s'accompagnant de sécrétion muco-purulente. Le traitement chirurgical est le seul radical, en dehors du traitement général du lymphathisme, cause initiale de la plupart des lésions.

Somnambulisme. — Forme larvée de l'*hystérie.* (Voir ce mot.)

Spermatorrhée. — Emission involontaire, diurne ou nocturne, de liqueur séminale, survenant sans excitation, ni érection, ni sensation voluptueuse, ce qui la distingue des *pollutions nocturnes.*

La spermatorrhée est une affection, le plus souvent d'origine nerveuse, consécutive à la neurasthénie. On en vient assez facilement à bout par le traitement ordinaire des *névroses.* (Voir ce mot.)

Squirrhe. — Variété de cancer à marche lente, se rencontrant de préférence au niveau de l'estomac et du sein. C'est un *carcinome* (voir ce mot), dans lequel le tissu conjonctif est très abondant et qui présente une consistance spéciale, variant depuis celle de la couènne de lard jusqu'à une dureté analogue à celle des cartilages.

Sternalgie. — Voir *Angine de poitrine.*

Stomatite. — Inflammation de la bouche survenant à tous les âges, causée par la dentition (dents de sagesse), carie dentaire, ingestion de liquides bouillants ou caustiques, abus du tabac ; s'annonce par une sensation de brûlure, sécheresse et fétidité de la bouche. Certaines stomatites dépendent de la gingivite saturnienne ou mercurielle (voir *Coliques de plomb* et *Syphilis*.)

Les gargarismes émollients, les collutoires au borate de soude, les pastilles au chlorate de potasse, ainsi que les lavages fréquents de la bouche avec des solutions antiseptiques suffisent généralement.

Voici quelques formules de gargarismes et collutoires adoucissants, antiseptiques et astringents :

Gargarisme au chlorate de potasse

Eau distillée de laitue................	1.000	grammes
Chlorate de potasse................	4	—

Gargarisme au chlorure de chaux

Eau miellée................	1.000	grammes
Chlorure de chaux	4	—

Gargarisme astringent

Eau distillée	100	grammes
— de roses	50	—
Miel rosat	50	—
Tannin à l'alcool	2	—

Gargarisme astringent aluné

Eau distillée de laitue,................	500	grammes
Miel rosat................	80	—
Alun calciné	4	—

Collutoire au borate de soude

Décoction de semence de coings..	250	grammes
Miel rosat................	60	—
Borate de soude	10	—

Strabisme. — Déviation de l'un des yeux ou des

deux yeux à la fois. C'est une lésion de l'appareil moteur de l'œil. Le strabisme peut être divergent ou convergent, habituel ou intermittent. Dans ce dernier cas, il coïncide avec la myopie ou l'hypermétropie. Enfin, le strabisme peut être congénital ou acquis, résulter d'une cicatrice vicieuse de la conjonctive, ayant provoqué la formation de brides, de convulsions antérieures qui ont rompu l'équilibre des muscles, etc., etc.

Quoi qu'il en soit, un enfant qui louche peut être guéri ou tout au moins grandement amélioré, et c'est un très grand tort de ne pas le conduire chez un oculiste qui fera le nécessaire, alors qu'il en est encore temps.

Strophulus. — Vulgairement *feux de dents*. Eruption papuleuse, fréquente chez les enfants dont l'alimentation laisse à désirer, soit au point de vue de la quantité, soit au point de vue de la qualité.

Localement, on saupoudrera les parties enflammées avec une poudre non toxique, rafraîchissante et adoucissante ; on remédiera aux troubles causés par la mauvaise alimentation en en supprimant la cause.

Suette miliaire. — Maladie épidémique, contagieuse, caractérisée par des sueurs abondantes, une éruption de petites vésicules s'accompagnant d'érythème scarlatiniforme, de crises de suffocation, d'embarras gastrique, de fièvre, parfois d'épistaxis et de délire.

Sans amener beaucoup de décès, les épidémies de suette miliaire fatiguent beaucoup les malades et emportent les affaiblis.

Le traitement doit être surtout dirigé contre la fièvre (affusions froides, enveloppements froids, bains, etc.), comme dans la fièvre typhoïde. La convalescence demande également à être très surveillée, les rechutes étant fréquentes.

Sycosis. — Inflammation des follicules pileux de la face, causée par le développement d'un cryptogame parasite, le *Trichophyton tonsurans*.

Le sycosis parasitaire est appelé *mentagre*, lorsqu'il siège au menton. C'est une maladie assez peu commune, qu'on soigne par la *radiothérapie*. (Voir ce mot.)

Syncope. — Evanouissement, perte momentanée de la sensibilité et de la connaissance. La syncope provient tantôt d'une émotion vive, tantôt d'une perte de sang importante. Les battements du cœur peuvent s'affaiblir beaucoup et même s'arrêter complètement et amener la mort, si l'on n'intervient pas.

La première précaution à observer en face d'une syncope, surtout d'une syncope survenant à la suite d'une forte hémorragie (blessure, accident, accouchement), consiste à coucher le malade horizontalement, la tête même un peu plus basse que le tronc, de façon à ramener le sang vers le cerveau.

Les affusions froides au visage et aux mains, les inspirations d'éther, tous les excitants de la peau, les frictions sèches sont de la plus grande utilité.

Si ces moyens ne suffisent pas, on procèdera, en attendant l'arrivée du médecin, à la compression méthodique des membres inférieurs, en commençant par les pieds, et de façon à faire refluer vers le cœur et le cerveau le plus de sang possible. Ce dernier moyen ne s'applique qu'aux cas de syncopes, suite d'hémorragies.

Il existe des variétés de syncope collectives, surtout chez les jeunes filles ; ce sont des manifestations hystériques.

Synovite. — Inflammation des membranes synoviales. Voir *Arthrites*.

Syphilides. — Nom générique de toutes les manifestations cutanées de la *syphilis*. (Voir ce mot.)

Nous ne citerons que pour mémoire les noms donnés à toutes les variétés de syphilides.

On les distingue en trois ordres, suivant qu'elles apparaissent à la première, à la seconde ou à la troisième période de la maladie.

Syphilides précoces. — Ce sont celles dont les lésions, très superficielles, passant parfois inaperçues, sont habituellement contemporaines des accidents secondaires de la syphilis.

On classe dans cette catégorie :

1° La *roséole syphilitique, exanthème syphilitique, syphilide exanthématique*, qui manque rarement et confirme de façon certaine le diagnostic basé sur l'apparition du chancre. La roséole se manifeste sous forme de petites taches lenticulaires, à peine saillantes, d'un rose vif, donnant à la peau un aspect marbré; cette éruption se fait principalement sur le ventre, les cuisses, le tronc, les flancs; quand elle siège au front, on lui donne le nom caractéristique de *couronne de Vénus ;*

2° La *syphilide plate* ou *en plaque*, siégeant à la poitrine, au front ou sur les épaules, ne s'ulcérant pas et se terminant par desquamation ;

3° La *syphilide cornée*, variété de la précédente, mais qui est caractérisée par un épaississement plus marqué de l'épiderme, en raison du lieu où elle siège (plante des pieds, paume des mains) ;

4° La *syphilide pustuleuse superficielle*, manifestation de début de la syphilis, caractérisée par de nombreuses petites pustules, siégeant d'ordinaire sur le cuir chevelu ;

5° La *syphilide vésiculeuse* ou *varioliforme*, apparaissant du quatrième au sixième mois, s'accompagnant de fièvre, courbature, angine et simulant assez bien le début d'une fièvre éruptive ;

6° Les *syphilides végétantes*, manifestations plus caractéristiques que les précédentes et d'évolution plus active. Elles se développent tantôt sur la peau, tantôt sur les muqueuses et prennent des aspects très différents. On classe dans cette série :

Les *crêtes de coq, condylomes, choux-fleurs, excroissances syphilitiques*, pouvant d'ailleurs se confondre avec d'autres lésions non syphilitiques (végétations vulvaires, herpès préputial), et siégeant sur les parties génitales, l'anus ou les aines.

Les *granulations, syphilides granuleuses* du menton, du nez et des lèvres, caractérisées par de petites saillies de hauteur inégale, verruqueuses, disposées généralement en cercle et de coloration grisâtre ou cuivrée.

Les *plaques muqueuses, syphilides papulo-érosives, syphilides pustuleuses plates*, petites saillies irrégulières ou arrondies, molles, à surface lisse, recouverte d'une pellicule très fine, s'ulcérant facilement et se recouvrant d'un enduit crémeux. Les plaques muqueuses sont bien délimitées, leurs bords sont nets, peu saillants, la coloration générale est rosée ou rouge vif, elles sont le siège d'un suintement plus ou moins abondant, souvent fétide, qui, en séchant, donne naissance à des croûtes épaisses. Sous l'influence de la malpropreté, du manque de soins, des abus de l'alcool, du tabac, les plaques muqueuses peuvent devenir hypertrophiques, verruqueuses, végétantes.

Elles siègent de préférence aux endroits où la peau est plus fine : autour des orifices naturels (bouche, anus, organes génitaux), aux aisselles, autour de l'ombilic, entre les orteils, etc.

Mais leur lieu d'élection est la surface des muqueuses de la bouche, du pharynx, de la vulve, de l'anus, etc. Sur la langue, on en rencontre de nombreuses variétés entretenues par l'excitation locale (alcool et tabac). Les plaques muqueuses, qui sont indolores comme d'ailleurs presque toutes les manifestations syphilitiques, passent souvent inaperçues, au début tout au moins, elles récidivent très facilement et sont une des causes les plus fréquentes de la contagion syphilitique, en dehors du coït.

SYPHILIDES SECONDAIRES OU INTERMÉDIAIRES. — Manifestations plus tardives et plus graves que les précédentes, en ce sens qu'elles indiquent une intoxication plus profonde, une syphilis mal soignée.

On range dans ce groupe :

1° L'*ecthyma syphilitique* (voir ce mot) ;

2° Les *syphilides squameuses*, *palmaires* ou *plantaires*, suivant qu'elles siègent à la paume des mains ou à la plante des pieds. Elles ont un aspect spécial, en gouttes ou en cercles ;

3° Les *syphilides eczémateuses* et *vésiculo-eczémateuses*, qu'on ne confondra pas avec l'eczéma, à cause de leur teinte cuivrée caractéristique ;

4° La *syphilide pigmentaire, collier de Vénus*, siégeant de préférence au cou, mais aussi aux aisselles ou aux cuisses. Plus fréquente chez la femme que chez l'homme, la syphilide pigmentaire est caractérisée par des taches brunâtres, assez peu nombreuses et séparées par des intervalles où la peau conserve sa teinte normale, ce qui la différencie du *vitiligo* (voir ce mot). Elle est d'ailleurs à peu près rebelle au traitement spécifique et persiste pendant des années;

5° Les *syphilides tuberculeuses*, siégeant dé préférence à la face et au front, et laissant de profondes cicatrices.

Syphilides tardives ou tertiaires. — Manifestations de la période tertiaire de la syphilis, caractérisées par des lésions très graves, ainsi que l'implique d'ailleurs la maladie arrivée à ce degré d'évolution, sans traitement ou avec un traitement mal compris.

On ne distingue dans ce groupe que quelques variétés à marche lente, mais envahissante.

1° Les *syphilides pustulo-crustacées*, caractérisées par des ulcérations profondes, à bords épais, taillés à pic, à surface plus ou moins étendue, donnant naissance à un pus sanieux, fétide, qui se concrète en croûtes épaisses, adhérentes, en écailles, d'une coloration brun-verdâtre, tout à fait caractéristique.

Les lésions, qui peuvent se montrer soit au visage, au cou, sur le devant de la poitrine, sur le cuir chevelu, dans la forme *impétigineuse* ou siéger aux jambes, dans la forme *ecthymateuse*, laissent après guérison des cicatrices arrondies, déprimées, de couleur cuivrée, s'atténuant avec le temps.

2° Parfois, les syphilides pustulo-crustacées s'étendent en surface et se transforment en *syphilide ulcéreuse serpigineuse*.

La *syphilide ulcéreuse perforante* est une des formes les plus redoutables de la syphilis, en raison des profonds ravages qu'elle occasionne et des pertes de substance parfois considérables qui en sont la conséquence. On en voit de terribles exemples chez les Arabes d'Algérie, qui ne soignent pas la syphilis et la laissent évoluer librement, avec le fatalisme qui leur est particulier.

Les caractères communs à toutes les syphilides sont :

1° *L'indolence*, qui fait que des malades négligents les laissent évoluer sans s'en inquiéter, alors que s'il s'agissait d'un bobo insignifiant, mais douloureux, ils penseraient immédiatement à recourir au médecin ;

2° La *coloration*, toute particulière, *cuivrée* ou *maigre de jambon*, dite *coloration syphilitique*, et sur laquelle on ne peut guère se tromper ;

3° La *forme*, généralement circulaire ;

4° L'*aspect* des *cicatrices* qui sont adhérentes, déprimées au centre, de teinte violacée ou cuivrée et reproduisent exactement la configuration de la lésion guérie.

Pour le traitement de toutes ces manifestations syphilitiques de la peau et des muqueuses, voir l'article *Syphilis*.

Syphilis. — La syphilis est une maladie d'origine relativement moderne ; on n'en trouve aucune description, ni aucune trace dans les écrits des vieux auteurs, et il semble bien qu'il y a lieu de penser qu'elle fut importée d'Orient par les Croisés. Toutefois, on ne possède de données certaines, quant à sa date d'apparition, qu'à partir de la fin du xve siècle.

Les noms qu'on lui a donnés et qu'on lui donne encore dans les différents pays où elle sévit sont innombrables ; nous n'en citerons que quelques-uns : *mal français*, *mal espagnol*, *mal napolitain*, *mal des chrétiens*, *mal des Turcs*, *mal des Allemands*, *mal des Polonais*, *mal du saint homme Job*, *mal de saint Mevius*, *mal de saint Sement*, *mal de Bucs*, *gore*, *grand'gore*, *vérole*, *grosse vérole*, *avarie*, etc.

C'est une maladie redoutable, contre laquelle on ne saurait prendre trop de précautions préventives ;

grâce au traitement spécifique moderne, on est arrivé à en atténuer considérablement les effets, mais nous verrons plus loin qu'il est presque impossible de considérer la syphilis comme absolument guérissable et que l'on est toujours à la merci d'une manifestation tardive.

La syphilis est infectieuse et inoculable à l'homme et aux singes anthropoïdes seulement, les autres animaux y sont réfractaires. C'est ce qui explique la difficulté de trouver le sérum antisyphilitique, que l'on désire depuis si longtemps (travaux de Metchnikoff et de Roux).

C'est, d'ailleurs, depuis quelques années seulement que l'on a découvert le parasite de la syphilis, le *Spirochœta pallida* ou *Treponema pallidum* (Schaudinn et Hoffmann, 1905).

La syphilis peut être héréditaire ou acquise ; nous parlerons plus loin de la syphilis héréditaire. La syphilis acquise débute toujours par un chancre infectant, qui peut résulter de la contagion, à un individu sain, d'un chancre syphilitique, d'un accident secondaire à forme suppurative ou du sang d'un syphilitique, dans lequel se trouve le *Treponema* parasite (vaccination de bras à bras, succion d'une blessure, etc.)

La contagion est dite *immédiate*, quand elle a lieu à la suite d'un contact direct, entre un syphilitique et un sujet sain ; elle est dite *médiate*, quand elle se fait par l'entremise d'un intermédiaire ; dans ce cas, il faut que le virus syphilitique soit porté directement au contact d'une muqueuse ou d'une érosion, d'une écorchure de la peau (contact par un verre dans lequel a bu un syphilitique, par les ustensiles de toilette, éponge, brosse à dents, par un siège de cabinets d'aisances, etc.)

Les conditions qui doivent être réunies pour que la contagion ait lieu sont, d'après les syphiligraphes les plus autorisés, les suivantes :

1° Le dépôt du virus syphilitique sur un point quelconque d'une muqueuse ou de la peau ;

2° L'existence d'une excoriation, d'une déchirure si minime soit-elle au point où le virus a été déposé ;

3° Le fait que le sujet soumis à la contagion n'ait aucun antécédent syphilitique, héréditaire ou acquis. La syphilis, en effet, ne se double pas (Ricord) ; elle confère, à celui qui l'a eue, une immunité certaine contre toute récidive.

La syphilis ne débute pas d'emblée ; elle commence toujours par un chancre. (Voir *Chancre induré*.) Les premières manifestations de l'envahissement de l'organisme par le virus syphilitique ne se montrent qu'après la période, dite d'*incubation*, qui correspond à la durée de l'évolution du chancre initial. Il s'ensuit que, quand ce dernier apparaît, la résistance locale est vaincue et, quand il a fini d'évoluer, l'infection de l'organisme est totalement accomplie.

Le chancre syphilitique n'a pas de lieu d'élection déterminé, il siège au point précis où la contagion a eu lieu, et en n'importe quel point du corps. En raison du mode habituel de contagion par le coït, c'est sur les organes génitaux qu'on le rencontre de préférence, mais on compte environ 8 à 9 pour 100 de chancres *extra-génitaux* (Fournier). Le chancre syphilitique, sauf dans le cas où il siège dans l'intérieur du canal uréthral, par exemple, est indolore ; tant qu'il n'est pas cicatrisé, il est inoculable, sauf sur le sujet qui en est porteur.

Cette absence de douleur et cette évolution insidieuse du chancre infectant constituent le plus grand danger et le plus actif moyen de propagation de la syphilis, car beaucoup d'*avariés* ignorent, au moins au début, la nature de la lésion dont ils sont porteurs, et comme ils n'en souffrent pas et la remarquent à peine, ils continuent à avoir des rapports sexuels avec d'autres sujets que celui qui leur a communiqué la syphilis, et ils propagent ainsi, inconsciemment, mais sûrement, la terrible maladie.

Une fois l'organisme envahi, la syphilis évolue d'une manière à peu près régulière ; on a divisé cette évolution en trois ou quatre périodes, quelquefois assez mal tranchées, mais auxquelles correspond cependant un traitement différent.

La première période, qui correspond à l'envahissement de l'économie, est dite *primitive*, et se caractérise par de la chloro-anémie, une faiblesse générale, etc.

La deuxième période, où la syphilis est dite confirmée, se caractérise par l'apparition des *accidents secondaires* : engorgements ganglionnaires, au niveau de la nuque principalement, de l'aine, du coude (*adénopathie secondaire*), douleurs névralgiques, douleurs ostéocopes et rhumatoïdes, céphalée nocturne, angine, alopécie, syphilides (voir ce mot), roséole, plaques muqueuses, iritis, etc.

Les *accidents tertiaires* ferment le cycle d'évolution de la syphilis non soignée : dans ce nombre, il faut ranger les lésions de tous les tissus, muqueux, fibreux, osseux, viscéraux, les gommes, les exostoses, etc., qui se terminent par la cachexie et la mort le plus souvent, après des déformations, des pertes de substance et des lésions épouvantables, comme cela a lieu chez les Arabes, par exemple.

Il est heureusement exceptionnel que cette terminaison se produise dans nos pays, car on soigne très facilement la syphilis, et les accidents tertiaires eux-mêmes s'amendent beaucoup sous l'influence du traitement spécifique.

La dernière période, peut-être la plus redoutable, qui manque souvent, d'ailleurs, sévit surtout sur les syphilitiques qui se sont bien soignés, qui ont jugulé la maladie au début par un traitement énergique. On lui donne le nom de période *quaternaire* ou *tardive* ; c'est à cette époque que correspondent les lésions incurables du cerveau et de la moelle : *tabes dorsalis* (voir ce mot), ataxie locomotrice progressive, sclérose en plaques, dégénérescence grise de la moelle, paralysie générale progressive, etc.

Nous avons, à leur place alphabétique, décrit séparément à peu près toutes les manifestations syphilitiques, nous n'y reviendrons pas ; d'autant plus qu'il s'agit d'une maladie assez grave, pour que les soins éclairés du médecin soient absolument nécessaires, dès le début et pendant toute la durée du traitement.

Le traitement spécifique de la syphilis, bien que basé uniquement sur le mercure au début et pendant la période secondaire ; sur le mercure et l'iodure de potassium (traitement mixte), pendant la période tertiaire, nécessite une surveillance attentive. La sensibilité des malades à l'intoxication mercurielle, comme à l'intoxication iodique (voir *Iodisme* et *Stomatite*), la tolérance stomacale plus ou moins grande, nécessitent un mode de traitement différent. Le plus communément employé aujourd'hui est le traitement par injections hypodermiques.

Pour éviter la stomatite mercurielle, des lavages et brossages fréquents des dents et de la bouche, des gargarismes au chlorate de potasse, sont absolument nécessaires.

Syphilis héréditaire. — La syphilis est transmise

à l'enfant, soit par le père, soit par la mère, soit par les deux ensemble.

L'enfant hérédo-syphilitique, s'il vient à terme, présente des lésions caractéristiques, l'augmentation du volume de la rate et du foie *(gros foie)*, le *pemphigus* (voir ce mot), les plaques muqueuses de la bouche, le coryza syphilitique, etc.

Parfois, la syphilis héréditaire ne se manifeste que dans la seconde période de l'enfance, par des malformations dentaires, des inflammations oculaires, des troubles de l'ouïe, etc., plus tard, par des gommes, des déformations osseuses, etc.

L'influence de la syphilis peut se faire sentir sur la deuxième génération, par l'apparition de lésions hérédo-syphilitiques sur le petit-fils d'un syphilitique, par exemple.

Le traitement mercuriel amène de grandes améliorations chez les hérédo-syphilitiques. On le fait suivre, soit directement à l'enfant, quand il est nourri au biberon, soit par l'intermédiaire de la mère ou de la nourrice, syphilitiques elles-mêmes.

Un enfant de syphilitique ne doit *jamais* être donné à nourrir au sein à une nourrice saine, car il la contaminerait à peu près sûrement.

La syphilis héréditaire nous amène à dire quelques mots sur un sujet fort controversé : le syphilitique peut-il se marier ?

En principe, l'homme qui a contracté la syphilis peut se marier après guérison, à la condition, toutefois, de prévenir la famille de celle qu'il a choisie comme compagne; c'est une question d'honnêteté, à raison justement des manifestations tardives auxquelles le syphilitique le mieux guéri peut être exposé (20, 30 ans et plus après le chancre initial) ;

en raison aussi de la tare syphilitique qu'il peut transmettre aux enfants à venir.

D'autre part, cependant, il faut admettre que beaucoup d'anciens syphilitiques paraissent parfaitement guéris et procréent des enfants absolument sains, alors que les tares alcoolique, épileptique et autres, sont infiniment plus dangereuses et d'un effet néfaste beaucoup plus certain pour la postérité future.

Il est donc, en résumé, bien difficile de conclure dans un sens plutôt que dans un autre. Il est seulement permis de souhaiter que l'on arrive, par une plus grande diffusion de l'instruction, par des mesures législatives plus sévères, à restreindre le développement de ce fléau qu'est—la syphilis. Nous avons, à l'article *Alcoolisme*, indiqué les relations étroites qui unissaient ces deux plaies de l'humanité.

Il existe aussi une corrélation étroite entre le tabagisme et le développement de beaucoup de lésions syphilitiques. Voir *Tabagisme*.

Il nous reste donc seulement à conseiller aux pères de famille, vraiment soucieux de la santé et de l'avenir de leurs enfants de dépouiller ce vieux reste de préjugés, qui fait qu'on n'ose pas aborder certains sujets avec toute la franchise nécessaire : les jeunes gens sont le plus souvent contaminés irrémédiablement, parce que personne, pas même leur père, ne les a prévenus du danger qu'ils couraient à leurs premiers pas hors des lisières maternelles.

Que d'avenirs compromis, que de vies brisées, d'existences empoisonnées, par un unique faux pas sur le chemin de Cythère, à l'âge des premières ardeurs juvéniles.

Un de nos maîtres, qui compte parmi les plus éminents syphiligraphes, nous disait un jour à ce propos, que ceux qui avaient dans leur adolescence échappé à la contagion, n'en devaient être reconnaissants qu'à leur propre chance, car, sûrement, il n'en était pas un sur vingt, parmi ceux qui l'écoutaient, qui, lors de ses premières armes, connût le danger auquel il s'exposait.

Syringomyélie. — Affection de la moelle épinière, caractérisée par des troubles de la sensibilité cutanée, limités à un membre, à une portion de membre et reconnaissant pour cause la présence dans la substance grise de la moelle épinière de cavités, de lacunes.

La caractéristique de cette affection est une dissociation de la sensibilité cutanée ; c'est ainsi que dans un membre ou une partie d'un membre, par exemple, la sensibilité tactile et le sens musculaire sont conservés, tandis que la sensibilité thermique et la douleur sont supprimées. Le sujet est capable d'accomplir des actes musculaires, il perçoit le contact des objets, mais il ne ressent aucune douleur si on le pince ou si on le brûle.

Nous avons vu dans la première partie de cet ouvrage, à propos du système nerveux céphalorachidien, quels étaient le rôle et les fonctions des nerfs et de la moelle (neurones ordonnateurs, centres nerveux, etc.) Il sera facile au lecteur, en se reportant à ce qui a été dit, de comprendre le mécanisme de cette dissociation de la sensibilité, résultant de solutions de continuité dans la substance médullaire.

Certaines formes de syringomyélie amènent des troubles dans la nutrition des organes intéressés; on voit apparaître aux membres des œdèmes, des phlegmons, des panaris analgésiques, etc.

Cette maladie est d'un pronostic très sombre, comme toutes les autres affections de l'appareil céphalo-rachidien.

T

Tabagisme. — On donne ce nom à l'intoxication aiguë ou chronique produite par le tabac.

De l'empoisonnement consécutif à l'ingestion de feuilles de tabac par la voie stomacale, nous ne parlerons pas ici, cette sorte d'empoisonnement étant rare et le tabac étant rangé dans la catégorie des poisons végétaux narcotico-âcres, nous renverrons à l'article *Empoisonnement*.

Ce dont nous voulons dire un mot, c'est de l'intoxication tabagique amenée par l'abus du tabac prisé, fumé ou mâché, c'est-à-dire le tabagisme chronique.

Malgré tous les défenseurs qu'a suscités à l'abominable drogue ses qualités excitantes apparentes, il faut reconnaître sans conteste aujourd'hui que le tabac n'a à son actif que des méfaits; son abus et même son usage ne sauraient être que nuisibles, même en petite quantité, car certains sujets, les adolescents surtout, sont très sensibles à l'action de la nicotine.

Enumérons donc les maladies et accidents auxquels donne naissance l'abus du tabac et après cette nomenclature point ne sera besoin d'insister, tant elle est éloquente par elle-même.

Vomissements, diarrhée, vertiges, tremblement, convulsions, paralysie et arrêt du cœur, tel est le bilan de l'intoxication à forme aiguë.

Amnésie ou perte partielle et totale de la mémoire, paresse cérébrale, palpitations, troubles du cœur, angine de poitrine, amaurose, artério-sclérose, impuissance, telle est la marche de l'intoxication chronique.

D'autre part, la fumée de la cigarette ou de la pipe, par l'excitation locale qu'elle détermine, provoque, aux yeux de la conjonctivite; aux muqueuses de la bouche, de la stomatite ; au larynx, de la laryngite, de la trachéite, d'où altération des gencives, ébranlement des dents, formation de tartre et fétidité de l'haleine, etc.

De plus, le frottement du tuyau de la pipe ou du porte-cigarettes détermine souvent, chez les fumeurs, la production de l'ulcère épithélial papilliforme, cancroïde de la lèvre, dit *cancer des fumeurs* ; la salivation intense que provoque l'usage de la pipe chez certains sujets est aussi une cause de troubles digestifs et dyspeptiques prononcés.

Enfin, si tous ces accidents sont redoutables chez les bien portants, on devine quelle influence ils peuvent exercer sur les faibles, les intoxiqués déjà par ailleurs ! Le tabagisme est une des causes de l'évolution maligne de l'alcoolisme, du saturnisme et surtout de la syphilis. Combien de lésions buccales d'origine syphilitique ont vu leur virulence accrue et leur guérison rendue impossible par l'usage du tabac, alors que l'évolution normale et la disparition rapide étaient assurées par le traitement spécifique chez les non-fumeurs. (Voir *Syphilis*.)

Tâchons donc de réagir contre cette funeste manie qui ne procure aucune jouissance réelle et peut être la cause de tant de maux divers, et surtout ne laissons pas fumer les enfants. Il est vrai que, pour cela, il ne faut pas leur donner l'exemple...

Tabes dorsalis. — Affection de la moelle épinière caractérisée par des troubles de la sensibilité, l'abolition des réflexes et l'*ataxie locomotrice*. (Voir ce mot.)

On donne à cette maladie le nom d'*ataxie locomotrice progressive* ou de *maladie de Déchenne*, du nom de Déchenne (de Boulogne), qui l'a décrite le premier en 1858. Elle survient presque toujours chez d'anciens syphilitiques, et paraît être une manifestation tertiaire tardive de la *syphilis* (voir ce mot). Elle se montre parfois quinze ans après le chancre initial

Le traitement spécifique bien conduit, sous la surveillance du médecin, enraye les progrès du tabes, qui, bien qu'incurable, peut rester fort longtemps stationnaire et ne pas s'aggraver.

Tannes. — Voir *Kystes sébacés.*

Teigne. — Maladie contagieuse du cuir chevelu, que les enfants surtout contractent facilement à l'école, en échangeant leurs coiffures, et qui est caractérisée par l'apparition de petites pustules jaunâtres, isolées ou réunies en plaques, accompagnées de rougeur de la peau, de démangeaisons et de chute des cheveux.

Eviter le contact des peignes et objets de toilette du malade et appeler le médecin qui instituera un traitement approprié.

Ténia ou Tænia. — On donne généralement le nom de *ver solitaire* à plusieurs parasites de l'intestin de l'homme, caractérisés par leur forme rubanée. Cette dénomination populaire est erronée, pour plusieurs raisons.

On range en effet parmi les ténias le *bothriocéphale* (voir ce mot) et de plus on trouve fréquemment les ténias en nombre, sur le même individu (2, 3, 5, jusqu'à 15), ce qui n'est pas précisément le fait d'un ver dit *solitaire.*

Parmi les ténias de nos pays, on distingue deux espèces très différentes : le TÉNIA ARMÉ (*Ténia solium*), ténia proprement dit, long en moyenne de deux à trois mètres, composé de 700 à 800 articles et dont la tête, globuleuse, large de 1 millimètre en-

viron, est pourvue de quatre ventouses et d'un rostre
terminal, rétractile, entouré à sa base par une double
couronne de 25 crochets environ (voir *fig. ci-contre.*)

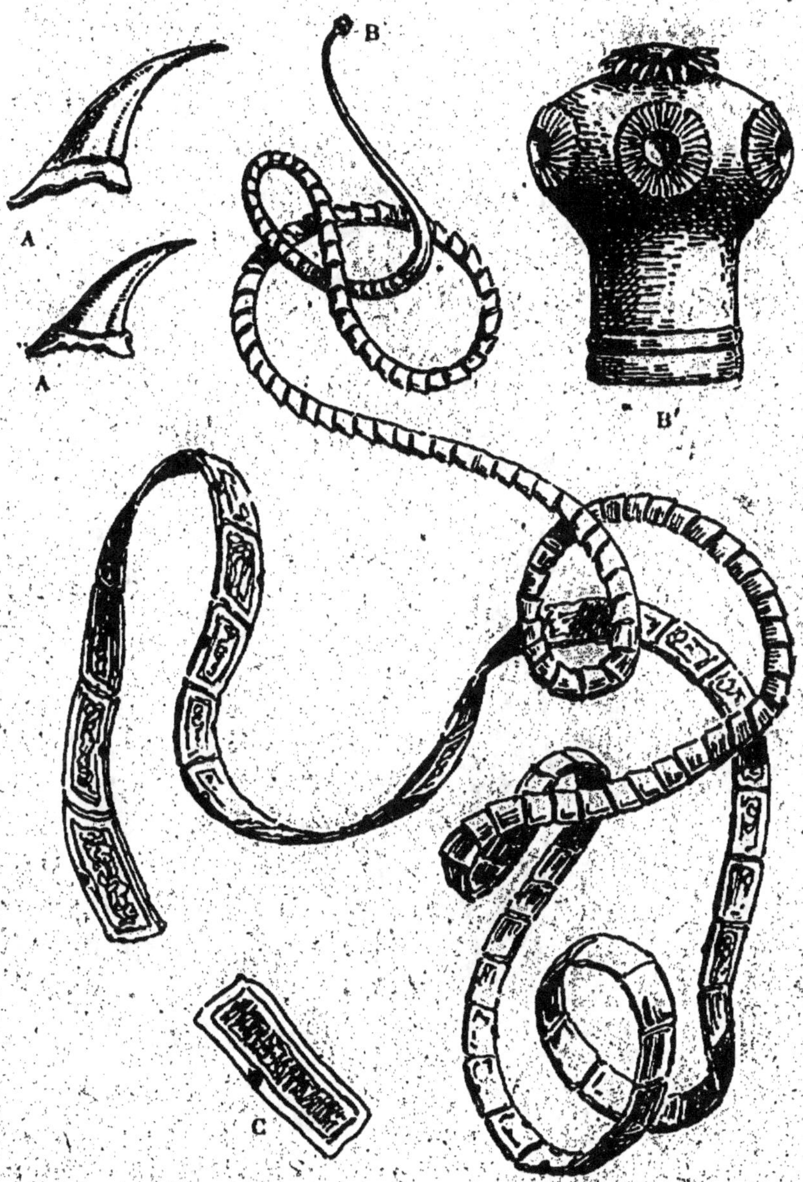

Fig. 88. — TENIA SOLIUM OU ARMÉ

A. A. Crochets très grossis; B. Tête; B'. Tête très grossie, pour montrer
les ventouses et la double couronne de crochets; C. Anneau mûr se détachant
du corps de l'animal adulte.

La larve de cet helminthe (*Cysticercus cellulosæ*)

habite les muscles et les viscères du porc, où elle cause la maladie dite *ladrerie*. Comme ces larves se trouvent en très grand nombre chez les porcs ladres, au point que la viande paraît farcie de petites vésicules transparentes, les vétérinaires sanitaires font détruire les viandes infestées. D'autre part, on a l'habitude de manger bien cuite la viande de porc, c'est ce qui explique la rareté relative du *ténia solium*.

Il n'en est pas de même du Ténia inerme (*Tenia saginata*) long de 3 à 8 mètres en moyenne, composé de 1,200 à 1,500 articles et dont la tête, dépourvue de rostre et terminée par une dépression centrale, est munie de quatre ventouses latérales. Cette tête se rétracte facilement (voir *fig. ci-contre*).

La larve du ténia inerme (*Cysticercus bovis*) habite les muscles et les viscères des bovidés, où elle se montre d'ailleurs en quantité moins grande que le cysticerque du *ténia solium* chez le porc.

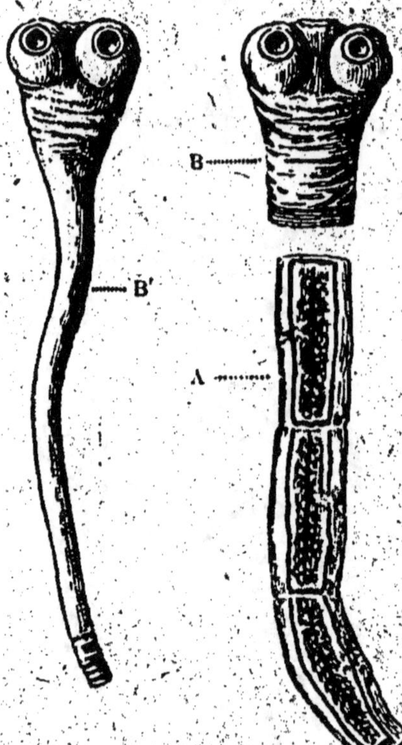

Fig. 89

TÉNIA SAGINATA OU INERME

A. Corps; B. Tête rétractée; B'. Tête développée.

La difficulté de déceler le cysticerque du bœuf dans la viande des animaux abattus, jointe à l'habitude de manger celle-ci crue ou saignante, fait que le ténia inerme est très répandu.

La présence du ténia provoque chez l'individu qui en est porteur des troubles nombreux et variés : gastralgie, pyrosis, boulimie, nausées, vomissements, coliques, spasmes, hypocondrie, hémorrhagies intestinales, etc.; mais le symptôme le plus certain est l'expulsion, dans les matières fécales, d'anneaux mûrs du parasite.

On prescrit des anthelminthiques ou ténifuges nombreux. Le meilleur est l'extrait éthéré de fougère mâle à prendre en capsules (12 à 16 chez l'adulte). Chaque capsule étant ainsi composée :

    Extrait éthéré de fougère mâle...   0 gr. 50 centigr.
    Calomel à la vapeur..............   0 gr. 5   —

Une demi-heure après l'ingestion de la dernière capsule, donner 15 grammes d'huile de ricin ; ou bien :

    Extrait de fougère mâle..........   1 gr. 20 centigr.
    Chloroforme pur..................   3 gr. 60   —
    Huile de ricin...................   5 grammes
    Huile de croton..................   1/2 goutte

Diviser en 12 capsules, à prendre, pour un adulte, en l'espace d'un quart d'heure.

Chez les enfants, ces ténifuges sont dangereux et on ne doit les donner que sur avis conforme du médecin.

Par contre, on peut sans inconvénient leur administrer des graines de citrouille ou de courge ; on prend 35 à 40 grammes de graines fraîches, qu'on pile au mortier avec partie égale de miel et un peu d'eau, de façon à en former un électuaire qu'on administre par cuillerées, d'heure en heure.

Trois heures après le dernier, on donne 30 grammes d'huile de ricin.

D'une manière générale et quel que soit le ténifuge employé, il faut se mettre à la diète lactée la veille et prendre le remède à jeun.

Quand le ver commence à sortir, il faut éviter de le briser ; pour cela, on recommande d'aller à la selle sur un vase à demi rempli d'eau tiède et d'y rester jusqu'à ce que l'expulsion soit complète.

Tétanie. — Contracture des extrémités, analogue comme effets à la contracture qu'on observe dans le tétanos (voir ce mot), mais n'ayant rien de commun avec cette maladie.

La tétanie ou *tétanos intermittent, contracture rhumatismale des nourrices, contracture rhumatismale intermittente, contracture essentielle des extrémités,* sévit surtout chez l'homme au cours de l'hiver, et dans certaines professions manuelles (tailleurs, cordonniers).

On l'observe aussi chez les enfants, à la suite d'un mauvais fonctionnement ou d'un arrêt de développement des glandes para-thyroïdiennes, au cours de la diarrhée infantile, des affections gastro-intestinales, etc.

Chez la femme, elle se montre pendant la grossesse ou la lactation.

L'alcoolisme, l'ergotisme, occasionnent des crampes analogues à celles de la tétanie ; enfin on observe les symptômes tétaniformes dans les coliques hépatiques, le cancer du pylore, etc.

La tétanie ne se manifeste en général que dans les membres supérieurs ; cependant la face peut être prise et devenir grimaçante, et dans les cas graves, quand les muscles du cou, du tronc et de l'abdomen sont intéressés, la mort peut survenir par axphyxie.

L'accès dure en général quelques heures, puis disparaît pour revenir plus tard ; les malades se plaignent de douleurs et de fourmillements, qu'on calme par le chloral ou la morphine.

D'une manière générale, il faut toujours penser à une insuffisance para-thyroïdienne et essayer de l'ingestion de suc parathyroïdien, ce qui n'empêche pas de soigner la cause soupçonnée.

Tétanos. — Maladie infectieuse, contagieuse et inoculable, commune à l'homme et aux animaux, due à l'introduction dans l'organisme d'un microbe spécial, le bacille de Nicolaïer et qui se caractérise par une contracture douloureuse des muscles placés sous l'influence de la volonté.

La contracture tétanique est permanente, mais avec des redoublements convulsifs. Presque toujours elle débute par le *trismus* des mâchoires, contraction spasmodique des muscles masséters et temporaux, ayant pour effet de tenir la mâchoire inférieure appliquée très fortement contre la mâchoire supérieure, empêchant absolument tout mouvement de mastication.

Quand la contracture gagne les muscles du tronc ou le larynx, elle amène rapidement l'asphyxie.

Dans le tétanos *aigu*, la mort survient généralemen du troisième au quatrième jour; cette terminaison, fatale d'ailleurs, peut demander plusieurs semaines dans le *tétanos lent* ou *subaigu*.

Le *tétanos spontané* n'existe pas; il faut toujours que le microbe ait trouvé une porte d'entrée, fût-ce la plus petite lésion.

Le *tétanos traumatique*, par contre, est la règle. On l'observe à la suite de plaies contuses, anfractueuses, de morsures, de fractures ouvertes, de déchirures, d'érosions, principalement des doigts et des orteils. Une chute sur une route, s'accompagnant de souillure et écorchure de la peau au niveau d'une articulation comme le genou, par exemple (chutes de cheval, de bicyclette, etc.) doit toujours faire craindre le tétanos.

La terre, la boue des chemins contenant des déjections de cheval, paraissent recéler le plus souvent le bacille très résistant du tétanos. Les personnes qui soignent ou approchent les chevaux y sont plus particulièrement exposées.

En principe, et d'une manière générale, ainsi que nous l'avons dit ailleurs, il ne faut jamais négliger la plus petite plaie, la plus petite écorchure, qui constituent autant de portes d'entrée aux agents pathogènes les plus divers, mais en ce qui concerne plus particulièrement le tétanos. Quand on se trouve blessé dans les conditions que nous énumérons ci-dessus, il est de la plus élémentaire prudence de se faire faire un injection de *sérum anti-tétanique*.

Ce sérum, bien connu en médecine vétérinaire, où il rend les plus grands services chez les équidés, n'a aucune propriété curative et n'agit que préventivement. Quand la maladie est déclarée, il est sans effet et l'évolution presque toujours fatale du tétanos est la mort dans une rigidité totale du corps, la fièvre atteignant 42 et 43 degrés, le pouls battant à 120 et 140 pulsations, les facultés intellectuelles restant, par contre, intactes jusqu'à la fin.

Thoracentèse. — Opération chirurgicale qui a pour but d'évacuer les liquides accumulés dans la plèvre, au cours de la pleurésie. Cette opération est généralement tentée quand il y a dans la plèvre une grande quantité de liquide qui ne se résorbe pas.

Thrombose. — Coagulation partielle du sang, en un point quelconque de l'organisme vivant, de préférence dans les veines enflammées (voir *Phlébite*) ou dans une des cavités du cœur. La thrombose est une des causes les plus fréquentes d'embolie (voir ce mot).

Thrombus. — Caillot de sang coagulé par *throm-*

bose. Le cas le plus fréquent de thrombus est celui qui est consécutif à une saignée mal faite ; un très léger pansement compressif en vient à bout rapidement. Voir *Bandages*.

Tics. — Mouvements convulsifs, habituels, involontaires, se répétant à intervalles plus ou moins rapprochés, séparés par des périodes de repos.

L'habitude de tiquer se prend en général par imitation, chez les enfants ; le premier tic est volontaire, et ce n'est que dans la suite, par le fait de sa répétition, qu'il devient un besoin.

Les tics sont une manifestation ordinaire de la névropathie héréditaire, ils sont plus ou moins difficiles à faire passer, suivant l'âge des malades, la durée de l'habitude et l'influence du médecin traitant qui doit user de la suggestion, le plus souvent, pour obtenir la guérison.

Torticolis. — Un froid vif et prolongé, une affection rhumatismale ou une contraction des muscles du cou produisent le torticolis, caractérisé par de la douleur de cette région, avec inclinaison vicieuse de la tête vers l'une ou l'autre épaule

Pour les cas légers, des frictions avec un liniment calmant (baume tranquille, baume Opodeldoch), les douches de vapeur et le massage suffisent.

Dans les cas rebelles, c'est le traitement chirurgical qui s'impose.

Contre le torticolis d'origine rhumatismale, on a proposé la solution suivante :

    Eau distillée................... 150 grammes
    Propylamine .... XX gouttes

A prendre une cuillerée à bouche toutes les deux heures.

Certains torticolis sont d'origine syphilitique,

c'est le traitement de la syphilis qui doit leur être appliqué, cela va sans dire. Voir *Syphilis*.

Trachéite. — Inflammation de la trachée, évoluant rarement seule et se compliquant le plus souvent de *laryngite* ou de *bronchite*. (Voir ces mots.)

Trachéotomie. — Opération qui consiste à ouvrir la trachée, au-dessous du larynx, soit pour extraire un corps étranger engagé dans les voies aériennes, soit pour donner accès à l'air dans les cas de croup, par exemple.

Depuis la découverte de la sérothérapie et du vaccin antidiphtérique, la trachéotomie, qui semble prédisposer à la tuberculose les sujets sur lesquels elle a été pratiquée, n'est plus guère usitée dans le croup ; on l'a remplacée par le *tubage* (voir ce mot).

Trichinose. — Maladie assez rare en France, mais relativement commune en Allemagne et qui reconnaît pour cause la présence dans les muscles, d'embryons de trichine *(Trichina spiralis)*, helminthe parasite du porc et de certains rongeurs (rats, souris, lapins).

La trichine est un ver blanc, cylindrique, dont le mâle mesure 1 millimètre et demi de longueur, et la femelle 3 millimètres à l'état adulte. Chaque femelle donne, en moyenne, naissance à 10 ou 15,000 embryons vivants qui, mis en liberté dans l'intestin, en perforent les parois et, empruntant le trajet des lymphatiques et des veines, parviennent jusqu'aux capillaires intra-musculaires, où ils s'enkystent pour terminer leur développement.

L'infestation peut être tellement massive chez le porc, qu'un gramme de muscle contient parfois jusqu'à 10.000 kystes.

La trichinose cause souvent de véritables épidémies

dans les contrées où l'on se nourrit presque exclusivement de viande de porc, comme en Amérique, et en Allemagne surtout.

La trichine et son embryon ne pouvant résister à une température de plus de 75 degrés, il suffit, pour éviter tout danger, de ne consommer la chair de cet animal que parfaitement cuite. La cuisson de la viande de porc assure au consommateur une immunité absolue (Brouardel.)

Nous avons vu, précédemment, à propos du ténia solium que le porc recélait d'autres parasites, moins dangereux que la trichine, il est vrai, mais fâcheux quand même. Aussi nous ne pouvons que répéter qu'il faut absolument proscrire toute viande de porc crue, ou insuffisamment cuite, le jambon principalement.

Tubage. — Introduction dans le larynx d'un tube métallique, donnant passage à l'air et détruisant en même temps les adhérences des fausses membranes dans les cas de croup. Le tubage, associé à la sérothérapie, évite la trachéotomie et prémunit l'enfant contre l'asphyxie.

Tuberculose pulmonaire. — Cette maladie est virulente, infectieuse et contagieuse. Elle n'est pas héréditaire à proprement parler, mais les enfants issus de parents tuberculeux ou alcooliques sont très prédisposés à le devenir, car pour la plupart ils sont scrofuleux.

La contagion dans l'espèce humaine se fait quelquefois par la pénétration du microbe tuberculeux (bacille de Koch) dans l'estomac, avec les aliments et les boissons. Mais c'est surtout par les voies respiratoires que le germe infectieux pénètre dans l'économie, avec les poussières provenant des crachats desséchés des tuberculeux.

Le bacille de la tuberculose attaque tous les organes, mais plus particulièrement les poumons dans lesquels se forment des granulations ou des infiltrations déterminant des lésions excessivement graves (tubercules, cavernes).

Lorsque cette maladie évolue lentement et qu'elle revêt pour ainsi dire une forme chronique, on la désigne sous le nom de *phtisie pulmonaire*, qu'il faut différencier de la *phtisie aiguë* (*granulie*) et de la *phtisie galopante* ayant une marche et une évolution rapides.

Les laryngites, les bronchites et les pleurésies sont souvent les premiers indices de la tuberculose pulmonaire ; lorsque la maladie est franchement déclarée, voici quels en sont les symptômes :

1re *période*. — Toux sèche, plus forte la nuit, quinteuse, quelquefois accompagnée de crachats mousseux, clairs, d'autres fois épais et striés de sang ; la respiration est difficile, oppressée. Des douleurs lancinantes entre les épaules, des sueurs nocturnes, de l'amaigrissement et de la faiblesse surviennent en même temps.

2e *période*. — Toux plus fréquente, quinteuse, provoquant quelquefois des vomissements. Crachats verdâtres, opaques, arrondis, flottant au milieu d'un liquide visqueux, puis grisâtres, souillés de sang. L'oppression et les douleurs sont plus considérables.

3e *période*. — Fièvre avec accès plus ou moins intermittents, manque d'appétit, vomissements, soif, diarrhée, amaigrissement, rougeur des pommettes ; dans quelques cas exceptionnels, délire, enflure des membres inférieurs.

Cependant la marche et la durée de la tuberculose pulmonaire sont extrêmement variables. A la première période, elle est guérissable, mais nous ne

saurions trop attirer l'attention sur le traitement pro
phylactique qui a pour but de modifier l'état général
du sujet issu de souche tuberculeuse, de qui on éloi-
gnera les causes de contagion ; on le fera vivre
à la campagne dès son enfance et fréquenter les
montagnes ; de l'exercice et une bonne alimentation
pourront le préserver de la tuberculose.

Les moyens destinés à prévenir la contagion sont
les suivants :

1° Choisir pour l'enfant une nourrice qui n'ait
aucune trace tuberculeuse ;

2° Ne jamais faire coucher un enfant dans la chambre de ses parents, si ceux-ci sont phtisiques ;

3° Les époux ne doivent pas avoir un lit commun
ou une chambre commune ;

4° Les crachats devront être recueillis dans un
vase qu'on videra et qui sera lavé à l'eau phéniquée
forte, plusieurs fois par jour ; ne pas laisser les crachats sur les linges, sur les mouchoirs, sur le par-
quet, où ils se dessèchent, se réduisent en pous-
sière et deviennent une cause puissante de contagion ;

5° Désinfecter les chambres et les objets de literie
après le décès d'un phtisique ; quant à ses vêtements,
il est préférable de les brûler.

La tuberculose une fois déclarée, on la traitera
surtout par les médicaments reconstituants, et, en
première ligne, l'huile de foie de morue à doses progressives (on peut en absorber jusqu'à quatre cents
et cinq cents grammes par jour). Quand elle est mal
tolérée, on essaye de la remplacer par des aliments
huileux, thon mariné, sardines à l'huile, etc., ou
bien la glycérine à la dose de 30 à 60 grammes par
jour mélangée à un peu de rhum.

L'arséniate de soude sera employé avec avantage, sous forme de liqueur de Fowler, ou en potion :

Eau distillée .... 300 grammes
Arséniate de soude .... 0 gr. 10 centigr.

Une ou deux cuillerées à bouche tous les matins.

La créosote, qui a une action sur les sécrétions des poumons, est indiquée à la dose de 2 grammes par jour, qu'on prend en capsules ou associée à l'huile de foie de morue, ainsi que sous forme de solution Henry Mure, chlorhydro-arséniée et créosotée.

Les vésicatoires, les pointes de feu qu'on applique dans la région des omoplates combattent la congestion des poumons. Contre la fièvre, on donne l'acide salicylique en cachets, 1 gramme en trois fois dans la journée, de demi-heure en demi-heure.

C'est de l'hygiène alimentaire surtout qu'il faut se préoccuper. Les aliments qui conviennent le mieux sont : la viande crue qu'on portera graduellement à la dose de 100, puis de 200 à 300 grammes par jour. On peut la mélanger avec des confitures, des compotes de fruits, ou l'aromatiser avec du rhum, du kirsch, etc. ; les jus de viande obtenus par pression ou mieux les bouillons concentrés préparés soigneusement ; les peptones et toutes les matières grasses en général.

En ce qui concerne les crachements de sang, accident très grave survenant au cours de la phtisie pulmonaire, voir ce que nous disons à l'article *Hémoptysies*.

La tuberculose pulmonaire est curable à la première période et même parfois à la deuxième, quand les malades peuvent se soigner rationnellement et modifier leur état général, d'une façon suffisamment complète, pour permettre à l'organisme de réagir contre l'infection bacillaire.

Un tuberculeux qui engraisse est en voie de guérison, dit-on avec beaucoup de raison. D'autre part, l'influence de l'air marin pour l'amélioration du tuberculeux n'est pas niable, de même que le changement de séjour et l'habitation dans un pays plus chaud que celui où la maladie s'est développée. Quand donc la situation sociale des malades le permettra, ils devront, soit aller s'installer au bord de la mer, même, si possible, s'embarquer pour un voyage sur mer de longue durée, soit rechercher une station climatérique salubre et de température élevée en hiver, comme les îles Canaries, Madère, par exemple, ou la côte méditerranéenne, l'Egypte, les îles de la Grèce, quitte à revenir dans leur pays d'origine pendant les quelques mois d'été où les variations atmosphériques sont moins brusques.

Malheureusement, les conditions de fortune qui permettent de réaliser ces déplacements coûteux ne sont pas à la portée de tous et, en même temps, il ne faut pas oublier que la tuberculose est une maladie sociale, le plus souvent, qu'elle accompagne la misère, la nourriture défectueuse, la mauvaise hygiène, l'habitation dans des locaux insalubres, le surmenage, l'alcoolisme et toutes les maladies qui se greffent sur la misère, l'ignorance et l'abjection. A ce titre, c'est un des plus grands fléaux de notre siècle, celui auquel l'humanité paye le plus lourd tribut, et nous ne le verrons disparaître que lorsque les conditions de l'existence auront été suffisamment améliorées, la bonne nourriture, l'hygiène, le grand air, la vie saine et facile assurés au plus grand nombre, au lieu d'être seulement l'apanage des privilégiés de la fortune.

Tumeurs blanches. — On donne ce nom aux arthrites suppurées, d'origine tuberculeuse ; beaucoup plus fréquentes chez les enfants et les adolescents que chez l'adulte ou les vieillards, les tumeurs blanches improprement nommées ainsi, d'ailleurs, ne sont qu'une variété de tuberculose articulaire, caractérisée par un gonflement souvent considérable de l'articulation attaquée, s'accompagnant d'une pâleur marquée du tégument à ce niveau.

Voir *Arthrites*.

Typhlite, péri-typhlite. — Voir *Appendicite*.

U

Ulcérations. — Siègent de préférence sur le col utérin, se montrent surtout au cours de la grossesse, d'une métrite, etc. Ces lésions, souvent d'origine vénérienne *(chancres mous ou syphilitiques)*, ont de grandes tendances à devenir cancéreuses. Leur traitement est du ressort de la gynécologie et ne peut être entrepris que par le médecin.

Ulcères. — Les ulcères sont des plaies, internes ou externes, n'ayant pas tendance à la cicatrisation et entretenues en suppuration par une inflammation chronique arrêtant tout travail de réparation spontanée des tissus atteints.

Les ulcères se rencontrent de préférence chez les sujets scrofuleux, herpétiques, alcooliques, syphilitiques, etc., dont les fonctions languissent par suite d'une hygiène défectueuse ou d'écarts de régime.

Tous les ulcères, au début, sont caractérisés par une perte de substance, de forme irrégulière, à fond grisâtre, laissant suinter une sanie puriforme ; aucun bourgeon charnu ne se montre à la surface ou sur les bords de la plaie ulcéreuse, dite de ce fait atonique.

Le défaut de soins et la malpropreté entretiennent la plupart des ulcères, même ceux d'origine spécifique.

Les cancers donnent souvent lieu à des ulcères, par le fait de leur accroissement et de leur ramollissement.

Enfin, les varices négligées ou infectées donnent naissance à des ulcères spéciaux, dits ulcères variqueux.

Pour plus de clarté, nous classerons les ulcères les plus communs en indiquant brièvement le meilleur mode de traitement de chacun d'eux.

ULCÈRES SIMPLES. — Dus à une cause locale simple, plaie ou brûlure, sur une partie du corps où la circulation se fait difficilement, et liés à un état général défectueux, ou survenant chez des personnes atteintes autrefois de maladie aiguë septique, grave, avec fièvre (*ulcères atoniques*), ils réclament un traitement hygiénique d'abord, tonique et réparateur ensuite. On les soigne avec des lotions et compresses antiseptiques faibles, avec des pommades excitantes et des onguents cicatrisants :

Lotion phéniquée

Eau distillée.........................	1.000	grammes
Acide phénique......................	2	—

Lotion coaltarée

Eau	1.000	grammes
Teinture de coaltar saponiné	25	—

Tremper des compresses dans le liquide préalablement bien mélangé et les appliquer fréquemment sur la plaie ulcéreuse.

Pommade camphrée

Axonge	100	grammes
Camphre pulvérisé	20	—
Teinture de benjoin........	4	—

Digestif simple

Térébenthine	30	grammes
Huile blanche	10	—
Jaune d'œuf ....n°	1	

Pommade iodoformée

Cérat simple .... 60 grammes
Poudre d'iodoforme............ 5   —

Onguent styrax

Colophane .... 500 grammes
Huile de noix 375   —
Baume de styrax liquide.)
Cire jaune ....} de chaque 250   —
Résine élémi ....)

Après l'application de ces pommades et onguents, la compression au moyen de bandelettes de diachylum est excellente ; elle peut même arriver seule à modifier l'état de la plaie et provoquer le bourgeonnement consécutif. Le traitement général tonique et les purgatifs sont de rigueur.

ULCÈRES VARIQUEUX. — Résultant de la rupture ou de l'inflammation d'une varice, à la suite d'un choc, d'une violence, d'une fatigue, ils rentrent dans la catégorie des ulcères simples et demandent le même traitement. Le port d'un bas élastique après guérison et même au cours du traitement est absolument nécessaire pour activer la cicatrisation et prévenir les récidives toujours fréquentes.

Les ulcères variqueux siègent presque toujours aux jambes, le plus souvent près de la cheville.

Parfois, lorsqu'un des membres inférieurs est couvert de varices, que l'ulcère succède à une plaie ayant occasionné une hémorragie abondante, ou à une tumeur d'un paquet variqueux, l'ulcère s'accroît en largeur et en profondeur et peut amener la destruction complète de la peau de la jambe, la dénudation des os et leur suppuration.

La guérison est alors très difficile à obtenir. La chirurgie traite, avec succès, les ulcères s'accompagnant de grandes pertes de substance, au moyen de la greffe épidermique ; si l'on ne veut pas se résoudre à cette extrémité et que l'on puisse se soumettre à une immobilité absolue pendant de longs mois, on peut essayer de l'immobilisation qui amène presque toujours la guérison. La jambe, maintenue sur un plan incliné, est traitée par la compression, les pansements ; plus tard, par les cautérisations des bourgeons charnus exubérants ; mais c'est l'immobilité complète qui constitue la base du traitement.

D'une manière générale, les ulcères des jambes doivent toujours être soignés, car ils se compliquent fréquemment d'accidents et peuvent même, parfois, dégénérer en cancers.

Ulcères scrofuleux. — Consécutifs à des maladies des os, du périoste, à des plaies indolentes, chez des individus de tempérament lymphatique et scrofuleux, ils rentrent dans la catégorie des ulcères atoniques et ont tendance à dégénérer en fistules, si l'inflammation chronique qui leur a donné naissance est située profondément.

Les topiques à base d'iode sont les meilleurs à employer dans les ulcères d'origine scrofuleuse :

Topique iodé

Gelée d'amidon	100	grammes
Teinture d'iode	4	—

Pommade iodée

Axonge	120	grammes
Iode	1	gramme

Pommade iodurée

Axonge	20	grammes
Iodure de potassium	15	—
Iode	5	—

Pommade à l'iodure de zinc

Axonge	40	grammes
Iodure de zinc	5	—

Solution iodurée excitante

Eau distillée	120	grammes
Iodure de potassium	10	—
Iode	10	—
Laudanum de Sydenham	XX	gouttes

Le traitement interne de la scrofule est absolument indispensable pour modifier et améliorer l'état général. Voir *Lymphatisme, Scrofule.*

ULCÈRES D'ORIGINE SYPHILITIQUE. — En plus du traitement spécifique général (voir *Syphilis)*, on applique aux ulcères syphilitiques des lotions et pommades locales :

Pommade mercurielle

Axonge	40 grammes
Calomel à la vapeur........	2 —

ou bien :

Axonge	30 grammes
Calomel .... } de chaque	1 —
Précipité blanc.. }	

Solution de chlorate de potasse

Eau distillée................	100 grammes
Chlorate de potasse........	10 —

ULCÈRES PHAGÉDÉNIQUES. — Ulcères rongeants, ayant de grandes tendances à s'étendre ou à se transformer en cancers. On les traite par la pommade au sublimé et par des lotions à l'alcool, au jus de citron, etc. Voir *Chancres.*

ULCÈRE DE L'ESTOMAC. — L'ulcère simple de l'estomac est une affection chronique de cet organe, consistant en une destruction plus ou moins profonde, et plus ou moins étendue des parois. La lésion, de forme habituellement arrondie (ulcère rond), siège de préférence au voisinage du pylore.

L'ulcère de l'estomac débute en général par une petite érosion de la muqueuse stomacale (gastrite ulcéreuse). Ce n'est que par la suite que cette lésion primitive prend l'aspect d'un véritable ulcère, à surface couverte de mucus sanguinolent, à bords taillés à pic ; quand l'ulcère gagne en profondeur, la séreuse péritonéale est attaquée à son tour, c'est la perforation de l'estomac, suivie de péritonite mortelle, à moins que des adhérences ne se soient préalablement produites, limitant le champ de la péritonite.

L'ulcère de l'estomac, plus fréquent chez la femme que chez l'homme, sévit de préférence sur les sujets alcooliques ou chlorotiques.

Ses symptômes dominants sont des douleurs à l'épigastre, avec répercussion sur la région dorsale. Ces douleurs, qui se font sentir immédiatement ou peu après l'ingestion des aliments, se prolongent pendant tout le temps de la digestion et cessent en partie dès que, par les vomissements, l'estomac s'est débarrassé de son contenu.

Ces vomissements, tantôt alimentaires, tantôt pituiteux ou composés de sang rouge et liquide ou noirâtre et coagulé, fatiguent beaucoup les malades et donnent lieu à de la cachexie, à un amaigrissement caractéristique.

Cette maladie, traitée par une hygiène sévère, le régime lacté absolu, peut s'amender et guérir complètement, mais les récidives sont fréquentes au moindre écart de régime.

L'ulcère de l'estomac peut dégénérer en cancer, chez les sujets âgés. Dans ce cas, les douleurs sont moins violentes, mais continues, les vomissements plus noirâtres ; l'évolution est aussi plus rapide.

Urémie. — Suppression de la sécrétion interne du rein (*anurie*) et rétention consécutive dans l'organisme de toutes les substances que le rein a pour fonction normale d'éliminer. L'urémie est une conséquence d'un grand nombre de maladies différentes, mais surtout de la *néphrite* (voir ce mot). C'est une complication très grave, qui réclame les soins immédiats du médecin et la diète hydrique en attendant sa venue.

Uréthrite. — Inflammation de l'urèthre, reconnaissant diverses causes : cathétérisme mal fait, passage de graviers dans l'urine, etc. L'uréthrite peut aussi résulter d'excès de coït, même avec une femme saine, pendant l'écoulement menstruel, par exemple.

Les écoulements vaginaux leucorrhéiques peuvent provoquer l'uréthrite, mais la blennorrhagie (voir ce mot) n'existe que lorsqu'il y a infection gonococcique.

L'uréthrite simple cède très facilement aux bains de siège tièdes, aux injections calmantes. Si la cause est d'origine mécanique (calculs, graviers), il va de soi qu'il faut d'abord y remédier avant de songer à guérir l'uréthrite consécutive.

Chez la femme, l'uréthrite est beaucoup plus facile à faire cesser, en raison de la brièveté du canal. Le traitement est celui de la *vaginite*. (Voir ce mot.)

Urticaire. — Éruption analogue à des piqûres d'orties, s'accompagnant de vives démangeaisons et survenant surtout chez les sujets de tempérament arthritique, à la suite d'ingestion de crustacés, de viandes avariées, de fraises.

Les purgatifs légers, de l'antisepsie intestinale, des bains d'amidon ont facilement raison de cette affection bénigne.

V

Vaccination. — Inoculation de la vaccine, faite dans le but de préserver de la variole. La vaccination est obligatoire en France et c'est grâce à cette précaution que les grandes épidémies de variole des siècles précédents ne se renouvellent plus.

Rappelons que la vaccination doit être renouvelée tous les dix ans, au minimum, de façon à assurer l'immunisation, et qu'elle doit être faite, soit avec du vaccin préparé, soit mieux de génisse à bras. La vaccination de bras à bras doit être *formellement proscrite*, car elle expose à des contagions redoutables (tuberculose, syphilis, etc.).

La vaccination doit être faite, par le médecin, sur le nouveau-né, dans les deux premiers mois qui suivent la naissance. On ne doit jamais faire cette opération soi-même, car des accidents sont à redouter, abcès, phlegmons, érysipèle, etc.

Vaginisme. — Sous l'influence de diverses affections locales (eczéma vulvaire, prurigo, vaginite) ou simplement par suite d'une hyperesthésie spéciale, d'origine névropathique, il se produit parfois involontairement, au moment du coït, une contraction spasmodique très violente, s'opposant absolument à la pénétration de l'organe masculin.

On soigne cette bizarre affection en supprimant d'abord, si possible, les lésions qui lui ont donné naissance et en administrant ensuite des topiques belladonés ou opiacés (ovules, tampons, injections, suppositoires).

Vaginite. — La vaginite peut être aiguë, simple ou blennorrhagique. C'est l'inflammation de la muqueuse du vagin, consécutive souvent à une *vulvite*, à une *métrite* ou à une *uréthrite* (voir ces mots).

Le traitement de la vaginite simple est avant tout calmant et hygiénique. On donnera des bains de siège tièdes, des injections à l'eau bouillie boriquée ou au tannin, comme dans les cas de *leucorrhée* (voir ce mot).

La *vaginite blennorrhagique* est plus rebelle et les palliatifs ne suffisent pas. Il faut détruire la gonocoque, cause de tout le mal. Pour cela, on aura recours aux injections antiseptiques au permanganate de potasse, aux badigeonnages au nitrate d'argent, etc. (Voir *Blennorrhagie*.)

Varices. — Dilatation des veines, due à une altération de leurs parois et siégeant le plus souvent aux membres inférieurs. S'observent surtout chez les personnes obligées par leurs occupations à rester longtemps debout, à faire des marches fatigantes.

Les varices peuvent être profondes ou superficielles; celles-ci, à la suite d'un choc, peuvent s'ulcérer, s'infecter ou donner lieu à des hémorragies. La compression par bas élastiques, l'iodure de potassium à l'intérieur et le repos préviennent l'ulcération.

Pour les varices ulcérées, les laver avec des solutions antiseptiques, saupoudrer avec du bismuth et porter des bas à varices.

Les varices négligées évoluent fatalement vers la phlébite ou l'ulcère, aussi est-il prudent de les soigner au début. Voir *Phlébite* et *Ulcères variqueux*.

Variole. — Maladie épidémique et contagieuse à toutes ses périodes. C'est par de la fièvre, des maux de tête, des vomissements qu'elle débute. L'éruption survient ensuite sous forme de pustules et se limite généralement au visage, à la partie supérieure du dos et à la poitrine.

Par la vaccination et la revaccination fréquente — tous les 5 ou 6 ans — on arrive à prévenir cette maladie excessivement grave qui, une fois déclarée, réclame les soins immédiats du médecin.

En tout cas, l'isolement des malades et la désinfection des linges, effets et locaux d'habitation sont de rigueur.

Vérole. — Voir *Syphilis*.

Verrues. — Excroissances de la peau, siégeant le plus souvent sur les mains. Le traitement consiste à les cautériser au fer rouge ou au nitrate d'argent et à faire tous les jours une application de la préparation suivante :

Acide salicylique.. } de chaque 1 gramme
Alcool à 90°........ }
Ether .... 2 —
Collodion .... 5 gr. 50 centigr.

Pour les verrues rebelles, ajouter à ce traitement les préparations arsenicales à l'intérieur : arséniate de soude, liqueur de Fowler, eau de la Bourboule.

Vers. — Voir *Ascarides, Bothriocéphale, Ladrerie, Lombrics, Oxyures, Trichinose, Ténia.*

Vertige. — Sensation de tournoiement des objets, amenant une perte d'équilibre, dans la station debout surtout.

Le vertige est une manifestation commune à un grand nombre de maladies et d'intoxications; il peut être naturel, tel le vertige des hauteurs (horreur du vide), mais alors il dépend d'un état nerveux spécial, d'une névrose particulière.

On observe des vertiges au cours de l'épilepsie, de l'hystérie, de la paralysie, du tabes, des maladies de l'oreille et du cerveau, etc., etc.

Vessie (Inflammation de la). — Voir *Cystite.*

Vieillesse. — La vieillesse proprement dite n'est point une maladie ; pour le sage, c'est le crépuscule d'un beau jour, et cette dernière période de la vie humaine n'est point sans charme, quand aucune infirmité fâcheuse ne vient rappeler à chaque moment que le terme fatal approche.

Les illusions de la vie s'en sont allées une à une, il est vrai, mais l'expérience y supplée ; si les ardeurs, les enthousiasmes, les prouesses de l'adolescence, si la vigueur, les jouissances de l'âge mûr ne sont plus que le souvenir d'un passé que rien ne peut faire revivre, il n'en reste pas moins la satisfaction du travail accompli, la sensation du repos nécessaire mais mérité. Et, faut-il l'ajouter, la petite fleur bleue de l'espérance est la dernière à se faner sur sa tige desséchée.

L'homme ne vieillit pas, il *se vieillit*, et c'est pour cela qu'il ne reste pas toujours jeune ou au moins toujours valide.

Il se vieillit, faute d'une bonne hygiène morale et physique. Au moral, par exemple, au lieu d'une douce philosophie, qui l'inciterait à prendre la vie comme elle vient, avec ses bons et ses mauvais jours, l'homme s'évertue à se créer le plus de soucis possible et ceux-ci viennent s'ajouter à la part normale de tribulations inhérentes à chaque être.

Peu d'hommes sont capables de dominer leurs passions au lieu de se laisser dominer par elles. Combien d'entre eux se livrent avec fougue et sans frein à tous leurs mauvais instincts, épuisant le calice des plaisirs jusqu'à ne plus même sentir, quand le moment en est venu, le goût de la lie qui est au fond !

Ceux-là, si la mort ne les arrête pas en chemin, la sénilité précoce, la décrépitude anticipée les guettent. Avant même qu'ils se doutent de leur sort, leur visage les trahit ; la face humaine est un livre, et les sillons, les rides qu'elle porte, reproduisent en caractères faciles à interpréter, les passions qui, peu à peu, les ont creusés.

Alors que le calme et la sérénité d'une conscience paisible se reflètent sur la figure reposée et encore fraîche du vieillard qui fut un sage, les rides profondes, les plis amers, les joues flasques et tombantes, les paupières bouffies et clignotantes, les yeux injectés et bilieux, la bouche dégarnie, aux lèvres lippues et sanguinolentes, dénoncent une jeunesse orageuse et pronostiquent une triste fin.

Ne vieillissent pas ceux qui, fervents de l'exercice, du sport, de l'hydrothérapie, du massage, savent conserver très tard la fraîcheur de leur teint, la sveltesse de leur taille, l'égale proportion de leurs membres et leur agilité, leur souplesse ; qui, par une alimentation saine et simplement réparatrice, sans excès, une occupation constante du corps et de l'esprit, savent éviter l'embonpoint disgracieux ; qui dorment quand il faut dormir et ne font point de la nuit le jour. Ceux-là ne sentent point s'accumuler les années sur leurs têtes ; par un enchaînement logique et raisonné des conditions normales de la vie, ils n'ont point subi les hivers ou plutôt ils les ont transformés en printemps.

HYGIÈNE DE LA VIEILLESSE. — La vieillesse, même chez les plus favorisés, entraîne facilement avec elle quelques modifications normales dans le fonctionnement des divers organes.

C'est ainsi, par exemple, que l'œil s'aplatissant, le cristallin, fatigué, ne parvenant plus à modifier sa courbure pour satisfaire aux nécessités de l'accommodation, l'acuité visuelle diminue, il se produit de la *presbytie* (voir ce mot).

D'autre part, les artères, incrustées de sels calcaires dans l'épaisseur de leurs tissus, n'ont plus l'élasticité des jeunes années, d'où l'*artério-sclérose* (voir ce mot), si fréquente chez les vieillards.

La taille s'affaisse, le poids diminue également ; l'insomnie est courante ; les troubles de la mémoire sont fréquents ; les altérations de l'ouïe également (surdité).

Le cœur augmente de volume, et l'appareil respiratoire s'affaiblit. Le système osseux subit une résorption graduelle, qui favorise les fractures presque spontanées, notamment au niveau du col du fémur, et en rend la consolidation très difficile, sinon impossible.

Le caractère se modifie, la vieillesse rend indifférent et égoïste ; le vieillard rapporte tout à soi, et les peines des autres le touchent beaucoup moins qu'auparavant.

Il arrive souvent que les maladies de l'enfance apparaissent chez le vieillard ; c'est ainsi qu'on observe la coqueluche et la chorée chez des gens qui ont depuis longtemps passé l'âge où se manifestent ordinairement ces maladies.

Autant que possible, il faut éviter de laisser les vieillards s'aliter ; la toux les tourmente, et le contact prolongé des draps sur les mêmes points du corps favorise la production d'eschares (voir ce mot).

Dans le régime alimentaire des gens âgés, il faut proscrire le lait, à moins d'indications formelles du médecin. L'alcool, à doses modérées, et le bon vin surtout, sont infiniment préférables au régime lacté.

L'humidité, le froid, les changements brusques de température, leur sont également funestes, en raison du manque de réaction d'un organisme fatigué. Le repos, la tranquillité d'esprit, la suppression de toute fatigue et de tout surmenage, sont la règle que l'on doit suivre invariablement, si l'on veut prolonger son existence au delà du terme moyen.

Vitiligo. — Affection cutanée, caractérisée par l'apparition sur une partie plus ou moins grande du corps, de plaques blanches, lisses, sans pigment. Au niveau de ces plaques, les poils sont décolorés, blancs.

Le vitiligo survient principalement à la suite de

maladies générales graves, comme la fièvre typhoïde et n'a pas de traitement curatif.

Vulvite. — Inflammation de la vulve ; fréquente chez les petites filles, soit par manque de soins hygiéniques, soit par suite de la présence d'oxyures (voir ce mot).

On la guérit facilement par les soins de propreté, les bains de siège, le poudrage avec du talc et des poudres non toxiques.

Z

Zona. — Le zona, qu'on appelle aussi *érysipèle pustuleux, érysipèle phlycténoïde, herpès zoster, feu sacré*, est une affection cutanée, caractérisée par une éruption de vésicules réunies en groupes ou en plaques et suivant le trajet des ramifications superficielles d'un nerf (nerf facial, labial, lombo-inguinal, lombo-grand' gore, vérole, grosse vérole, varie, etc.

Chaque vésicule, de la grosseur d'une tête d'épingle à celle d'une lentille, est remplie d'un liquide transparent au début, trouble, purulent ou hémorragique par la suite, dans les cas sérieux.

Le zona hémorragique peut donner lieu à la formation d'eschares, chez les sujets affaiblis (*zona gangréneux*). Une autre forme grave est le zona qui siège sur le trajet du nerf ophtalmique et s'accompagne de lésions oculaires sérieuses (conjonctivite, kératite, etc.)

Les causes qui déterminent l'éruption du zona sont assez obscures, certains auteurs y voient une altération des ganglions spinaux, d'autres en font une maladie épidémique et contagieuse, analogue à certaines fièvres éruptives.

Quoi qu'il en soit, la thérapeutique abortive est à

peu près désarmée ; la seule chose à faire, au cours de l'éruption, est de calmer les démangeaisons du zona, parfois insupportables chez les adultes, au moyen des adoucissants ordinaires, tout en évitant les corps gras, les cataplasmes, les bains qui affaibliraient la résistance de l'épiderme et amèneraient la déchirure des vésicules.

Il faut, au contraire, s'efforcer de laisser celles-ci intactes, afin d'éviter toute infection secondaire. On empêchera donc les malades de se gratter ; on saupoudrera la région atteinte avec un mélange de poudre d'amidon, d'oxyde de zinc et d'opium ; on enveloppera au moyen d'un bandage serré le membre ou la partie du tronc affectés, et on laissera les vésicules se sécher et disparaître d'elles-mêmes.

La durée de cette maladie, en général assez bénigne, n'exède pas deux ou trois semaines le plus souvent.

TABLE DES MATIERES

LIVRE III. — *Fonctions de nutrition*

LIVRE IV. — *Fonctions de relation*

SECONDE PARTIE

Sceaux. — Imprimerie Charaire.

www.ingramcontent.com/pod-product-compliance
Lightning Source LLC
LaVergne TN
LVHW010830060726
842526LV00002B/242